邮票上的食疗养生食物

主编 冯 威

副主编 李芳芳 冯立毅

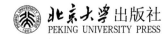

北京大学出版社

PEKING UNIVERSITY PRESS

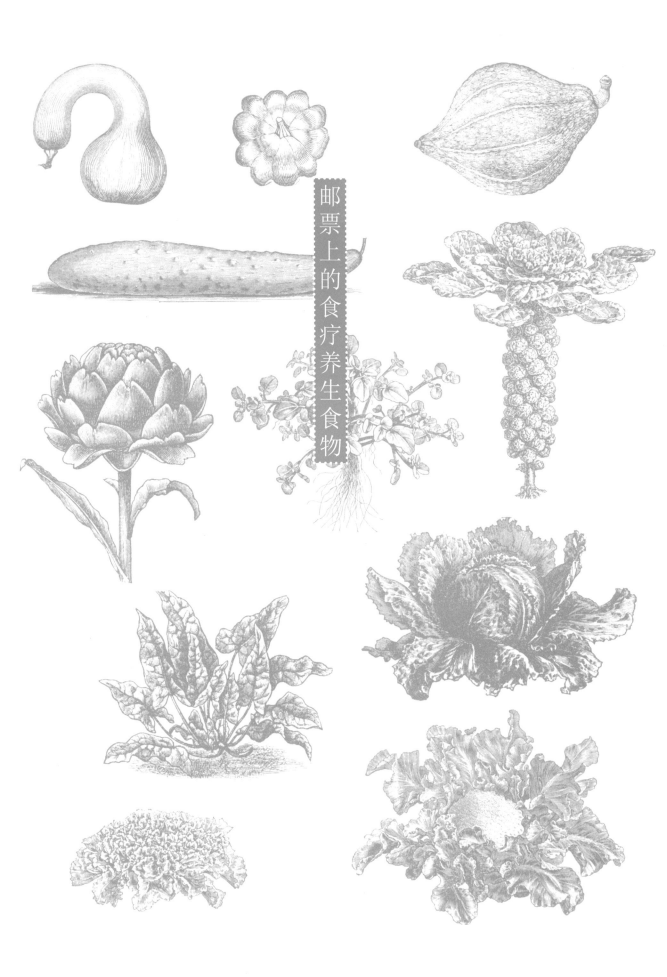

邮票上的食疗养生食物

目　录

序 /// 1

前　言 /// 3

一、谷类和薯类 /// 7

001 小麦 /// 12

002 粳米 /// 13

003 籼米 /// 14

004 黑米 /// 16

005 糯米 /// 17

006 玉米 /// 17

007 大麦 /// 20

008 小米 /// 20

009 高粱 /// 21

010 燕麦 /// 21

011 荞麦 /// 22

012 马铃薯 /// 23

013 红薯 /// 23

014 木薯 /// 24

015 山药 /// 24

二、豆类 /// 27

016 大豆 /// 29

017 绿豆 /// 29

018 赤豆 /// 30

019 芸豆 /// 31

020 蚕豆 /// 32

021 扁豆 /// 32

022 豌豆 /// 33

三、蔬菜类 /// 35

023 黄瓜 /// 38

024 南瓜 /// 38

025 冬瓜 /// 39

026 苦瓜 /// 39

027 丝瓜 /// 40

028 葫芦 /// 40

029 菜瓜 /// 41

030 西葫芦 /// 41

031 菠菜 /// 42

032 甜菜根 /// 42

033 藕 /// 43

034 白萝卜 /// 44

035 青萝卜 /// 45

036 小红萝卜 /// 45

037 大白菜 /// 47

038 小白菜 /// 47

039 乌菜 /// 48

040 油菜 /// 48

041 卷心菜 /// 49

042 菜花 /// 50

043 西蓝花 /// 50

044 芜菁 /// 51

045 菱角 /// 51

046 胡萝卜 /// 52

047 芹菜 /// 53

048 夏枯草 /// 54

049 茄子 /// 55

050 番茄 /// 56

051 辣椒 /// 57

052 柿子椒 /// 57

053 小米辣 /// 58

054 生菜 /// 58

055 洋蓟 /// 58

056 牛蒡 /// 59

057 蒲公英 /// 59

058 百合 /// 60

059 韭葱 /// 62

060 芦笋 /// 62

061 洋葱 /// 63

062 竹笋 /// 64

063 芋头 /// 66

四、菌藻类 /// 69

064 蛹虫草 /// 71

065 羊肚菌 /// 71

066 高羊肚菌 /// 72

067 尖顶羊肚菌 /// 72

068 粗柄羊肚菌 /// 72

069 侧耳 /// 74

070 糙皮侧耳 /// 76

071 榆黄蘑 /// 76

072 杏鲍菇 /// 78

073 鲍鱼菇 /// 78

074 白黄侧耳 /// 79

075 白参菌 /// 79

076 草菇 /// 80

077 蒙古口蘑 /// 80

078 香菇 /// 81

079 粉紫香菇 /// 82

080 紫丁香蘑 /// 83

081 杯伞 /// 84

082 冬菇 /// 84

083 榛蘑 /// 87

084 鸡枞 /// 87

085 老人头菌 /// 88

086 松茸 /// 88

087 硬柄小皮伞 /// 90

088 鸡腿菇 /// 90

089 双孢蘑菇 /// 92

090 四孢蘑菇 /// 92

091 桃红牛肝菌 /// 94

092 美味牛肝菌 /// 94

093 厚环乳牛肝菌 /// 96

094 稀褶乳菇 /// 97

095 大红菇 /// 97

096 全缘红菇 /// 98

097 蓝黄红菇 /// 98

098 变绿红菇 /// 98

099 松乳菇 /// 100

100 鸡油菌 /// 100

101 灰黑喇叭菌 /// 101

102 葡萄状枝珊瑚菌 /// 103

103 猴头菌 /// 103

104 银耳 /// 104

105 黑木耳 /// 105

106 毛木耳 /// 106

107 绣球菌 /// 106

108 长裙竹荪 /// 107

109 短裙竹荪 /// 108

110 网纹马勃 /// 108

111 海带 /// 109

112 石花菜 /// 110

113 石莼 /// 111

114 海藻 /// 111

五、水果类 /// 113

115 菠萝蜜 /// 115

116 桑葚 /// 116

117 无花果 /// 116

118 面包果 /// 119

119 火龙果 /// 119

120 鳄梨 /// 120

121 杨梅 /// 121

122 番荔枝 /// 122

123 猕猴桃 /// 122

124 山竹 /// 123

125 番木瓜 /// 123

126 苹果 /// 125

127 梨 /// 126

128 西洋梨 /// 126

129 桃 /// 127

130 山楂 /// 128

131 李 /// 128

132 杏 /// 129

133 枇杷 /// 129

134 樱桃 /// 130

135 楒椁 /// 131

136 草莓 /// 131

137 覆盆子 /// 132

138 杨桃 /// 133

139 酸角 /// 133

140 橘 /// 134

141 橙 /// 135

142 柑 /// 136

143 金桔 /// 136

144 柚 /// 137

145 葡萄柚 /// 137

146 柠檬 /// 138

147 佛手 /// 139

148 橄榄 /// 139

149 芒果 /// 140

150 韶子 /// 141

151 荔枝 /// 142

152 龙眼 /// 142

153 葡萄 /// 143

154 榴莲 /// 144

155 沙棘 /// 144

156 枣 /// 145

157 百香果 /// 145

158 西瓜 /// 146

159 甜瓜 /// 146

160 番石榴 /// 147

161 蒲桃 /// 147

162 石榴 /// 148

163 蓝莓 /// 148

164 人心果 /// 149

165 柿 /// 149

166 菠萝 /// 150

167 甘蔗 /// 150

168 椰子 /// 151

169 椰枣 /// 155

170 香蕉 /// 155

六、坚果种仁类 /// 157

171 白果 /// 159

172 榧子 /// 160

173 核桃 /// 161

174 板栗 /// 161

175 松仁 /// 162

176 杏仁 /// 163

177 腰果 /// 164

178 榛子 /// 165

179 花生 /// 165

180 葵花子 /// 166

181 莲子 /// 168

182 南瓜子 /// 168

183 西瓜子 /// 169

184 芡实 /// 169

七、肉禽蛋乳类 /// 171

185 猪肉 /// 173

186 黄牛肉 /// 175

187 水牛肉 /// 176

188 牦牛肉 /// 176

189 山羊肉 /// 178

190 绵羊肉 /// 179

191 驴肉 /// 180

192 马肉 /// 181

193 狗肉 /// 182

194 兔肉 /// 183

195 鸡肉 /// 183

196 鸭肉 /// 186

197 鹅肉 /// 186

198 火鸡肉 /// 188

199 鸽肉 /// 188

200 鹌鹑肉 /// 189

201 珠鸡肉 /// 189

202 鸡蛋 /// 190

203 鹅蛋 /// 191

204 牛奶 /// 191

八、鱼虾蟹贝类 /// 193

205 鳗鲡 /// 194

206 鲱鱼 /// 195

207 斑鳢 /// 195

208 沙丁鱼 /// 195

209 青鱼 /// 196

210 草鱼 /// 196

211 鲢鱼 /// 197

212 鳙鱼 /// 197

213 鲤鱼 /// 198

214 鲫鱼 /// 199

215 鲃鱼 /// 199

216 鳊鲅 /// 199

217 泥鳅 /// 200

218 鲶鱼 /// 201

219 香鱼 /// 202

220 大麻哈鱼 /// 202

221 三文鱼 /// 203

222 鳟鱼 /// 203

223 鳕鱼 /// 204

224 狭鳕 /// 205

225 鲻鱼 /// 205

226 鬼鲉 /// 206

227 石斑鱼 /// 206

228 海鲈鱼 /// 207

229 河鲈鱼 /// 208

230 横带髭鲷 /// 208

231 真鲷 /// 209

232 金线鱼 /// 210

233 黄花鱼 /// 211

234 白姑鱼 /// 211

235 鮸鱼 /// 212

236 带鱼 /// 212

237 鲔鱼 /// 213

238 鲣鱼 /// 213

239 鲭鱼 /// 214

240 旗鱼 /// 214

241 鲳鱼 /// 215

242 黑鱼 /// 215

243 比目鱼 /// 217

244 对虾 /// 218

245 龙虾 /// 218

246 河虾 /// 219

247 梭子蟹 /// 220

248 青蟹 /// 220

249 招潮蟹 /// 221

250 中华绒螯蟹 /// 221

251 鲍鱼 /// 222

252 魁蚶 /// 222

253 蛤蜊 /// 223

254 扇贝 /// 223

255 牡蛎 /// 224

256 红螺 /// 225

257 海参 /// 225

258 海蜇 /// 226

259 乌贼 /// 227

260 鱿鱼 /// 227

261 章鱼 /// 228

262 中华鳖 /// 229

九、调味品类 /// 231

263 食盐 /// 232

264 食用油 /// 233

265 酱油 /// 233

266 醋 /// 235

267 黄酒 /// 235

268 糖 /// 235

269 八角茴香 /// 237

270 桂皮 /// 237

271 胡椒 /// 238

272 青柠 /// 238

273 丁香 /// 240

274 孜然 /// 240

275 芫荽子 /// 241

276 红辣椒 /// 241

277 大蒜 /// 242

278 葱 /// 244

279 姜 /// 245

280 小豆蔻 /// 245

十、饮料类 /// 247

281 茶叶 /// 249

282 咖啡 /// 251

283 白酒 /// 252

284 葡萄酒 /// 252

285 蜂蜜 /// 253

十一、家庭调补中药类 /// 255

286 人参 /// 257

287 党参 /// 258

288 灵芝 /// 259

289 白芍 /// 260

290 阿胶 /// 261

291 当归 /// 263

292 地黄 /// 263

293 冬虫夏草 /// 264

294 枸杞子 /// 264

295 燕窝 /// 265

296 银杏叶 /// 266

297 荷叶 /// 266

298 淡竹叶 /// 266

299 金银花 /// 267

300 菊花 /// 268

301 桔梗 /// 268

302 甘草 /// 269

303 罗汉果 /// 269

附录1
食疗养生食物名称中拉文对照表 /// 271

附录2
参考文献 /// 283

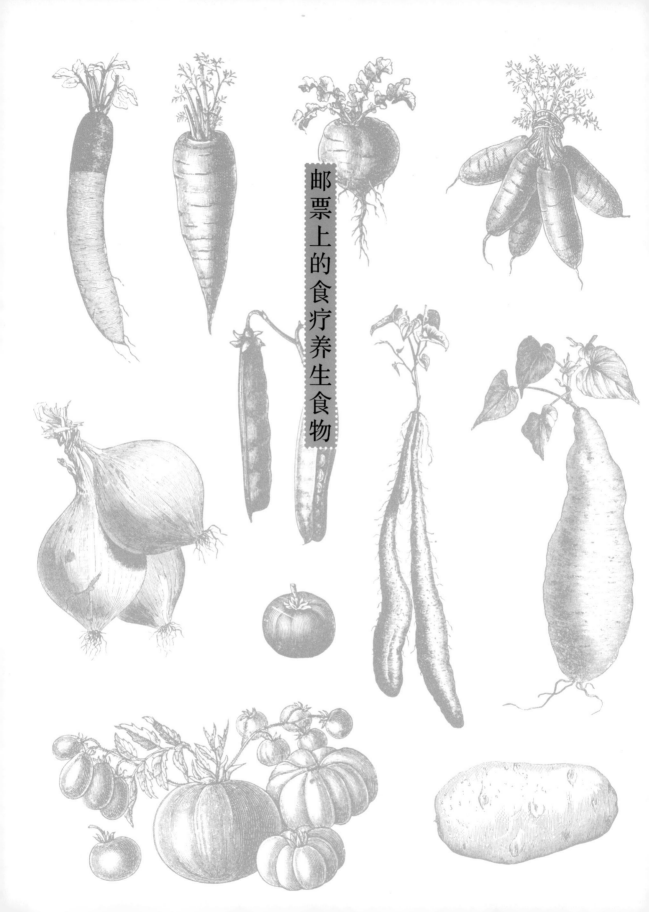

邮票上的食疗养生食物

序

冯威是北大职工的家属。他有一大业余爱好，这便是集邮。日积月累，斗转星移，现在他在集邮界已有名气。更让我感动的是，冯威及其家人对北大的工作非常支持。我举两例来说明：

一是，2008 年北京举办奥运会，学校也要举办各种活动迎接奥运。我找冯威家人帮忙，看看他收藏的奥运主题邮票是否可以办一次邮展。还真巧了！冯威热爱体育，收藏的奥运邮票很完整。于是，在冯威的帮助下，在学校的图书馆展厅，举办了一次隆重的奥运主题邮展。许校长出席开幕式，校内师生和校外集邮爱好者，以及在京媒体记者等，纷纷前来观看。一位观众看后对媒体说，这是全国奥运主题邮展中展品最齐全和水平最高的一次。

二是，2011 年为纪念辛亥革命 100 周年，我校港澳台办与澳门理工学院商量，希望联合举办一次有关辛亥革命主题的邮票展。因为孙中山先生早年在澳门镜湖医院行医，并在当地组织过新民主主义的运动。冯威及其家人又帮了大忙，他收集的辛亥革命主题邮票甚是齐全，除了缺少中华民国邮政 1912 年 1 月发行的"加盖'临时中立'邮票"和 1912 年 12 月发行的"中华民国光复纪念邮票"，其余相关邮资票品几乎都收齐了。为了使这次展览尽善尽美，冯威又搞到了"加盖'临时中立'邮票"的扫描件，以扫描图代替原票参展。"中华民国光复纪念邮票"，我们通过 77 级经济系校友杨滨捐款从香港买回来参展。于是，100 年来有关辛亥革命主题的邮票应有尽有了。

纪念辛亥革命 100 周年邮展先在北大校园后在澳门理工学院校园相继举办。在燕园开展时，珍贵的邮品吸引了许多师生和社会集邮爱好者前来观看。在澳门展览开幕式上，澳门特区邮政局长亲临展会讲话。当地一些资深集邮人士在展柜前流连忘返。邮票行内的专家看完展览说，这次展览是当年内地纪念辛亥革命邮展最完整、邮品质量最高的荟萃。

近两年，冯威又将多年收藏的有关食疗养生食物邮票，编排整理，配上文字，汇集成册，呈现给广大读者。这本书图文并茂，词语生辉，不但汇集了世界上一百多个国家和地区发行的有关食疗养生食物邮票，而且还是一本妙趣横生的食疗保健画图。当我看到冯威主编的初稿时，真是惊呆了！我感叹中国人的祖先的伟大，先人用智慧将成千上万种植物点化成为治病救人的灵丹妙药，同时又能做成各种可口进补的美食，让人类强身健体，长命百岁。我更要感谢冯威和他的家人，一次又一次贡献知识、劳动和时间，将自己心爱的收藏展现出来服务师生和社会。最后，我还要特别感谢北大校友邵东亚先生对本书出版的慷慨资助。正是：

方寸之间天地宽，业余收藏展邮坛。
节衣换票舍家计，快步寻章忘寝餐。
慧眼不惑积百草，凝神日夜品一斑。
集成彩绘花叶茂，谁晓辛勤暑与寒？

吴志攀　谨识
2014 年 3 月 13 日

2

前　言

　　中医药学认为，许多食物既是食物也是药物，食物和药物一样能够防治疾病。早在远古时代，先民为了生存，在寻找和尝试野生物种的过程中，逐渐发现有些动物、植物既可充饥又可疗疾，即后

来源、性味归经、食疗功效、适应病症和适合人群等基础性知识。

本书载图以邮票为主，约占总图量的92%，另有少量邮品，主要种类有：普通邮票、纪念邮票、特种邮票、异形邮票、邮票样票、小型张、小全张、小版票、大版票、小本票；首日实寄封、首日原地实寄封、特种邮票绢封、必能宝邮资机戳实寄封；普通邮资明信片、特种邮资明信片、广告邮资明信片、贺年邮资明信片、极限明信片、中国人民志愿军军邮明信片；邮资邮简等。其中，发行时间距今百年以上的邮票（邮品）有15套51枚。每枚邮票（邮品）列有图名、发行国家（地区）的铭记及发行时间。对于部分重点邮票（邮品），还从集邮研究的角度，讲述了它们背后的故事及相关知识。按照惯例，本书上所印邮票（邮品）的尺寸均按比原图大25%或小10%以上进行了处理。

本书所选载的邮票，部分票图上印有物种的拉丁文学名，未标出的，编者均已通过查阅世界权威邮票目录和有关专业书籍判定其物种名称。为便于读者查阅，正文后附有食疗养生食物名称中拉文对照表。所选录的所有国内外发行的邮票上的食物种类，均是在我国有野生分布或栽培（养殖）的物种。

本书由冯威担任主编，李芳芳、冯立毅担任副主编，编者有：范卓敏、吕仙斑、叶煊煊、顾邱岚、范复旦、刘敏、曹洁伊、李昀、周曼丽、丁烨等。

在本书的编写出版过程中，北京大学常务副校长吴志攀教授给予了全方位的、无微不至的关心、指导、帮助和鼓励，还在百忙之中为本书撰写了序；北京大学国际合作部领导和有关同志在本书涉及的小语种翻译方面给予了很多帮助；北京大学出版社领导对本书出版给予鼎力支持，为保证书稿质量，北大培文教育文化产业有限公司总经理、北京大学出版社总编助理高秀芹博士在出版的各个阶段严格把关，做了大量工作，责任编辑张丽娉认真细致地审校全书，提出了不少具体的指导性的修改意见；本书能以如此精美的形式呈献给广大读者，还要感谢著名设计师张志伟先生；邵东亚先生对本书出版给予了慷慨资助，潘弘先生、谭振远先生十分热情地提供了资料方面的帮助，在此一并致以深深的谢意。书中还参考了许多相关资料，限于篇幅和体例，不能一一注明，但在书后列有主要参考文献目录，在此谨向被采纳资料的原作者表示衷心的感谢。

小方寸，大世界。愿本书能为集邮爱好者、食疗养生崇尚者、医药工作者以及关注食疗养生的广大读者提供一幅传播食疗养生文化、促进专题集邮活动开展的亮丽画卷。

尽管我们为编好本书付出了艰辛的努力，但由于水平有限，书中肯定会有不尽如人意甚至错误之处，真诚希望广大读者提出宝贵意见，以便我们在再版时加以订正。

编者

2014 年 3 月

邮票上的食疗养生食物

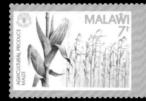

一、谷类和薯类

几千年来，谷物一直被当做传统的主食。集结成书于春秋战国时期的我国最早的医学典籍《黄帝内经》里讲的"五谷为养"，意思就是谷物是养后天之本的主要食物。祖国医药学认为，谷类食物大多数具有补中益气、健脾养胃的功效，是膳食结构中的主体。现代研究表明，这些食物能提供人体所需的50%—80%的热能、40%—70%的蛋白质和60%以上的维生素B_1。而薯类则是重要的粮食、蔬菜兼用食物，营养价值非常丰富，对预防慢性病有良好作用。

由于谷薯类食物是人类赖以生存的基本食物，因此其生产一直被全社会所关注，邮政机构也不例外。1912年，马来西亚吉打州（Kedah）发行了世界第一套以水稻为主图的邮票；同年12月15日，中华民国邮政分别发行了带有稻穗装饰图案的"中华民国光复纪念邮票"和带有麦穗装饰图案的"中华民国共和纪念邮票"。100年来，谷薯类邮票作为比较流行的主题被众多国家和地区所发行，1963年达到高潮，那一年，联合国为解决世界粮食问题，让更多的人了解并参与到"免饥饿运动"中来，号召各国发行纪念邮票以扩大其影响，一年内就有近160个国家和地区发行了约190枚相关邮票和小型张，这在世界邮票发行史上留下了浓墨重彩的一笔。其后，从1981年起，在每年10月16日的"世界粮食日"，都有不少国家和地区围绕发展粮食和农业生产的主题，频频发行有关纪念邮票，有的展示粮食品种，有的描述耕地、播种、管理、收获、利用等生产过程，既有劳作辛苦，也有丰收喜悦的场景，异彩纷呈，令人赏心悦目。

中国邮政明信片

Postcard
The People's Republic of China

CHINA
中国邮政　　60分

中医中药
Traditional Chinese medicine
TP 12 (10-3) 2000

邮政编码

中医中药（中国，TP12 特种邮资明信片，2000.3.1）

"中医中药"特种邮资明信片的票图上印有《黄帝内经》（图左）和《神农本草经》（图右）两部中医理论著作。

《黄帝内经》起源于轩辕黄帝，代代口耳相传，后又经医家、医学理论家联合增补发展创作，于春秋战国时期集结成书，是我国医学宝库中现存成书最早的一部医学典籍。是研究人的生理学、病理学、诊断学、治疗原则和药物学的医学巨著。在食疗养生方面，该书已有"五谷为养，五果为助，五畜为益，五菜为充，气味合而取之，以补养精气"的记载。对于这一膳食结构，医家一般理解为，"五谷为养"是指黍、秫、菽、麦、稻等谷物和豆类作为养育人体之主食。"五果为助"系指枣、李、杏、栗、桃等水果、坚果，有助养身和健身之功，是平衡饮食中不可缺少的辅助食品。"五畜为益"指牛、犬、羊、猪、鸡等禽畜肉食，对人体有补益作用，能增补五谷主食营养之不足，是平衡饮食食谱的主要辅食。"五菜为充"则指葵、韭、薤、藿、葱等蔬菜，有增食欲、充饥腹、助消化、补营养等作用，故对人体的健康十分有益。"气味合而取之，以补养精气"也就是说食物有寒、热、温、凉"四气"和辛、甘、酸、苦、咸"五味"，按照食物的气味，因人、因时、因地制宜地进食某些食物，既能养生，又能祛病、健身。2400多年前上古真人所总结出的这一以谷物为主食、以蔬菜和少量肉类为副食的膳食搭配原则，就现在而言也是相当科学的。

《神农本草经》是中国现存最早的药物学专著。由于药物中草类占大多数，所以记载药物的书籍便称为"本草"。根据考证，该书成书于东汉，托名神农所著，并非出自一时一人之手，而是秦汉时期众多医学家总结当时药物学经验成果的专著，是对中国中草药的第一次系统总结。书内收载中药365种，为后世中药的理论体系奠定了基础，被誉为中药学经典著作。

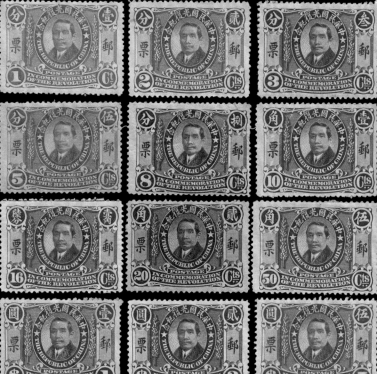

中华民国光复纪念邮票（中国，中华民国邮政，1912.12.15）

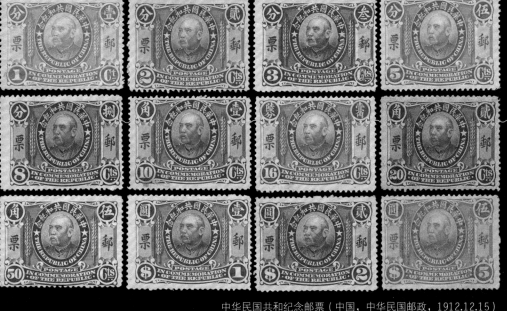

中华民国共和纪念邮票（中国，中华民国邮政，1912.12.15）

　　"中华民国光复纪念邮票"和"中华民国共和纪念邮票"是
在辛亥革命胜利果实被袁世凯攫取的背景下发行的。1911年，以
孙中山先生为代表的中国革命党人发动的全国性的推翻清朝统治
的辛亥革命，是中国历史上具有划时代意义的重大事件。但由于
历史进程和社会条件的制约，革命势力对袁世凯的妥协退让，最
终导致了辛亥革命的失败。1912年2月13日，孙中山向参议院
请辞临时大总统职务，由袁世凯接任。3月10日，袁世凯在北京
就职。此后，袁世凯组织拟制了带有自己头像的"共和纪念"邮
票图样，北京政府交通部于1912年12月15日发行了"中华民国
共和纪念邮票"，并迫于革命派的压力和孙中山先生的威望，在

小麦为单子叶植物纲禾本科植物小麦的子实。小麦是一种在世界各地广泛种植的粮食作物，是人类的主食之一，经过加工、磨制成面粉后可以食用，发酵后可制酒。小麦富含淀粉、蛋白质、脂肪、矿物质、钙、铁、硫胺素、核黄素、烟酸及维生素 A 等。新麦性热，陈麦性平、味甘、无毒、归脾、胃经。小麦具有清热除烦、养心安神、生津止汗等功效，适用于神志不宁、心烦不寐、悲伤欲哭、烦热口干、小便不利、体虚多汗等症，还能缓解更年期综合症。所有人均可食用。

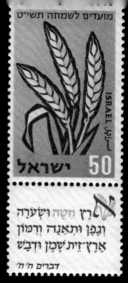

小麦（以色列，1958.8.27）

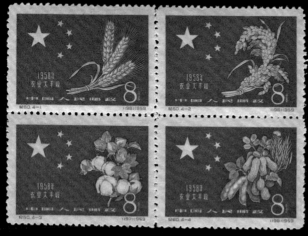

一九五八年农业大丰收（中国，1959.4.25）

图为四方连票（Block of four），是 4 枚呈"田"字形相连的邮票。常见的有同图四方连和异图四方连。"一九五八年农业大丰收"为异图四方连票，其票图分别为："4-1"麦、"4-2"稻、"4-3"棉花、"4-4"大豆、花生、油菜，采用这种排列印刷形式的目的在于突出其整体美感效果。

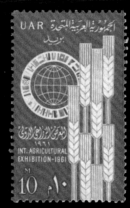

小麦穗和旗帜环绕的地球
（埃及，1961.3.21）

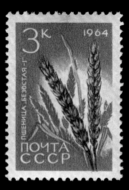

小麦（苏联，1964.6）

002 粳米
Round grained rice

粳米又名大米，为单子叶植物纲禾本科植物粳稻的种仁，是稻米中谷粒较短圆、粘性较强、胀性小的品种。由于粳稻较适于高纬度或低纬度的高海拔地区种植，因此粳米多产于我国北方地区，是老百姓最喜欢吃的主食。用粳米煮的饭、粥柔软可口，含有大量碳水化合物，是热量的主要来源，还含有人体必需氨基酸、脂肪、钙、磷、铁及 B 族维生素等多种营养成分。性平，味甘，归脾、胃二经。具有补中益气、健脾和胃、养阴生津、除烦止渴、固肠止泻、益精强志等功效，是用于脾胃虚弱、烦渴、便溏、夜多小便、营养不良、病后身体虚弱等症及预防脚气病的食疗佳品。一般人群均可食用，糖尿病患者不宜多食。

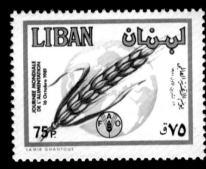

小麦（马拉维，1981.9.11）

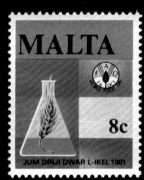

小麦、地球（黎巴嫩，1982.11.23）

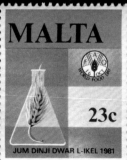

烧瓶和麦穗（马耳他，1981.10.16）

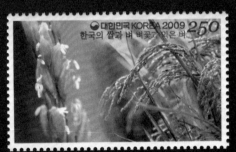

韩国水稻（韩国，2009.9.25）

003 籼米

Long grained rice

籼米为单子叶植物纲禾本科植物籼稻的种仁，是稻米中谷粒较细长、粘性较小、胀性大的品种。由于籼稻较适宜于在低纬度、低海拔、湿热地区种植，因此多产于我国南方及东南亚地区，是我国南方人最喜欢吃的主食。籼米出饭率高，蒸出的米饭较为松爽，含有大量碳水化合物，是热量的主要来源；此外，还含有人体必需氨基酸、脂肪、钙、磷、铁及 B 族维生素等多种营养成分。性微温，味甘，归心、脾二经。具有补中益气、健脾养胃、益精强志、和五脏、通血脉、聪耳明目、止烦、止渴、止泻等功效。一般人群均可食用，糖尿病患者不宜多食。

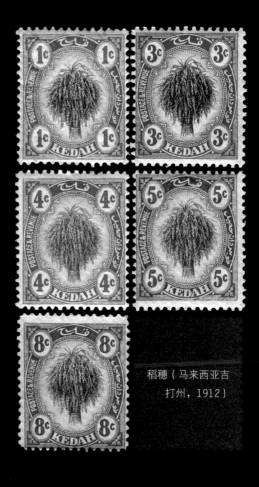

稻穗（马来西亚吉打州，1912）

1912 年，位于马来西亚西北部的吉打州发行的以稻穗为主图的邮票是世界第一套的水稻专题邮票。这 5 枚同图邮票，均是该州 1912 年至 1921 年发行的由稻穗、农民耕地和会议厅三种票图构成的全套 20 枚普通邮票中的低面值邮票，面值分别为 1 分（绿、黑）、3 分（洋红、黑）、4 分（深蓝灰、洋红）、5 分（橙棕、绿）和 8 分（绀青、黑）。采用雕刻版印刷，英文和马来文铭记位于两个椭圆之间，椭圆的四个角标有面值，一束水稻的图案则位于邮票中心。到了 1919 年，又发行了 4 枚与上述邮票图案相同的邮票，使这套普通邮票中的稻穗邮票数达到 9 枚。吉打州盛产稻米，是马来西亚的"鱼米之乡"。

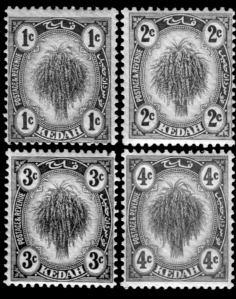

稻穗（马来西亚吉打州，1919）

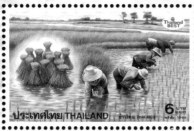
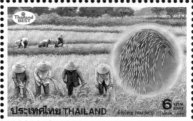
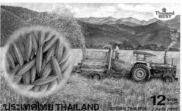
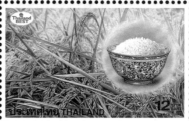

45 บาท

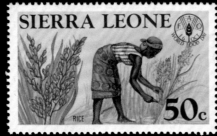

妇女在照管水稻（塞拉
里昂，1981.11.2）

水稻种植（泰国，1999.2.25）

泰国于 1999 年 2 月 25 日发行的"水
稻种植"小全张，含邮票 4 枚，票图为：
"4-1"种稻、"4-2"收割、"4-3"机
器收割、"4-4"稻田和米饭。

邮票知识链接

小全张（Miniature sheet，MS）：四周
饰以花纹、图案或文字的印有全套或数枚邮
票的小张邮票。其特点是，其上所印邮票的
图案、面值、刷色一般与同时发行的各单枚
邮票相同。在邮局出售时，一般按面值，但
也有高于面值出售的。但作为邮资凭证时，
只能按原印的面值使用，加价部分不能充作
邮资。

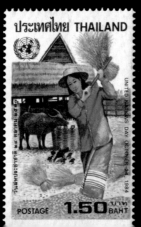

脱谷的农妇（泰国，1984.10.24）

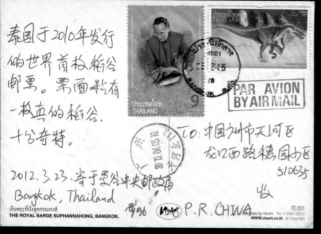

泰国于2010年发行
的世界首枚稻谷
邮票。票面粘有
一枚真的稻谷，
十分奇特。

2012.3.23.寄于曼谷中央邮政局
Bangkok, Thailand

贴泰国世界首枚稻米异质邮票的泰国
曼谷至中国广州实寄片（2012.3.23）

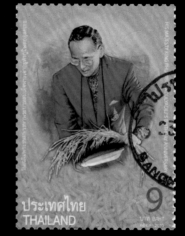

　　2011 年 2 月 17 日，泰国邮政
为纪念国王普密蓬·阿杜德陛下生
日（出生于 1927 年 12 月 5 日），
发行了 1 套 1 枚以国王带着丰收的
喜悦低头察看手上稻穗为主图的纪
念邮票。这是世界首枚稻米异质邮
票，票面上粘有一粒金黄色的真稻
谷，非常牢固，经过实寄，仍完好
无损。

004 黑米

Black kerneled rice

　　黑米又名乌米，是由单子叶植物纲禾本科植物稻经长
期培育形成的一类稻米特色品种。粒型有籼、粳两种，粒
质分糯性和非糯性两类。外表呈紫黑色、黑褐色或黑色。
我国不少地方都有生产，具代表性的有陕西黑米、贵州黑
糯米、湖南黑米等。与普通稻米相比，黑米不仅蛋白质含
量高，人体必需氨基酸齐全，还含有大量的天然黑米色素、
多种微量元素和维生素。其药用价值显著，为米中珍品。

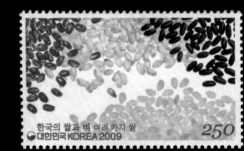

黑米（韩国，2009.9.25，图右上）

005 糯米

Glutinous Rice

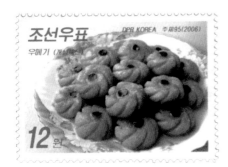

糍粑（朝鲜，2006）

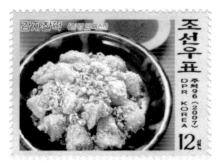

糯米糕（朝鲜，2007.11.5）

　　糯米又名江米，为单子叶植物纲禾本科植物糯稻的去壳种仁。我国南北各地均产，是制作黏性小吃和酿造醪糟的主要原料。含有蛋白质、脂肪、糖类、钙、磷、铁、维生素 B1、维生素 B2、烟酸及淀粉等，营养丰富，为温补强壮食物。性温，味甘，归脾、胃、肺三经。具有温补脾胃、固表止汗、止泻等功效，适用于虚寒性胃痛、胃及十二指肠溃疡、消渴多尿、脾虚泄泻、气虚自汗等症。糯米具有香、黏、滑的特殊风味，用它制成的年糕、糯米糕、灌藕、粽子、糍粑等小吃，深受大家喜爱，但难于消化，一次不宜食用过多，老人、小孩或病人更宜慎用。

006 玉米

Corn

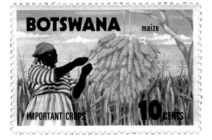

玉米（博茨瓦纳，1971.4.6）

　　玉米学名玉蜀黍，又名包谷、苞米、棒子、玉谷等，为单子叶植物纲禾本科植物玉蜀黍的子实。主要生产于北方，分黄玉米、白玉米两种。玉米素有长寿食品的美称，含有丰富的蛋白质、脂肪、维生素、微量元素、纤维素及多糖等。性平，味甘，无毒，归胃、肾二经。对治疗食欲不振、水肿、尿道感染、糖尿病、胆结石等症有一定的作用。

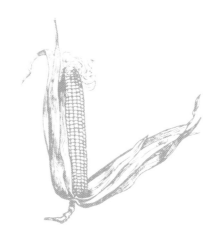

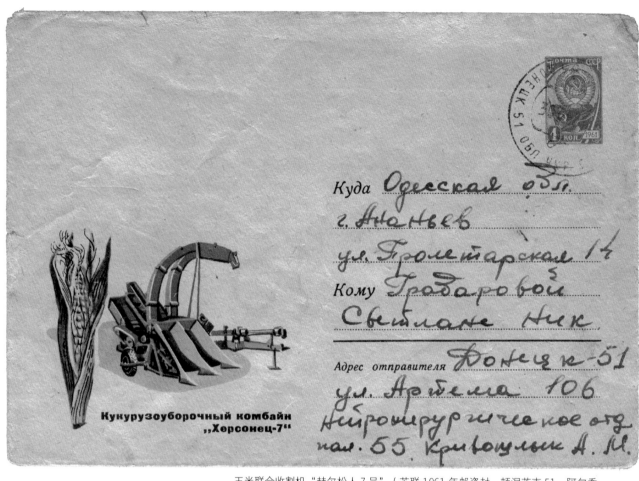

玉米联合收割机"赫尔松人7号"（苏联1961年邮资封。顿涅茨克51，阿尔乔姆街106号，神经外科55实寄敖德萨州，阿纳尼耶夫，普罗列塔尔斯克街14号）

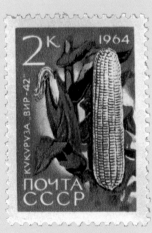

玉米（苏联，1964.6）

玉米须又称龙须，对人体有广泛的保健用途。饮用龙须茶，有凉血、利尿、利胆、降压的功效，可以辅助治疗小便不通、膀胱结石、肝炎、黄疸、高血压等症。

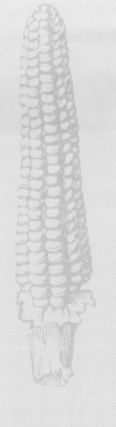

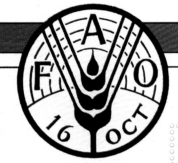
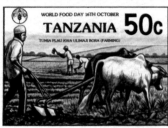
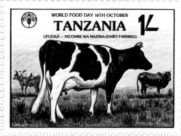

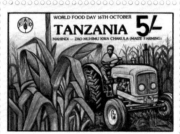
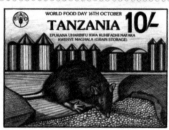

WORLD FOOD DAY

玉米收获（坦桑尼亚，1982.10.16，4-3）

坦桑尼亚于1982年10月16日发行的"世界粮食日"小全张，含邮票4枚，除"4-3"玉米收获外，其余票图为："4-1"耕田、"4-2"奶牛、"4-4"粮食储藏。

"FAO"是联合国粮食及农业组织（Food and Agriculture Organization）的英文缩写。

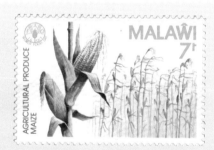

玉米（马拉维，1981.9.11）

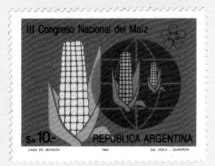

玉米（阿根廷，1984.8.11）

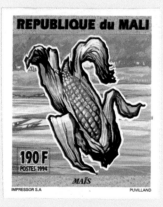

玉米（马里，1994.9.12）

007 大麦
Barley

大麦为单子叶植物纲禾本科植物大麦的子实，麦粒比其他麦都大，故名。主产于长江流域、黄河流域和青藏高原，分为有稃大麦和裸大麦两种。有稃大麦的特征是稃壳和籽粒粘连；裸大麦的稃壳和籽粒分离，在青藏高原称青稞，是藏族人民的主要粮食。其碳水化合物含量较高，蛋白质、钙、磷含量中等，含少量B族维生素。性凉，味甘、咸，归脾、胃二经。具有健胃消食、益气宽中、利尿通淋等功效，适用于因脾胃虚弱所导致的消化不良、腹胀腹痛和呕吐腹泻，以及湿热壅滞下焦所致的小便淋沥涩痛等症。一般人群均可食用，并可作为酿造啤酒的原料。

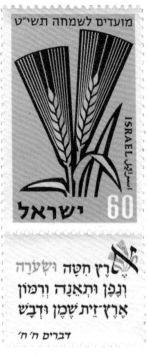

大麦（以色列，1958.8.27）

008 小米
Millet

小米又名粟米、谷子、北秫米，为单子叶植物纲禾本科植物粟的种仁。原产于我国北方，山东、河北、东北、西北等地区为主产区。可用来酿酒，最主要是用来熬粥。性平，味甘，归胃经。具有养肾气、除胃热、止消渴、利小便等功效，是脾胃虚弱、反胃呕吐、体虚胃弱、精血受损、产后虚损、食欲不振等患者的良好康复营养食品。经常出现失眠、抑郁等症状者，多吃大有好处。一般人均可食用。气滞者忌用，素体虚寒、小便清长者少食。

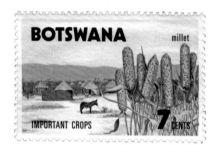

小米（博茨瓦纳，1971.4.6）

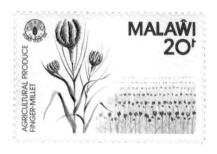

小米（马拉维，1981.9.11）

009 高粱
Sorghum

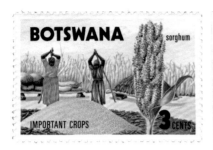

高粱（博茨瓦纳，1971.4.6）

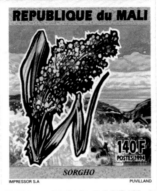

高粱（马里，1994.9.12）

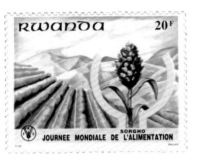

高粱（卢旺达，1982.1.25）

高粱又名蜀秫、蜀黍、芦粟等，为单子叶植物纲禾本科植物蜀黍的子实。主产于东北各地，供食用、酿酒之用。性温，味甘、涩，归肠、胃二经。具有健脾益胃、温中散寒、涩肠止泻的功效。适用于脾胃虚寒、脘腹冷痛、反胃作呕、大便溏薄等症。内服煎汤，50—100克。糖尿病患者禁食，便秘者不宜多食。

010 燕麦
Oats，Oatmeal

燕麦又名雀麦、乌麦，为单子叶植物纲禾本科植物燕麦的子实。主产于内蒙古、河北、河南、山西等地。我国华北地区所称的"莜麦"属燕麦的一种，学名为"裸粒类型燕麦"。性平，味甘，归肝、脾、胃三经，具有益肝和胃之功效。适用于肝胃不和所致食少、纳差、大便不畅等症。其医疗价值和保健作用，已被古今中外医学界所公认。在2006年9月出版的美国《时代》杂志推荐的"十大健康食品"中名列第五。现代医学研究发现，每天食用燕麦可降低胆固醇，降低血压，还有利于糖尿病和肥胖病的控制。

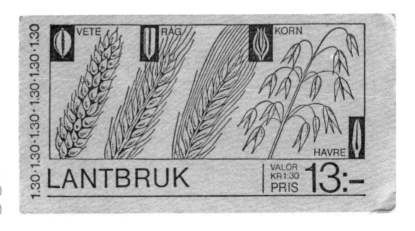

小麦（VETE）、黑麦（RAG）、
大麦（KORN）、燕麦（HAVRE）
（瑞典"农业"小本票，1979.5.7）

011 荞麦
Buckwheat

荞麦又名甜荞麦，为双子叶植物纲蓼科植物荞麦的子实。全国各地均产。含丰富淀粉，供食用。性凉，味甘，归脾、胃二经。具有下气消积、健脾除湿之功效。适用于肠胃积滞、胀满腹痛、湿热腹泻、痢疾或妇女带下等症。含有强力抗氧化物，可以降血脂，增强血管弹性，防止血液凝结，是很好的护心食物。由于荞麦对皮肤可产生某些刺激，故皮肤过敏者忌食。

邮票知识链接

军邮明信片（Military postcard）是指邮政和军事部门发行的专供军人或军事单位使用的明信片。军邮明信片有的印邮资图，有的印"军邮"或"军邮免费"字样。日本于1904年始发军邮明信片，是发行军邮明信片较早的国家。

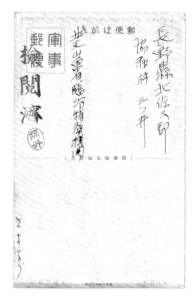

磨荞麦粉（民国时期侵华日军军邮明信片正面，太田天桥绘，中国山西临汾实寄日本长野县北佐久郡协和村）

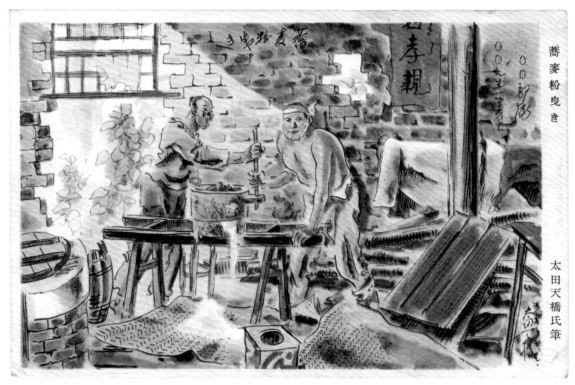

磨荞麦粉（民国时期侵华日军军邮明信片背面）

012 马铃薯

Potato

马铃薯又名土豆、洋芋、山药蛋，为双子叶植物纲茄科植物马铃薯的地下块茎。我国主产区在西南山区、西北、内蒙古和东北地区。性平，味甘，无毒，归脾、胃、大肠三经。具有和胃调中、健脾利湿、解毒消炎、宽肠通便、降糖降脂、活血消肿、益气强身、美容、抗衰老之功效。适用于胃火牙痛、脾虚纳少、大便干结、高血压、高血脂等症；还可辅助治疗消化不良、习惯性便秘、慢性胃痛、关节疼痛、皮肤湿疹等病症。马铃薯淀粉在人体内吸收速度慢，是糖尿病患者的理想食疗蔬菜。一般人群均可食用。在土豆发芽、皮色变绿、变紫的情况下，不能食用。

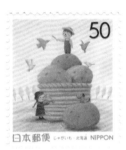

马铃薯（苏联，1964.6）

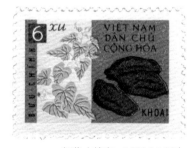

马铃薯（日本地方北海道，
1999.9.17）

013 红薯

Sweet potato

红薯又名番薯、地瓜、甘薯、白薯等，为双子叶植物纲旋花科蔓生草本植物红薯的地下块根。我国四川盆地、黄淮海、长江流域和东南沿海各省是主产区。能当主食，亦能当菜。性平，味甘，无毒，归肝、脾二经。具有和中、利水、健脾之功效，是一种利水、健脾的减肥食品。含有膳食纤维、胡萝卜素、维生素A、B、C、E及钾、铁、铜、硒、钙等，营养价值很高，是世界卫生组织评选出来的"十大最佳蔬菜"的冠军。中国医学工作者对广西西部的百岁老人之乡进行调查后发现，此地的长寿老人有一个共同特点，就是习惯每日食红薯，甚至将其作为主食。一般人群均可食用红薯，但不宜多食，否则会滞气引起烧心、吐酸水、腹胀。腹泻患者和糖尿病人不宜吃。

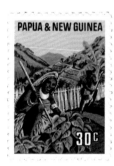

红薯（越南，1962.10.10）

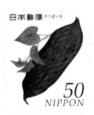

红薯（日本，2013.
8.30，蔬菜水果自
粘邮票"10-4"）

红薯田间管理（巴布亚
新几内亚，1971.8.18）

014 木薯
Cassava

　　木薯又名树薯、木番薯，为大戟科植物木薯的块根，是世界三大薯类（马铃薯、红薯、木薯）之一。原产于美洲热带，我国主产于华南地区、云南、贵州、四川、湖南、江西等地。木薯含淀粉较多，但蛋白质和其他营养素含量低，是一种优良的淀粉生产原料。由木薯生产的淀粉极易消化，常适宜于婴儿及病弱者食用。其各部位均含氢氰酸，食前必须去毒，可在食用前去皮，用清水浸薯肉，使氢氰酸溶解。一般泡 6 天左右就可去除 70% 的氢氰酸，再加热煮熟，即可食用。性寒，味苦，归心经，具有解毒消肿的功效。一般人群均可食用。忌与柿子同食，否则可能使肠胃出血或造成胃溃疡。

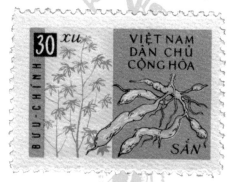

木薯（越南，1962.10.10）

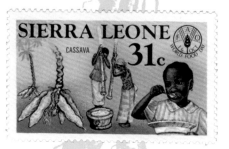

木薯（塞拉里昂，1981.11.2）

015 山药
Yam

　　山药又名薯蓣、麻山药，为单子叶植物纲薯蓣科植物薯蓣的干燥根茎。原产山西，现我国华北、西北及长江流域的江西、湖南等地区均产。性平，味甘，无毒，归肺、脾、肾三经。具有补脾养胃、生津益肺、补肾涩精等功效，适用于脾虚食少、久泻不止、肺虚喘咳、肾虚遗精、带下、尿频、虚热消渴等症。现代医药学研究发现，薯蓣含有薯蓣皂苷、黏液质、碳水化合物、氨基酸、维生素 C、胆碱，具有降血脂、抗氧化和增强免疫作用。一般人群均可食用。感冒、温热、实邪及肠胃积滞者忌用。

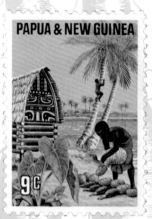

山药和芋头（巴布亚新几内亚，1971.8.18）

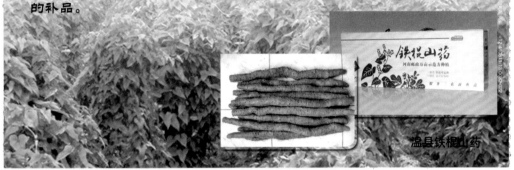

焦作特产——铁棍山药

怀山药乃"四大怀药"之首，又是药食同源之精品。铁棍山药属怀山药中的"极品"，曾为历代皇室之贡品，可四季食用，老少皆宜的补品。

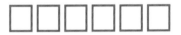

温县铁棍山药

焦作温县位于北纬 34.48° 至 35.30°、东经 112.12° 至 113.28° 之间，太行山和黄河之间，其特有的土壤、水质、气候等自然条件适宜山药生长，所产山药直径约成人拇指般粗细，毛须略多，表皮颜色微深，特有暗红色"锈斑"，其质坚粉足、粘液质少、久煮不散、皮薄口感好，具有甘面香甜、健脾补肺、养胃护肾、益精消渴等功效，是药食兼用的最佳食品。

中国邮政 CHINA POST

邮政编码

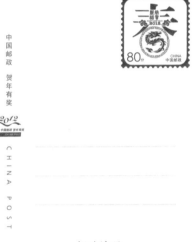

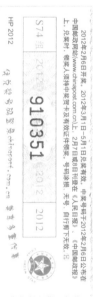

铁棍山药（中国，2012 年邮政贺年有奖明信片，加印，企业金卡）

邮票知识链接

　　企业金卡为企业拜年卡的俗称，是一种在我国邮政部门印制发行的邮资明信片上加印企业广告图文的邮政用品新品种，属于广告邮资明信片范畴。1992 年，邮电部在鸡年的贺年（有奖）邮资明信片的背面首次加印广告图文，中国的企业金卡由此发端。1992 年的第一批企业金卡，目前的市场价格不菲，有的品种已上千元 1 枚。此后，每年都在贺年（有奖）明信片上加印一批广告，广告图文的内容包括企业或企业领导人形象、产品外观、祝福语、广告语或广告漫画等，设计形式多样，展示出改革开放的时代风貌。企业金卡涉及我们生活的方方面面，题材多样，品格独特，是集邮组集的佳品，补充了邮集中许多无法填补的空白，博得广大集邮爱好者的称赞。

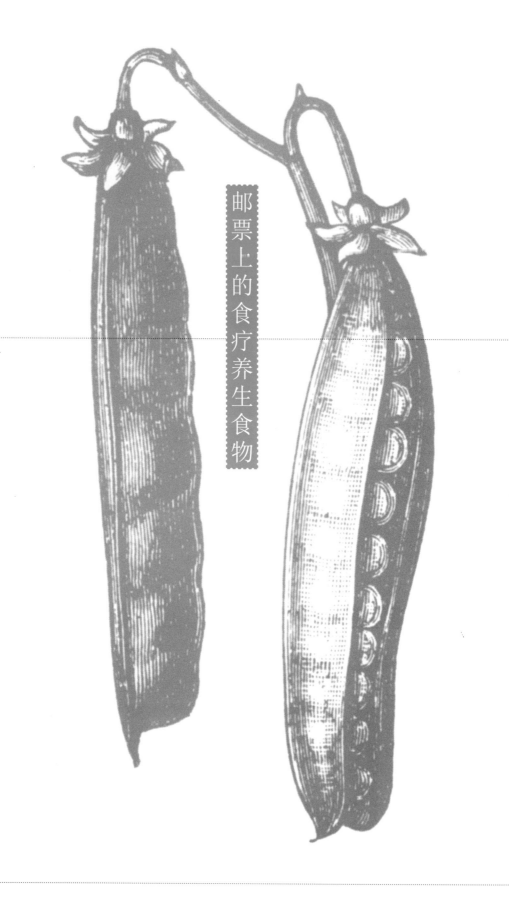

邮票上的食疗养生食物

二、豆类

中国传统饮食讲究"五谷宜为养，失豆则不良"，意思是说五谷是有营养的，但没有豆子就会失去平衡。我们的祖先在长期医疗实践中认识到，豆类食物普遍具有健脾益气、利水消肿的功效，而有些偏于凉性的豆类，则有清热解毒的作用。现代医药学研究也证明，豆类食物集中了非常优质的营养素，其蛋白质含量高、质量好；氨基酸的组成接近于人体的需要；维生素以 B 族维生素最多，比谷类含量高；富含钙、磷、铁、钾、镁等无机盐和少量的胡萝卜素。因此，很多营养学家呼吁，用豆类食品代替一定量的肉类等动物性食品，是解决城市中人营养不良和营养过剩双重负担的最好方法。

世界上早期邮票大多以各国君主、统治者的头像或国徽为图案，其中仅有少数采用当地风土人情或特产为题材，而豆类又不像谷物那样受人重视，在早期邮票中没有露面的机会。到 20 世纪中叶才有豆类登上方寸天地的舞台，但迄今数量有限，总共只有区区几十枚，尚未形成专题系列。

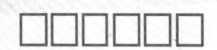

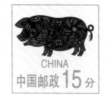

中国邮政
贺年(有奖)明信片
Post of China

CHINA
中国邮政 **15**分

温馨 和谐 幸福

1995

邮电部发行 定价:0.60元

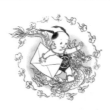

中国邮政广告公司承办

K 09组 N° 655891

1995年2月13日开奖。2月14日公布中奖号码, 2月25日—4月25日兑奖有效。

兑奖时, 领奖人须持此片及有效证件领奖。号码涂抹、无号, 自行剪下无效。

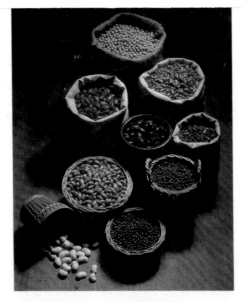

地址:中国长春市建设街 55 号
电挂:"1427"或"CEROILFOOD"
电传:83048 JLCER CN
传真:86—0431—825646
电话:(0431)825938

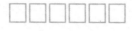

中粮吉林粮油食品进出口公司
CEROILFOOD JILIN CEREALS OILS & FOODSTUFFS IMP. & EXP. COMPANY

豆类食品（中国，1995 年邮政贺年有奖明信片，加印，企业金卡）

28

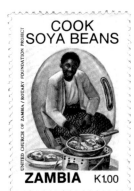

赞比亚于 1991 年 6 月 28 日发行了 5 枚一套的 "扶轮社项目：赞比亚联合教堂" 邮票，票图分别为：妇女烹饪、大豆种植、给婴儿喂食、健康和营养不良的儿童、卡翁达总统和儿童。在每枚邮票的中央位置，均绘有一颗放大了的大豆，借以表现大豆食物对于儿童健康的重要性。

016 大豆
Soybean

大豆又名黄豆，为双子叶植物纲豆科植物大豆的黄色种子。全国各地均产，以东北最著名，是豆科植物中最富有营养的食物。性平，味甘，无毒，归脾、大肠二经。具有健脾益气、清热解毒、利水消肿的功效，并有抗溃疡、降血脂的作用，适用于脾虚气弱、消瘦少食、贫血、营养不良、湿痹拘挛、水肿、小便不利等症。该品在消化吸收过程中会产生过多的气体造成胀肚，故消化功能不良、有慢性消化道疾病的人应尽量少食；患疮痘期间不宜食；患有严重肝病、肾病、痛风、消化性溃疡、低碘者应禁食。

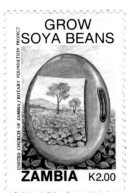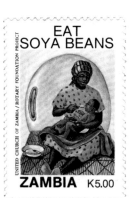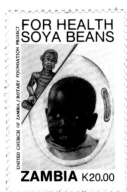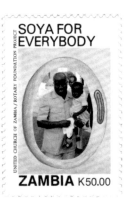

"扶轮社项目：赞比亚联合教堂"（赞比亚，1991.6.28）

017 绿豆
Mung bean

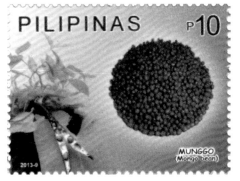

绿豆（菲律宾，2013）

绿豆又名青小豆，因其颜色青绿而得名，为双子叶植物纲豆科植物绿豆的种子。我国南北各地均产，是夏令饮食中的上品。性凉，味甘，归心、胃二经。具有清热解毒、止渴消暑、利尿润肤的功效，适用于热病或暑热所致的心烦、口渴、发热、热淋小便不利、水肿或湿热泻痢、湿热疮疹等症。夏季煮汤或做粥服之，可以预防中暑。一般人群均可食用。脾胃虚弱者、慢性胃肠炎、慢性肝炎、甲状腺机能低下者不宜多食。

018 赤豆

Adzuki bean

　　赤豆又名赤小豆、红小豆、红豆，为双子叶植物纲豆科植物赤小豆的种子。全国大部分地区均产。用于煮饭、煮粥、做赤豆汤，还用来做成豆沙，以供各种糕团面点的陷料。性平，味甘、酸，归心、小肠、肾、膀胱经。具有利水解毒、润肠通便、清热等功效，适用于水肿、痢疾、牙痛、腮肿、痈疽初作、小便频数等症，并有降血压、降血脂、解毒抗癌的作用。一般人群均可食用。15—25克，煮汤当茶饮。阴虚而无湿热者及小便清长者忌食。

邮票知识链接

　　小型张（Souvenir sheet, SS）：四周带有装饰边的单枚小张邮票。边纸上印有花纹及相关文字。通常与同票名全套邮票相伴发行，也有的单独发行，一般面值都比较高。既可作为邮资凭证贴用，又特别适宜收藏和欣赏，是一种较受邮人宠爱的邮票品种。

　　中国澳门于2002年9月26日发行的"美食与甜品二—街边小食"小型张，面值7澳门元，票图为杏仁饼。四周印有制作杏仁饼所用的四种主要原料：杏仁、米、红豆和西米。

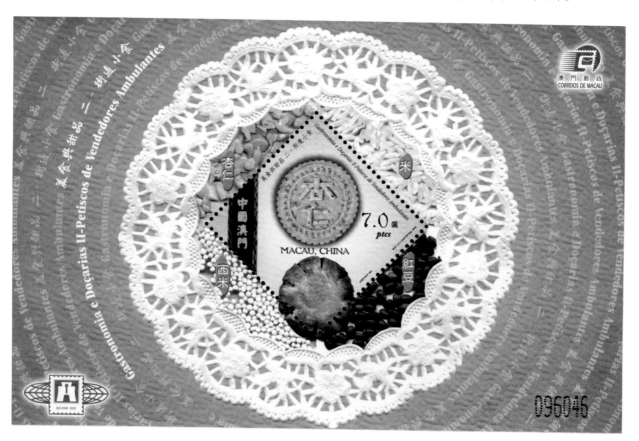

红豆（中国澳门，2002.9.26，图右下）

019 芸豆

Kidney bean

芸豆学名菜豆，为双子叶植物纲豆科植物芸豆的种子或嫩荚。主产于温带和热带高海拔地区。种子肾形，有红、白、黄、黑及斑纹等颜色。其营养丰富，蛋白质含量高于鸡肉，钙含量是鸡肉的7倍多，是一种滋补食疗佳品。性平，味甘，归脾、胃二经。具有温中下气、利肠胃、止呃逆、益肾补元气及抗癌等功效，适用于小便不利、水肿、脚气、呕吐呃逆、白细胞减少及食道癌、胃癌等症。老少皆宜，四季均可。每次40—60克，吃时必须煮熟、煮透，否则会引起中毒，导致腹泻、呕吐等症状。

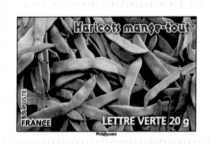

菜豆（法国，2012年绿色蔬菜小本票，"12-3"）

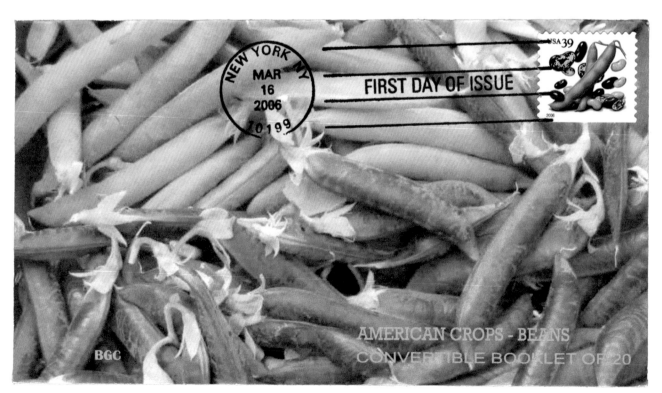

美洲农作物——豆（美国，2006.3.16首日封，邮票上呈肾形、有斑纹者为花芸豆）

020 蚕豆

Broad bean

　　蚕豆又名南豆、胡豆、竖豆、佛豆、马齿豆，为双子叶植物纲豆科植物蚕豆的种子。我国自热带至北纬 63° 地区均产。由于它的豆荚形状像老蚕，又成熟于养蚕季节，故名蚕豆。性平，味甘，有小毒，微辛，归肺、大肠二经。具有补中益气、健脾利湿、止血降压、涩精止带的功效，适用于中气不足、倦怠少食、高血压、咯血、衄血、妇女带下等病症。在烹饪时一定要煮熟煮透方能食用。带皮蚕豆膳食纤维含量高，不宜过多食用，否则可能引起腹胀、呃逆、反酸、烧心。一般人群均可食用。有过敏体质者忌食。

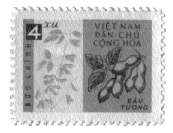

蚕豆（越南，1962.10.10）

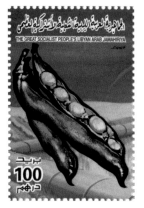

蚕豆（利比亚，1986.6.1）

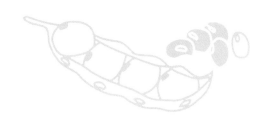

021 扁豆

Hyacinth bean

　　扁豆又名茶豆、树豆、藤豆等，为双子叶植物纲豆科藤本植物扁豆的嫩荚壳及种子。我国各地均产。嫩荚是普通蔬菜，种子可入药，是一味补脾而不滋腻、除湿而不燥烈的健脾化湿良药。性微温，味甘，归脾、胃二经。具有健脾和中、化湿、消暑等功效，适用于脾虚有湿、体倦乏力、少食便溏、水肿、妇女脾虚带下、暑湿外困、脾胃不和、呕吐腹泻等症。一般人群均可食用。凉拌、清炒或者炖菜时，都可放入蒜蓉来解毒。内服煎汤，15—30 克。但该品，特别是经过霜打的鲜扁豆，含有大量的皂甙和血球凝集素，食用时一定要煮熟透。患寒热病者、患疟者不可食。

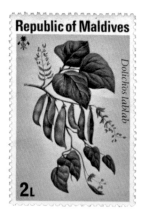

扁豆（马尔代夫，1976.7.26）

022 豌豆
Pea

豌豆又名青豆、寒豆，为双子叶植物纲豆科植物豌豆的种子。主产于我国中部、东北部地区。种子与嫩苗（称豌豆尖）均可作蔬菜供食用。性平，味甘，归脾、胃二经。具有补中益气、止泻痢、利小便的功效，是脾虚气弱、脾胃不适、呃逆呕吐、心腹胀痛、慢性腹泻、乳汁不通等症状的食疗佳品。一般人群均可食用，每次 50 克，不能多吃，否则会腹胀、产气。尿路结石、皮肤病和慢性胰腺炎患者不宜食用；糖尿病患者、消化不良者也要慎食。

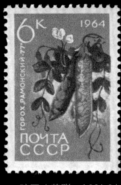

豌豆（苏联，1964.6）

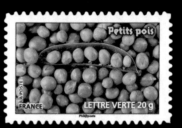

豌豆（法国，2012 年绿色蔬菜自粘邮票，"12-1"）

邮票上的食疗养生食物

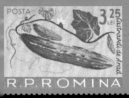

三、蔬菜类

　　蔬菜是人们日常饮食中必不可少的食物之一，可提供人体所需的多种维生素和矿物质。据国际粮农组织 1990 年统计，人体必需的维生素 C 的90%、维生素 A 的60%来自蔬菜。此外，蔬菜中还有多种多样的植物化学物质，是人们公认的对健康有益的成分。传统医药学认为，蔬菜类食物作为辅食，是对主食的重要补充，具有充饥腹、增食欲、清热、解毒、利水和消肿的作用。正如明代医药学家李时珍在《本草纲目》中所述："菜之于人，补非小也。"

　　蔬菜邮票是在 20 世纪 50 年代，世界各国邮票题材逐渐趋向多样化的背景下出现的。1951 年蒙特塞拉特发行了 2 枚"收摘西红柿"邮票，到了50—70 年代，罗马尼亚、越南等国又将黄瓜、茄子、辣椒、青椒、菜瓜等搬上了方寸，从此使蔬菜在邮票这个大雅之堂中占有了一席之地。迄今，蔬菜专题邮票的品种虽然比不上蘑菇、水果邮票，但也有了一定规模。广大集邮爱好者正期待着有关国家和地区邮政发行部门，能印制出更多各具特色的蔬菜邮票，介绍给全世界，使方寸天地更加琳琅满目。

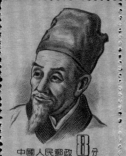
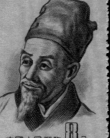
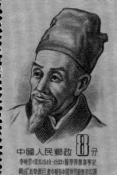
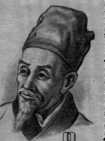

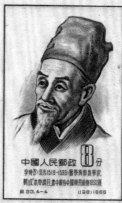

李时珍像（中国，1955.8.25）

李时珍像（中国，1956.1.1）

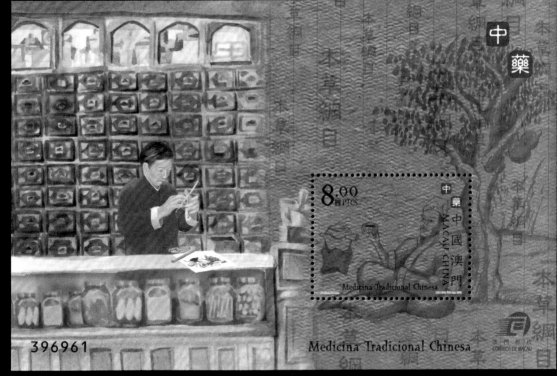

《本草纲目》（中国澳门，2003.5.28）

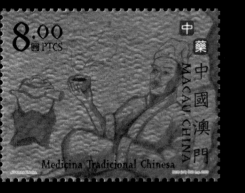

　　1955 年 8 月 25 日中国邮政发行纪 33"中国古代科学家（第一组）"邮票，全套 4 枚，其中"4-4"为李时珍像。1956 年 1 月 1 日又发行纪 33M"中国古代科学家（第一组）"（小型张），全套 4 枚，其中"4-4"为李时珍像。2003 年 5 月 28 日中国澳门邮政发行 B038"中药"（小型张），票图为《本草纲目》。李时珍（1518—1593），湖北蕲州（今湖北省黄冈市蕲春县蕲州镇）人，是我国明代伟大的医学家、药物学家。他以毕生精力，亲历实践，广收博采，对本草学进行了全面的整理总结，历时 29 年编成《本草纲目》。全书共有 52 卷，载有药物 1892 种，收集药方 11096 个，书中还绘制了 1160 幅精美插图。这本药典不论从它严密的科学分类，或是从它包含药物的数目之多，都远远超过古代任何一部本草著作，被誉为"东方药物巨典"，是我国医药宝库中的一份珍贵遗产。

　　《本草纲目》对我国蔬菜的栽培发展与应用也有重要的历史贡献。该书从医药学研究出发，叙述了当时已有的各种栽培和野

023 黄瓜
Cucumber

    黄瓜又名胡瓜，为双子叶植物纲葫芦科植物黄瓜的果实。全国各地均产。性凉、味甘、归脾、胃、大肠三经。具有清热解毒、生津止渴、利水消肿等功效，适用于烦渴、咽喉肿痛、黄疸、风热眼疾、小便不利、腹胀等症；还可以抗肿瘤、抗衰老、防酒精中毒、降血糖、减肥强体、健脑安神。一般人群均可食用。胃寒者忌食，脾胃虚弱、腹痛腹泻、肺寒咳嗽者应少吃。忌与花生搭配，否则易引起腹泻。

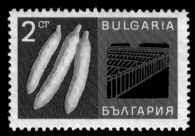

黄瓜（保加利亚，1967.7.12）

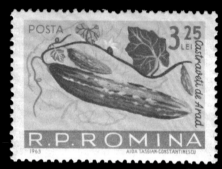

黄瓜（罗马尼亚，1963.3.25）

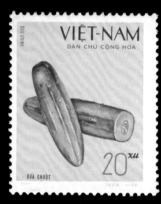

黄瓜（越南，1970.7.15）

024 南瓜
Pumpkin

    南瓜又名番瓜、金瓜，为双子叶植物纲葫芦科植物南瓜的果实。我国各地均产。嫩瓜可作蔬菜，是夏、秋季的瓜菜之一。性温、味甘、归脾、胃二经。具有补中益气、解毒杀虫等功效，并能防治糖尿病、高血压及肝脏、肾脏一些病变的发生。适用于脾胃虚弱、糖尿病、蛔虫病、绦虫病、血吸虫病、哮喘、疮疡及癌症的辅助治疗。一般人群均可食用。素体胃热盛者少食，气滞中满者慎食；服用中药期间不宜食用。

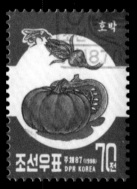 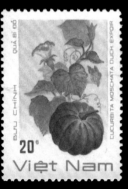

南瓜（朝鲜，1998.5.20） 南瓜（越南，1988.12.30）

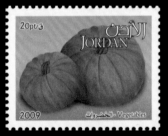

南瓜（约旦，2009）

025 冬瓜
Winter melon，Wax gourd

冬瓜又名白瓜、白冬瓜，为双子叶植物纲葫芦科植物冬瓜的果实。我国南北各地均产。取名为冬瓜是因为瓜熟之际，表面上有一层白粉状的东西，就好像是冬天所结的白霜。性平，味甘、淡，归肺、大肠、小肠、膀胱经。具有清热利尿、清热解毒、下气消痰等功效，适用于水肿、脚气、胀满、喘咳、暑热烦闷、疮疡痈肿等症。一般人群均可食用。脾胃虚寒、肾虚者不宜多服。

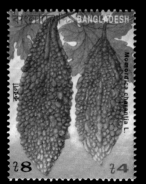

冬瓜（越南，1988.12.30）

026 苦瓜
Balsam pear，Bitter melon

苦瓜又名凉瓜、癞瓜等，为双子叶植物纲葫芦科植物苦瓜的果实。我国大部分地区均产。性寒，味苦，归心、肝、脾、肺经。具有清热解暑、明目解毒等功效，主治中暑、暑热烦渴、暑疖、痱子过多、目赤肿痛、痈肿丹毒、烧烫伤、少尿等病症。现代医学研究发现，苦瓜中含有类似胰岛素的物质，有明显降低血糖的作用，糖尿病病人多吃有益处。一般人群均可食用，尤其适宜于糖尿病、痱子患者。脾胃虚寒者慎食。

苦瓜（越南，1988.12.30）

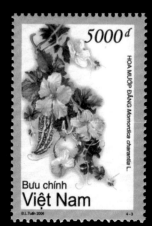

027 丝瓜

Sponge gourd，Loofah

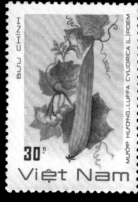

丝瓜（越南，1988.12.30）

　　丝瓜又名天罗、天丝瓜，为双子叶植物纲葫芦科植物丝瓜的鲜嫩果实。我国主产于广东、广西、海南、湖南、台湾等地。性凉，味甘，归心、肝、肺、胃经。具有清热解毒凉血、祛风化痰、行血脉、下乳汁等功效，适用于热病、口渴、咳喘、痔漏、疔疮痈肿、乳汁不下等症。现代医药学研究发现，丝瓜中含有干扰素诱生剂，可刺激肌体产生干扰素，起到抗病毒、防癌抗癌的作用。一般人群均可食用。体虚内寒、腹泻者不宜多食。

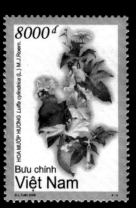

丝瓜（越南，2006.8.1）

028 葫芦

Calabash，Bottle gourd

　　葫芦瓜又名壶芦、瓠瓜、葫芦瓜，为双子叶植物纲葫芦科植物瓠瓜的果实。我国南北各地均产。嫩果作为蔬菜食用。性平，味甘、淡，归肺、脾、肾三经。具有利尿、消肿、散结等功效，适用于治疗消渴、烦热、黄疸、水肿、热毒疮疡、淋病、痈肿等症。另有润肌肤的优点，还能抗病毒并防癌。特别适合免疫力低下、高血糖、癌症患者多食。中寒者忌食。

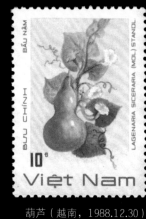

葫芦（越南，1988.12.30）

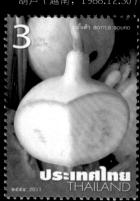

葫芦瓜（泰国，2011.1.15）

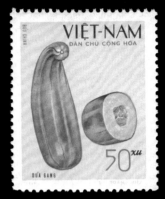

菜瓜（越南，1970.7.15）

029 菜瓜

Snake melon

菜瓜又名越瓜，为双子叶植物纲葫芦科植物越瓜的果实。原产于热带亚洲，我国各地多有出产。果皮极薄，成熟之后具香气，但缺乏甜味。性寒，味甘。具有解热毒、利尿、清暑、益气等功效，适用于烦热口渴、小便不利、解酒毒等症。夏、秋季果实未成熟时采收，洗净后，可生食、绞汁饮或煮熟食，用量250克。一般人群均可食用。脾胃虚寒者慎用。

030 西葫芦

Zucchini

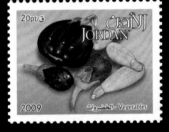

西葫芦（约旦，2009，图右）

西葫芦又名菱瓜、白瓜、番瓜等，为双子叶植物纲葫芦科植物西葫芦的果实。我国大部分地区均产。含有较多维生素C、葡萄糖等营养物质，尤其是钙含量极高。性凉，味甘，归脾、胃二经。具有清热利尿、除烦止渴、润肺止咳、消肿散结的功效，可用于辅助治疗水肿腹胀、烦渴、疮毒以及肾炎、肝硬化腹水等症；此外，还具有消除致癌物（亚硝酸）突变的作用。一般人群均可食用。脾胃虚寒者应少吃。

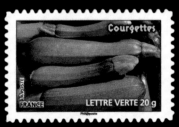

西葫芦（法国，2012年绿色蔬菜自粘邮票，"12-10"）

031 菠菜
Spinach

　　菠菜又名赤根菜、菠薐、波斯菜，为双子叶植物纲藜科植物菠菜的全株。我国南北各地均产。含有丰富的维生素 A、维生素 C 及矿物质，尤其是维生素 A、维生素 C 含量是所有蔬菜类之冠；此外，人体造血物质铁的含量也比其他蔬菜为多。在 2006 年 9 月出版的美国《时代》杂志推荐的"十大健康食品"中名列第二。性凉、味甘，归大肠、胃二经。具有养血止血、利五脏、通肠胃、调中气、活血脉、止渴润肠、敛阴润燥、滋阴平肝、助消化的功效，适用于肠胃积热、小便不通、胸膈烦闷、口干烦躁、夜盲、酒毒等症。一般人群均可食用。肾炎患者，肺结核患者，肾结石患者，软骨病和腹泻患者不适宜食用。菠菜草酸含量较高，一次食用不宜过多。另外，脾虚便溏者不宜多食。

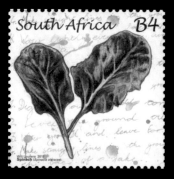

菠菜（南非，2011）

032 甜菜根
Beetroot

　　甜菜根又名红菜头、根甜菜等，为双子叶植物纲藜科植物甜菜的肉质块根。黑龙江、内蒙古、新疆、吉林、甘肃、宁夏为主要产地。性微凉，味甘。具有健胃消食、止咳化痰、顺气利尿、消热解毒、肝脏解毒等功效。现代医学研究证明，它所含矿物化合物和植物化合物是甜菜根特有的，这些化合物能抗感染，增加细胞含氧量，治疗血液病、肝病及免疫系统功能紊乱。

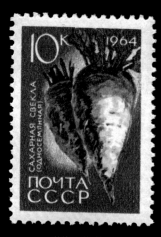

甜菜（苏联，1964.6）

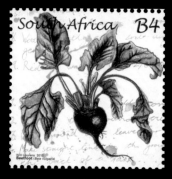

甜菜根（南非，2011）

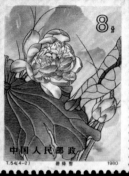

荷花（中国，1980.8.4）

藕又名莲藕、荷梗，为双子叶植物纲睡莲科植物莲藕的地下茎。主产于山东、河南、河北等地。可生食也可做菜。生藕，性寒，味甘，无毒，归心、脾、胃三经。具有清热、止血、生津、凉血、散瘀、补脾、开胃、止泻、消瘀、除烦解渴、化痰的功效，适用于肺热咳嗽、烦躁口渴、脾虚泄泻、食欲不振及妇女血崩等各种血症。藕经过煮熟以后，性由寒变温，失去了清热散瘀的功效，而变为对脾胃有益，有养胃滋阴、益血、止泻的功效。用藕制成粉，能消食止泻、开胃清热、滋补养性、预防内出血，是体弱多病者上好的流质食品。一般人群均可食用，但藕性偏凉，脾胃消化功能低下、大便溏泄者不宜生吃；产妇不宜过早食用。

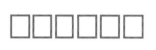

中国邮政

贺年（有奖）明信片

Post of China

CHINA

中国邮政 15分

温馨 和谐 幸福

1995

邮电部发行　定价 0.60元

L.08组　No 337053

西子湖畔的残疾邮迷们向　全国的残疾集邮者们致以新春的问候！

　　愿集邮活动帮助你撑起生命的绿荫，在坎坷的人生道路上进取向前。

杭州市残疾人集邮协会

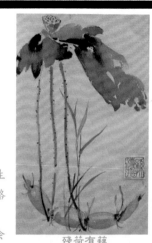

残荷有藕

JKKT-1

贺年（有奖）明信片企业金卡　　科技日报社北京金卡尔广告公司承办

残荷有藕（中国，1995年邮政贺年有奖邮资明信片加印，企业金卡）

植物纲十字花科植物莱菔的新鲜肉质根，根皮呈白色。性凉，味甘、辛，归肺、胃、肺、大肠经。具有清热生津、下气宽中、消食化滞、顺气化痰等功效，适用于腹胀停食、腹痛、咳嗽、痰多等症。其突出功效是化痰效果极佳。现代医学研究发现，白萝卜有增强机体免疫力、帮助消化、帮助营养物质的吸收和防癌抗癌的作用。秋天多食本品，则可生津润燥，预防咽痛口干。一般人群均可食用，地骷髅利尿消肿。脾虚泄泻者慎食或少食；胃溃疡、十二指肠溃疡、慢性胃炎、单纯甲状腺肿、先兆流产、子宫脱垂等患者忌食。忌与人参、西洋参、胡萝卜、橘子、柿子同食。

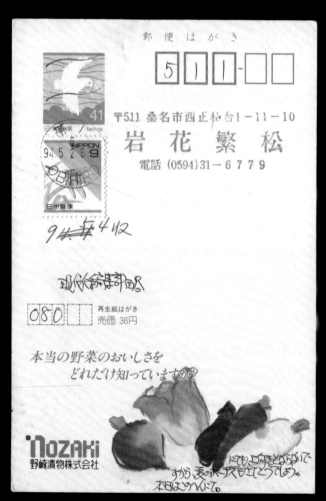

白萝卜（日本野崎咸菜株式会社广告邮资明信片，1994年5月2日
北海道带广市邮局寄发至三重县桑名市西正和台，图下右1）

邮票知识链接

　　广告邮资明信片是邮政部门印制发行或经邮政部门允许，印有工商企业、事业单位广告的明信片。日本广告邮资明信片始发于1981年7月，发行后，广告效应很大，犹如山谷中响起的回声，有人称其为"回声明信片"。日本广告邮资片分为"全国版（在全国销售，印量700万枚以上）"、"准全国版（限定区域销售，印量在300万至700万枚之间）"和"地方版（都道府县范围内销售）"三种版别，根据不同版别，采取不同的收费标准，并提交相应邮政部门审批广告图文，审批通过后交邮政省统一印制。其印制方法与英国、德国、法国、意大利、中国不同，不采用在普通邮资明信片、航空邮资片或贺年邮资片上加印广告，而是专为广告邮资片设计邮资图，均为竖式，邮资图居左上角。

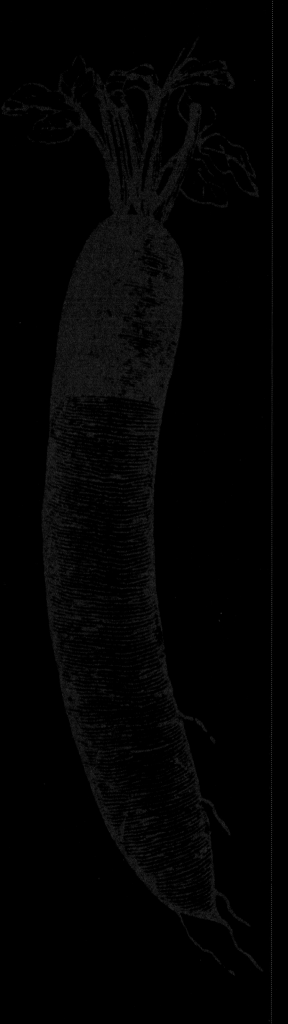

035 青萝卜
Green radish

　　青萝卜为双子叶植物纲十字花科植物青萝卜的新鲜肉质根。其根皮的地上部呈青绿色，地下部为白色。上部甘、甜，少辣味，至尾部辣味渐增，是典型的生食品种。富含维生素 C 和膳食纤维。性微凉，味甘、辛，归肺、胃、肺、大肠经。与白萝卜相比，其功效在利尿上更为明显，而后者以化痰见长。青萝卜还能健脾，防治痰多、口干舌燥。其食用注意事项同白萝卜。

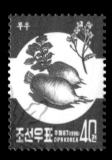 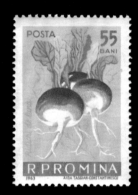

青萝卜（朝鲜，1998.5.20）　　小红萝卜（罗马尼亚，1963.4.25）

036 小红萝卜
Raddish

　　小红萝卜为双子叶植物纲十字花科植物小红萝卜的新鲜肉质根。其根皮红色，瓤肉白色。其根、叶均可食用，辣味较白萝卜、青萝卜轻，适宜生吃。含各种矿物质元素、微量元素和维生素、淀粉酶、葡萄糖、氧化酶腺素、甘酶、胆碱、芥子油等多种成分。性凉，味甘、辛。具有通气宽胸、健胃消食、止咳化痰、除燥生津、解毒散瘀、止泄、利尿等功效。不宜与人参同食；另需错开与水果食用的时间，因小红萝卜与水果同食易诱发和导致甲状腺肿大。

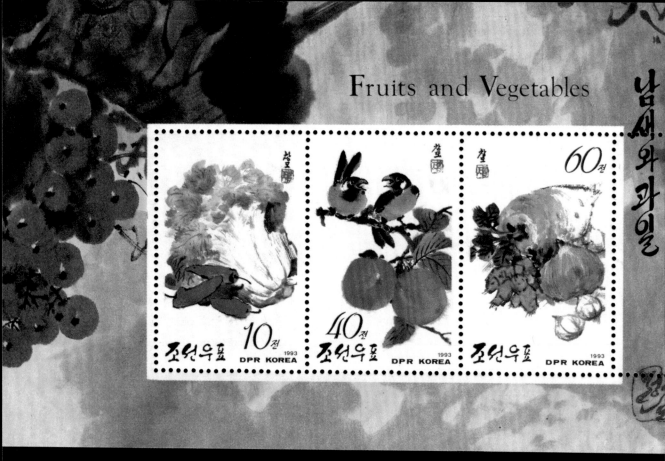

Fruits and Vegetables

남새와 과일

10전 DPR KOREA 1993
40전 DPR KOREA 1993
60전 DPR KOREA 1993

白菜和红辣椒（朝鲜，1993.6.25，"3-1"）

037 大白菜

Chinese cabbage

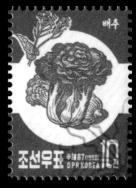

大白菜（朝鲜，1998.5.20）

　　大白菜又名黄芽菜、黄矮菜，为双子叶植物纲十字花科植物白菜及其变种山东大白菜、浙江黄芽菜的叶球。原产于我国北方，以山东、河北等地所产最为著名。含多种维生素、无机盐、纤维素及一定量的碳水化合物、蛋白质、脂肪等营养成分，有"百菜之王"的美誉。性平，味甘，归肠、胃二经。具有养胃利水、解热除烦之功效，适用于口干食少、肺热咳嗽、便秘、消渴、胃热伤阴等症。由于其含热量低，还是肥胖病及糖尿病患者很好的辅助食品。一般人均可食用。特别适合肺热咳嗽、便秘、肾病患者多食，胃寒腹痛、大便溏泻及寒痢者不可多食。

038 小白菜

Bok choi

　　小白菜俗称青菜，又称不结球白菜，为双子叶植物纲十字花科植物小白菜的幼株。我国南北各地均产。性平，味甘，无毒，归肺、胃、大肠三经。具有清热除烦、行气祛瘀、消肿散结、通利胃肠等功效，适用于肺热咳嗽、身热、口渴、胸闷、心烦、便秘腹胀等病症。一般人群均可食用，但脾胃虚寒、大便溏泄者不宜多食。

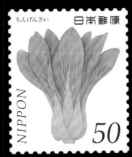 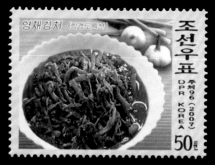

小白菜（日本，2013.8.30，蔬菜水果自粘邮票"10-2"）　　　　　辣白菜（朝鲜，2007）

039 乌菜

Broadbeaked cabbage

乌菜又名乌塌菜、塌棵菜，为双子叶植物纲十字花科植物芸薹属芸薹种白菜亚种的一个变种，以墨绿色叶片供食。原产中国，主产于长江流域。可炒食、作汤、凉拌，色美味鲜，营养丰富。性凉，味甘，无毒。具有解热和胃、通便、疏肝等功效，适用于痛肿、便秘等症。常吃可增强人体防病抗病能力，泽肤健美。

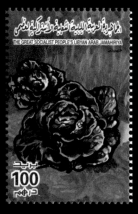

乌菜（利比亚，1986.6.1）

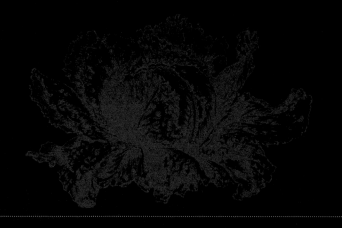

040 油菜

Rape

油菜又名菜苔，为双子叶植物纲十字花科植物油菜的嫩茎叶、总花梗和种子。主产于我国西北、华北、内蒙古及长江流域各省（区）。其嫩茎及叶可以当做蔬菜食用。含有丰富的钙、铁、钾和维生素 C，胡萝卜素也很丰富。性凉，味甘、辛，无毒，归肝、肺、脾三经。具有活血化瘀、消肿解毒、宽肠通便等功效，适用于产后血瘀腹痛、血痢、疮毒、瘀肿、习惯性便秘、老年人缺钙等病症。现代医学研究发现，油菜为低脂肪蔬菜，且含有膳食纤维，能与胆酸盐和食物中的胆固醇及甘油三酯结合，并从粪便中排出，从而减少脂类的吸收，故可用来降血脂。一般人群均可食用，但疥痘、怀孕早期妇女、目疾患者、小儿麻疹后期、疥疮、狐臭等慢性病患者要少食。

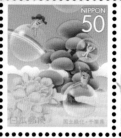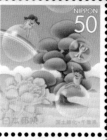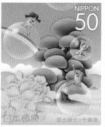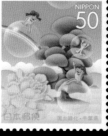

油菜（日本千叶县，2003.5.16）

041 卷心菜
Cabbage

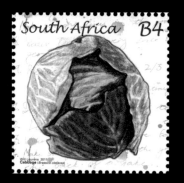

圆白菜（南非，2011）

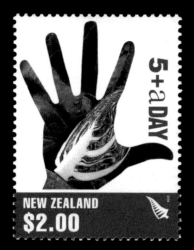

紫色卷心菜（新西兰，2006.8.2）

　　卷心菜学名结球甘蓝，又名包心菜、圆白菜，为双子叶植物纲十字花科植物结球甘蓝的茎叶。我国南北各地均产。营养丰富，味道鲜美。性平，味甘，归脾、胃二经。有补肾强骨、清热止痛、养胃益脾的作用，适用于睡眠不佳、多梦易睡、耳目不聪、关节屈伸不利、胃脘疼痛等病症。现代医学研究表明，卷心菜含有天然多酚类化合物中的吲哚类化合物，是一种天然的防癌良药；富含叶酸，怀孕的妇女及贫血患者应当多吃；含有植物杀菌素，有抑菌消炎的作用，对咽喉疼痛、外伤肿痛、蚊叮虫咬、胃痛、牙痛有一定的作用。卷心菜含有少量致甲状腺肿的物质（如硫氰酸盐），可以干扰甲状腺对碘的利用，当机体发生代偿反应，会使甲状腺变大，形成甲状腺肿。

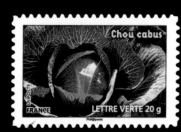

卷心菜（法国，2012年绿色蔬菜小本票"12-12"

042 菜花
Cauliflower

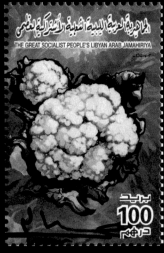

菜花（利比亚，1986.6.1）

菜花学名花椰菜，为双子叶植物纲十字花科植物甘蓝的一个变种花椰菜的乳白色肉质头状体（花果）。原产地中海沿岸，我国南北各地均产。质地细嫩、味甘鲜美，营养丰富，含有蛋白质、脂肪、磷、铁、胡萝卜素、维生素B1、维生素B2和维生素C、维生素A等，尤以维生素C最为丰富。不仅是营养丰富的蔬菜，而且是一种保健蔬菜。性凉，味甘，归肾、脾、胃三经。具有补肾填精、健脑壮骨、补脾和胃等功效，适用于久病体虚、肢体痿软、耳鸣健忘、脾胃虚弱、小儿发育迟缓等病症。常吃菜花且每次吃得很多，可能会使人患上皮炎。

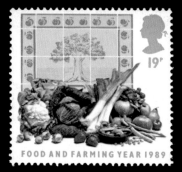

菜花（英国，1989.3.7，图左）

043 西蓝花
Broccoli

西蓝花又名绿菜花，为双子叶植物纲十字花科植物西蓝花带有花蕾群的肥嫩花茎。原产于地中海东部沿岸地区，近年我国有少量出产。营养丰富，含蛋白质、糖、脂肪、维生素和胡萝卜素，营养成分位居同类蔬菜之首。在2006年9月出版的美国《时代》杂志推荐的"十大健康食品"中名列第四。性凉，味甘，归肾、脾、胃三经。具有补肾填精、健脑壮骨、补脾和胃等功效，适用于久病体虚、肢体痿软、耳鸣健忘、脾胃虚弱、小儿发育迟缓等病症。现代多项研究指出，长期食用西蓝花可以减少患乳癌、直肠癌及胃癌的几率。一般人群均可食用，没有特殊禁忌。

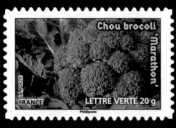

西蓝花（法国，2012年绿色蔬菜自粘邮票，"12-9"）

044 芜菁
Turnip

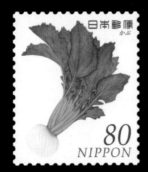

芜菁（日本，2013.8.30，蔬菜水果自粘邮票"10-2"）

芜菁又名蔓菁、诸葛菜、大头菜、圆菜头、圆根、盘菜，为双子叶植物纲十字花科植物芜菁的肉质根。原产于地中海沿岸及阿富汗、巴基斯坦、外高加索等地。据李时珍《本草纲目》记载，它出自"西番吐谷浑"，估计是张骞通西域时传入。我国浙江瑞安市梓乔在清代咸丰年间就种植芜菁，现全国各地均有栽培。外形酷似萝卜，肥大肉质根、柔嫩、致密，供炒食、煮食或腌渍。富含维生素 A、叶酸、维生素 C、维生素 K 和钙。性平，味甘、辛。具有开胃下气、利湿解毒之功效。适用于食积不化、黄疸、消渴、热毒风肿、疔疮、乳痈等症。可内服，煮食或捣汁饮。一般人群均可食用，但不可多食，否则令人气胀。

045 菱角
Water caltrop

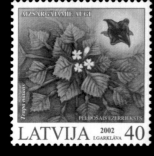

菱（拉脱维亚，2002.5.25）

未见人工栽培的菱角邮票发行。2002 年 5 月 25 日，拉脱维亚邮政曾发行一套 2 枚的"珍稀植物"邮票，其中有 1 枚表现野菱（Trapa natans）的形态特征，水上叶为菱形，白色野菱花生于叶柄基部。果实外皮坚硬角质，呈暗绿色，两侧有长刺角。属于国家二级重点保护野生植物，在拉托维亚也属于受保护品种。人工栽培的菱角大，有火柴盒大小；野生菱角较小，仅有指甲盖大

菱角又名水菱、风菱、乌菱等，为双子叶植物纲千屈菜科菱属水生植物人工栽培的菱角的果实。主产于长江下游太湖地区和珠江三角洲。性凉，味甘，无毒，归脾、肾二经。具有健脾止泻、消暑清热、利尿通乳、止消渴、解酒毒等功效，适用于热病伤津、口渴心烦、酒后烦渴、脾虚泄泻、脱肛、痔疮、胃溃疡、肝腹水等症。一般人群均可食用，每次 50—80 克。不宜与猪肉同煮食用，否则易引起腹痛。

胡萝卜又名黄萝卜、丁香萝卜、胡芦菔，为双子叶植物纲伞形科植物胡萝卜的肉质根。主产于山东、河南、浙江、云南等地。含有丰富的类胡萝卜素、可溶性糖、淀粉、纤维素、多种维生素以及多种矿质元素。性平，味甘，归肺、脾二经。具有补中气、健胃消食、润肠通便等功效，治疗消化不良、久痢、咳嗽、夜盲症等有较好疗效，素有"小人参"之称。其所含的胡萝卜素、维生素 B2、叶酸等成分有预防癌症的作用，用油炒熟后吃，在人体内可转化为维生素 A，提高机体免疫力，间接消灭癌细胞。经常吃胡萝卜还能有效降低血压。一般人群均可食用。忌与酒同食，否则会造成大量胡萝卜素与酒精一同进入人体，在肝脏中产生毒素，导致肝病。

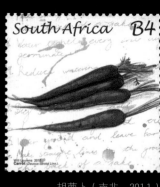

胡萝卜（南非，2011）

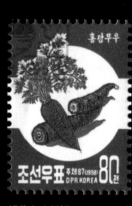

胡萝卜（朝鲜，1998.5.20）

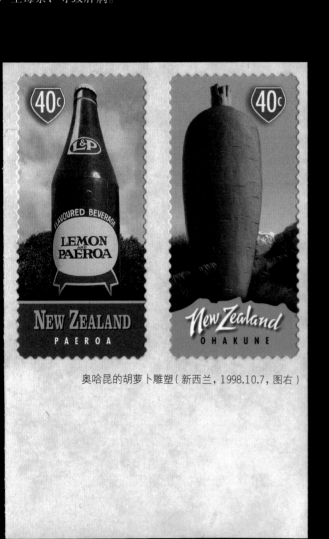

奥哈昆的胡萝卜雕塑（新西兰，1998.10.7，图右）

047 芹菜

Celery

芹菜为双子叶植物纲伞形科植物芹菜的茎叶，分水芹、旱芹两种，药用以旱芹为佳，故称"药芹"，其香气较浓，又名"香芹"。富含蛋白质、碳水化合物、胡萝卜素、B族维生素、钙、磷、铁、钠等。性凉，味甘，无毒，归肺、胃、肾三经。具有平肝清热、利湿治淋、降压利尿功效，适用于眩晕头痛、目赤、小便不利、高血压等症。常吃芹菜对预防高血压、动脉硬化、防治便秘十分有益，并有辅助治疗作用。一般人群均可食用。脾胃虚寒、大便溏薄者不宜多食，血压偏低者慎用。

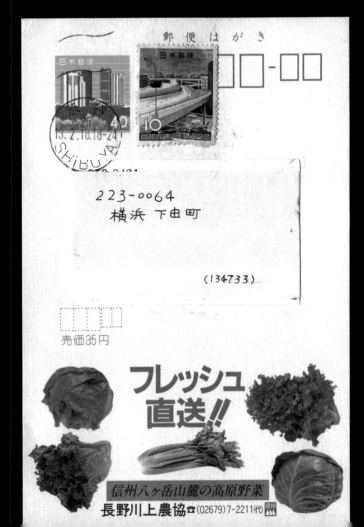

为野生蔬菜食用，可与其他食物配伍制作药膳，比如，夏枯草黑豆汤、夏枯草双花（灯芯花和鸡蛋花）炖猪瘦肉、夏枯草煲鸡脚等。性寒，味甘、辛、微苦，归肝、胆二经。具有清泄肝火、散结消肿、清热解毒、祛痰止咳、凉血止血的功效，适用于淋巴结核、甲状腺肿、乳痈、头目眩晕、口眼歪斜、筋骨疼痛、肺结核、血崩、带下、急性传染性黄疸型肝炎及细菌性痢疾等症。亦为广东凉茶夏桑菊的主要原料之一。一般人群均可食用，但久食伤肾。脾胃虚弱者忌用。

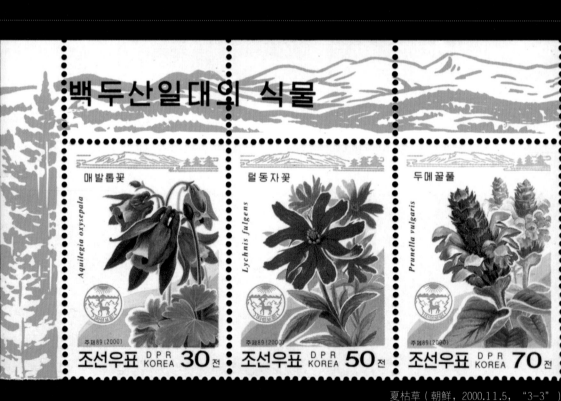

夏枯草（朝鲜，2000.11.5，"3-3"）

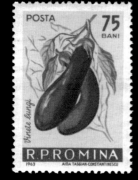

茄子（罗马尼亚，1963.4.25）

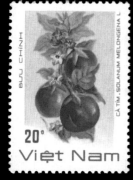

茄子（越南，1988.12.30）

049 茄子

Eggplant

　　茄子又名茄、茄瓜、落苏（江浙人称）、矮瓜（广东人称）等，为双子叶植物纲茄科植物茄的嫩果实。我国南北各地均产。营养丰富，含有蛋白质、脂肪、碳水化合物、维生素以及钙、磷、铁、钾等多种营养成分。性凉，味甘，归脾、胃、大肠三经。具有清热解毒、活血消肿、利尿的功效，适用于疟疾、肠风下血、热毒疮痈、血痔等症。医学研究还表明，常吃茄子对慢性胃炎、肾炎水肿等疾病都有一定的治疗作用。一般人群均可食用，但体质虚寒者、慢性腹泻者不适宜食用。秋后的茄子不宜多食。

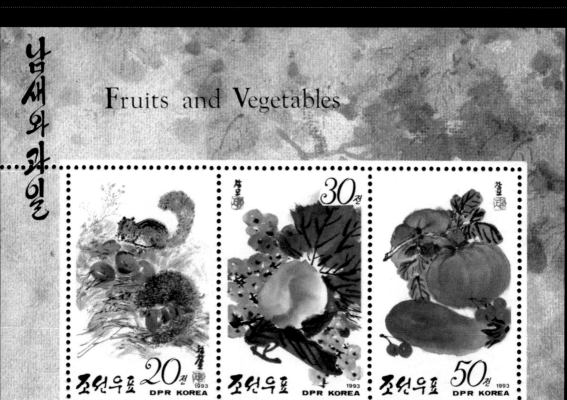

西红柿、茄子和草莓（朝鲜，1993.6.25，3-3）

050 番茄
Tomato

　　番茄又名西红柿、洋柿子等，为双子叶植物纲茄科植物番茄的新鲜果实。我国大部分地区均产。为常人喜食之品，可生食，也可熟食。在 2006 年 9 月出版的美国《时代》杂志推荐的"十大健康食品"中名列第一。性微寒、味甘、酸，归肝、胃、肺三经。具有健胃消食、生津止渴、润肠通便、清热解毒等功效，对发热烦渴、口干舌燥、牙龈出血、胃热口苦、虚火上升等病症有较好治疗效果。多项研究发现，番茄内含的番茄素能够大幅减少男子患前列腺癌症的几率；此外，还是最佳的维生素 C 来源。一般人群均可食用。急性肠炎、菌痢及溃疡活动期病人不宜食用。

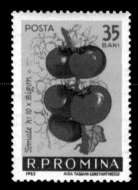

番茄（罗马尼亚，1963.4.25）

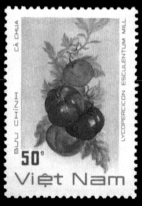

番茄（越南，1988.12.30）

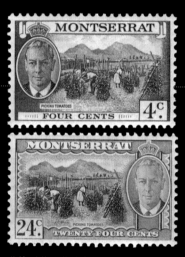

收摘番茄（蒙特塞拉特，1951.9.17）

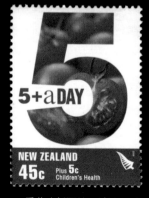

番茄（新西兰，2006.8.2）

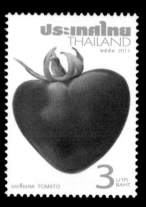

番茄（泰国，2011.1.15）

　　"收摘番茄"邮票是位于东加勒比海背风群岛最南端的英国殖民地蒙特塞拉于 1951 年 9 月 17 日发行的全套 13 枚"地方风貌"邮票中的 2 枚邮票。雕刻版印刷，带水印，位于票图左侧和右侧的是英国国王乔治六世（King George VI，1895.12.14—1952.2.6）头像。尽管现在还不能断定这是世界最早的蔬菜专题邮票，但可以肯定，它们是这一专题中的早期邮票。

051 辣椒

Hot pepper

辣椒又名番椒、海椒、辣子、辣角、秦椒等，为双子叶植物纲茄科植物辣椒的果实。原产于墨西哥，我国大部分地区均产。性热，味辛、辣，归心、脾二经。具有温中散寒、开胃消食、祛风除湿及杀虫等功效，适用于脘腹冷痛、呕吐、食欲减退、风湿、腰痛、冻疮、癣疥等症。现代医药学研究发现，辣椒含有丰富的维生素 C、β－胡萝卜素、叶酸、镁及钾。所含的辣椒素还具有抗炎及抗氧化作用，有助于降低心脏病、某些肿瘤及其他一些随年龄增长而出现的慢性病的风险。一般人群均可食用，但不宜过量，否则易引起胃疼、腹痛、腹泻并使肛门烧灼刺疼，诱发胃肠疾病，促使痔疮出血。凡患食管炎、胃肠炎、胃溃疡以及痔疮等病者，均应少吃或忌食。火眼、牙疼、喉痛、咯血、疮疖等火热病症或阴虚火旺的高血压病、肺结核病患者，也应慎食。

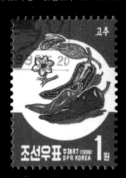

辣椒（罗马尼亚，1963.4.25）

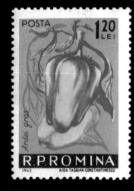

辣椒（朝鲜，1998.5.20）

052 柿子椒

Sweet pepper

柿子椒又名青椒、甜椒、菜椒、灯笼椒、甜柿椒等，为双子叶植物纲茄科植物青椒的果实。我国南北各地均产。其特点是果实较大，辣味较淡甚至根本不辣，作蔬菜食用而不作为调味料。性热，味辛，归心、脾二经。有温中散寒、开胃消食的功效，适用于寒滞腹痛、呕吐、泻痢、冻疮、脾胃虚寒、伤风感冒等症。一般人群均可食用。眼疾、食管炎、胃肠炎、胃溃疡、痔疮患者应少吃或忌食；有火热病症或阴虚火旺、高血压、肺结核病、面瘫的人慎食。在服用钙片前后 2 小时内应尽量避免食用。

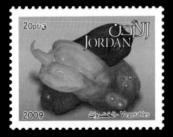

青椒（罗马尼亚，1963.4.25）

柿子椒（约旦，2009）

053 小米辣

Fructus capsici

　　小米椒为双子叶植物纲茄科植物小米辣的果实。原产于云南，现各地均产。性热、味辛。具有温中、散寒、开胃、消食的功效，适用于感冒、寒滞腹痛、咳嗽、吐血、消化不良、呕吐、冻疮、疥癣等病症。凡患食管炎、胃肠炎、胃溃疡以及痔疮等病者，均应少吃或忌食。火眼、牙疼、喉痛、咯血、疮疖等火热病症或阴虚火旺的高血压病、肺结核病患者，也应慎食。

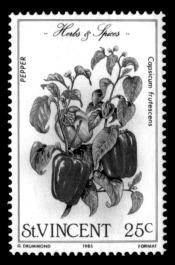

小米辣（圣文森特，1985.4.22）

054 生菜

Romaine lettuce，Chinese lettuce

　　生菜又名叶用莴苣，为双子叶植物纲菊科植物莴苣的一个变种的嫩茎叶。性凉，味苦、甘。具有清热生津、凉血止血、利尿通乳、治热毒等功效，适用于小便赤涩、尿血、产后乳汁不通等症，并对高血压、心脏病有一定的防治作用。一般人均可食用。生菜性凉，故尿频、胃寒之人应慎食。

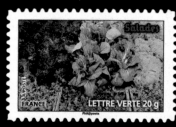

生菜（法国，2012 年绿色
蔬菜自粘邮票，"12-2"）

055 洋蓟

Artichoke

　　洋蓟又名菜蓟、食托菜蓟、朝鲜蓟、洋百合等，为双子叶植物纲菊科植物菜蓟的花蕾。我国陕西、上海、浙江、湖南、北京、云南等地有少量出产。其花蕾可以用来煮菜，味道鲜嫩爽口，营养价值很高。性平、味甘。具有清肝明目、保护肌肤、健身养颜的功效。现代医学研究表明，常食洋蓟能辅助治疗慢性肝炎，有降低胆固醇、改善胃肠功能等作用，还可预防动脉硬化。

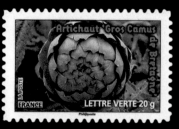

洋蓟（法国，2012 年绿色
蔬菜自粘邮票，"12-8"）

056 牛蒡

Great burdock

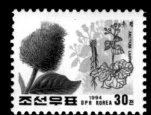

牛蒡（朝鲜，1994.8.25）

　　牛蒡别名牛菜、牛鞭菜等，为双子叶植物纲菊科植物牛蒡的叶、花、根、实。原产于中国，为一种野生蔬菜。其营养可与人参相比，在日本有"东洋参"美誉。牛蒡根，细嫩香脆，可炒食、煮食、生食。性平，味辛，无毒，归脾、肺二经。具有疏散风热、宣肺透疹、利咽散结、解毒消肿的功效，用于治疗风热感冒、头痛、咽喉肿痛、痄腮、疹出不透、痈疖疮疡等症。牛蒡茎叶，可炒食。性平，味苦，归肺、胃二经。具有清热去火、润肺止咳、解毒益肝、润肠通便、亮发等功效。牛蒡茶，具有降低血压、健脾和胃、补肾壮阳之功效，对高血脂、糖尿病、便秘、类风湿、性功能减退和肥胖症等病症有一定疗效。本品性寒而滑利，有滑肠通便之弊，故脾虚腹泻者应慎用。

057 蒲公英

Dandelion

　　蒲公英又名蒲公草、食用蒲公英、尿床草、西洋蒲公英等，为双子叶植物纲菊科植物蒲公英的全草，是一种野生蔬菜。我国大部分地区均产。含有蛋白质、脂肪、碳水化合物、微量元素及维生素等，同时含有蒲公英醇、蒲公英素、胆碱、有机酸、菊糖等多种健康营养成分，是药食兼用的植物。性寒，味甘、微苦，归脾、胃、肾三经。具有清热解毒、消肿散结、利尿通淋、止痛的功效，用于治疗乳痈、目赤、胃炎、肝炎、胆囊炎、小便淋痛、瘰疬、疔毒等症。阳虚外寒、脾胃虚弱者忌用。用量过大，可致缓泻。

蒲公英（蒙古，1991.4.15）

　　百合为单子叶植物纲百合科植物百合及其同属多种植物的肉质鳞茎，因其根茎由多数肉质鳞片抱合而得名。主产于湖南、湖北、浙江、江苏、陕西、四川、安徽、河南等地。主要应用价值在于观赏，部分品种可作为蔬菜食用和药用，鲜食干用均可。性平、味甘、微苦，有小毒，归肺、心二经。具有润肺止咳、养心安神、补中气血等功效。适用于肺热咳嗽、痰中带血、虚烦惊悸、失眠多梦等症。用量 10—30 克。现代医学研究表明，百合含多种生物碱，对白细胞减少症有预防作用，在体内还能促进和增强单核细胞系统和吞噬功能，提高机体的体液免疫能力，对多种癌症均有较好的防治效果。一般人群均可食用，但风寒咳嗽、虚寒出血、脾胃不佳者忌食。

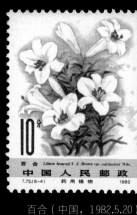

百合（中国，1982.5.20）

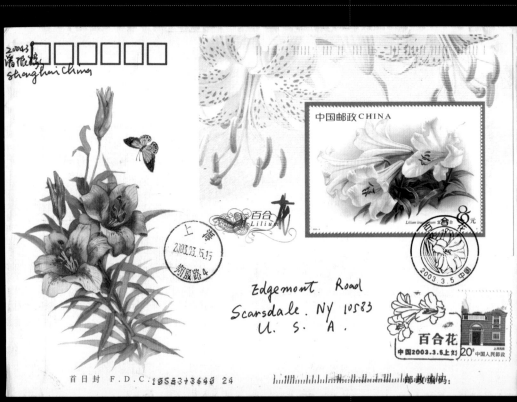

贴"宜昌百合"小型张，上海寄美国纽约首日实寄封，2003.3.5。

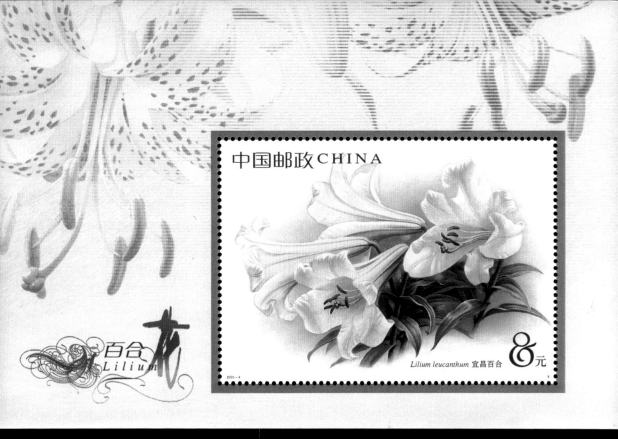

中国邮政 CHINA

Lilium leucanthum 宜昌百合

8元

2003-4

宜昌百合（中国，2003.3.5）

国家邮政局于 2003 年 3 月 5 日发行"宜昌百合"邮票小型
张 1 枚。宜昌百合为百合属植物的一种，是中国特有的多年生草
本球根植物，生长在海拔 400—1500 米的山坡或溪旁灌丛中，分

059 韭葱
Leek

韭葱又名扁葱、扁叶葱、洋蒜苗，为单子叶植物纲百合科植物韭葱的鳞茎和叶。我国主产于江西、广西等地。辣味淡，甜味浓，生熟食均可。营养丰富，含蛋白质、糖类、维生素 A 原 (主要在绿色葱叶中含有)、食物纤维以及磷、铁、镁等矿物质等。同时含挥发性辣素，具有发汗、祛痰、利尿作用，是治疗感冒的中药之一。另含微量元素硒，可降低胃液内的亚硝酸盐含量，对预防胃癌及其他多种癌症有一定作用。该品还有降血脂、降血压、降血糖的作用。

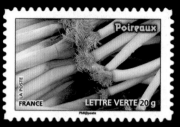

韭葱 （法国，2012 年绿色蔬菜自粘邮票，"12-4" ）

060 芦笋
Asparagus

芦笋又名石刁柏、龙须菜、青芦笋，为单子叶植物纲百合科植物石刁柏的嫩茎。以嫩茎供食用，质地鲜嫩，柔嫩可口，炒、煮、炖、凉拌均可，是世界十大名菜之一。性寒，味甘，归肺、胃二经。具有清热除烦、利尿止血等功效，适用于吐血、衄血、便血、肾炎、胆结石等症。现代研究表明，芦笋富含蛋白质、维生素、矿物质和人体所需的微量元素等，以及特有的天门冬酰胺、多种甾体皂甙物质，对心血管病、水肿、膀胱炎、白血病均有疗效，也有抗癌的效果，因此长期食用对人体许多疾病有很好的治疗效果。因其含有少量嘌呤，患有痛风者不宜多食。

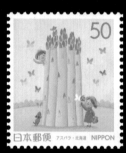

芦笋（日本地方北海道，1999.9.17 ）

061 洋葱

Onion

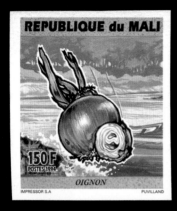

洋葱（马里，1994.9.12）

　　洋葱又名洋葱头、玉葱，为单子叶植物纲葱科植物洋葱的鳞茎。主产于山东、甘肃、内蒙古、新疆等地。性温，味甘、微辛，归肝、脾、胃、肺四经。具有发散风寒、理气和胃、健脾进食的功效，适用于外感风寒无汗、鼻塞、食积纳呆、宿食不消、痢疾等症。本品还是高血压、高血脂患者的食疗佳蔬。现代医药学研究表明，洋葱能阻止体内的生物化学机制出现变异，增强细胞的活力和代谢能力，从而具有防癌抗衰老的功效；还可防治骨质疏松症。一次不宜食用过多，容易引起目糊和发热。凡有皮肤瘙痒性疾病，患有眼疾以及胃病、肺胃发炎者应少吃。热病患者应慎食。

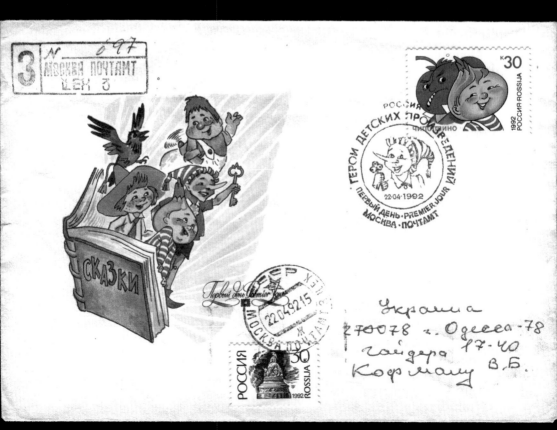

"西坡里诺"：童话中的角色"洋葱和西红柿"（俄罗斯，"童话故事人物"，1992.4.22）

竹笋又名笋，为单子叶植物纲本科植物竹子的根状茎上发出的幼芽或鞭（地下茎的侧芽）。全国各地均产，以珠江流域和长江流域最多。肉质脆嫩，味道鲜美。性微寒，味甘，无毒。具有清热化痰、益气和胃、利水、润肠、解毒透疹等功效，适用于腹水、浮肿、急性肾炎、消渴、便秘等症。现代医学研究证明，竹笋富含植物纤维、植物蛋白、维生素及微量元素，可治疗高血压、高血脂、高血糖等症，且对消化道癌肿及乳腺癌有一定预防作用。一般人群均可食用。每次 25 克。本品性属寒凉，又含较多的粗纤维，所以患有胃溃疡、胃出血、肾炎、尿结石、肝硬变或慢性肠炎的人应慎食。少年儿童也不宜多吃。

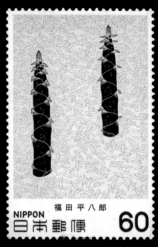

竹笋（日本，1981.6.18）

邮票知识链接

　　原地小型张首日实寄封是原地实寄封的一种。所谓原地实寄封，是从与邮票（或邮资图）主题有直接联系的人、事件和事物发生地实寄的信封。集藏这类信封是从 20 世纪 80 年代开始的。与普通实寄封相比较，原地实寄封是在邮票的基础上通过原地邮局寄发，用原地日戳或临时邮戳、纪念邮戳销票的邮政过程，这不但增强了邮票的知识性、史料性和趣味性，而且丰富和深化了邮票所包含的信息。如今，原地实寄封作为极为重要的品种被编入专题、邮政史、传统等类邮集，已成为我国集邮界的共识。目前，在原地封的收集中，大部分邮友倾向于收集原地首日实寄封，即在新邮发行首日实寄出去的原地封。1993 年 6 月 15 日发行的小型张"毛竹"，原地为主产地之一即主图写生地井冈山，因此上图展示的信封为原地小型张首日实寄封。

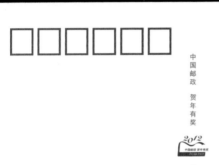

挂 637 井冈山

河北涿州涿囿路

1993-7《竹子》特种邮票·销封 The Bamboo special stamps

贴"毛竹"小型张，江西井冈山寄河北涿州原地小型张首日实寄封，1993.6.15。

中国邮政 贺年有奖

CHINA POST

中国邮政
CHINA POST

邮政编码

2012年2月6日开奖。2012年3月1日-5月1日兑奖有效。中奖号码于2012年2月6日公布在中国邮政网站(www.chinapost.com.cn)上、2月7日第8日刊登在《人民日报》、《中国邮政报》上。兑奖时，领奖人须持中奖贺卡及有效证件领奖。号码涂损、无号、自行剪下无效。Z

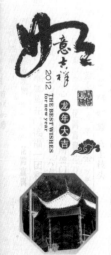
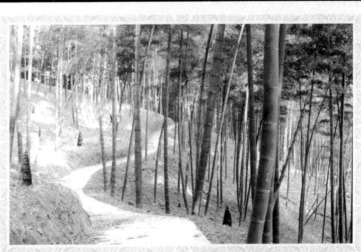

2012 意吉祥
THE BEST WISHES for new year
龙年大吉

王坛十景——深山竹海

中共绍兴县王坛镇委员会 地址：浙江·绍兴县王坛镇 网址：www.wangtan.zj.com
绍兴县王坛镇人民政府 电话：0575-85786254 85788001 传真：0575-85788077

深山竹海（中国，2012年邮政贺年有奖明信片，加印，企业金卡）

063 芋头
Taro

芋头又名毛芋、芋艿，为单子叶植物纲天南星科植物芋的块茎。主产于我国南方。性平，味甘，有小毒，归肠、胃二经。具有益胃宽肠、补气益肾、破血解毒、消肿止痛、软坚散结等功效，适用于肾炎、淋巴结核、无名肿毒、便秘等症。并有一定的防治癌瘤、美容养颜、乌黑头发的作用。现代医药学研究表明，芋头富含蛋白质、钙、磷、铁、钾、镁、钠、胡萝卜素、烟酸、维生素 C、B 族维生素、皂角甙等多种成分，所含的矿物质中，氟的含量较高，具有洁齿防龋、保护牙齿的作用。忌与香蕉同食。

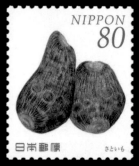

芋头（日本，2013.8.30，蔬菜水果自粘邮票，"10-2"）

为配合 1989 年 11 月 17 日至 11 月 20 日，以及 11 月 24 日至 12 月 3 日在美国华盛顿举办的"1989 年世界邮票展"，密克罗尼西亚联邦特于 1989 年 11 月 18 日发行小全张 1 枚，以资纪念。该小全张以水果、农产、草木、风土人情为主题，通过 18 枚邮票全方位地展示了该联邦所辖的科斯雷州（Kosrae）独特的花园般的风貌。科斯雷州是密克罗尼西亚联邦最东边的一个州，是太平洋中的一个小岛，东经约 162°，北纬约 5°，海拔最高约 480 米，自然环境优美陆地面积 109 平方公里，人口约 8000 多人，州府设在托弗尔市（Tofol）。主要产业为农业、渔业和旅游业，主要出产橙、青柠、柑橘、芒果、椰子、面包果、甘蔗、香蕉、菠萝、芋头、黄瓜、卷心菜、西瓜等。

KOSRAE ~ THE GARDEN STATE

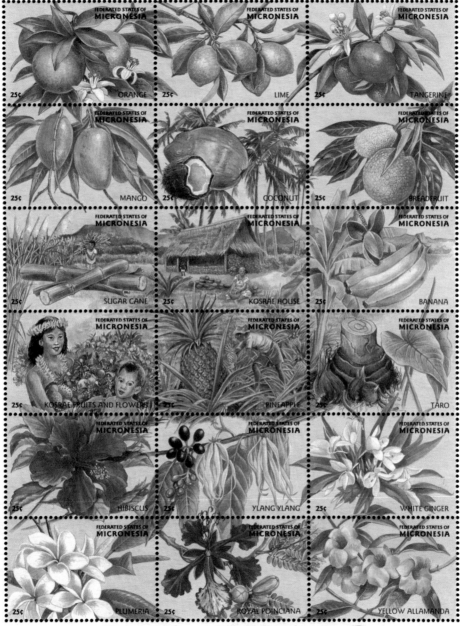

1 1 1 1

10

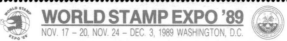

邮票上的食疗养生食物

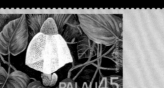

四、菌藻类

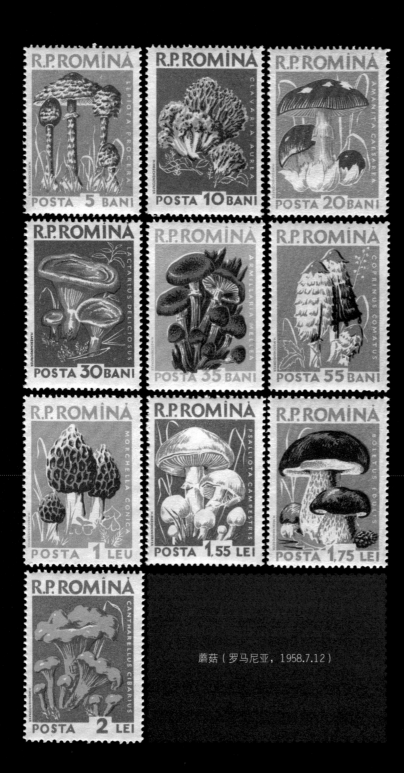

蘑菇（罗马尼亚，1958.7.12）

　　1958 年 7 月 12 日，罗马尼亚发行了世界第一套蘑菇邮票，全套 10 枚
票图分别为："10-1"高环柄菇 5b、"10-2"金黄枝瑚菌 10b（食用菌）、
"10-3"橙盖鹅膏 20b、"10-4"松乳菇 30b（食用菌）、"10-5"蜜环菌
35b（食用菌）、"10-6"毛头鬼伞 55b（食用菌）、"10-7"尖顶羊肚菌 1l（食
用菌）、"10-8"蘑菇 1.55l（食用菌）、"10-9"美味牛肝菌 1.75l（食用菌）、
"10-10"鸡油菌 2l（食用菌）。其中多数为食用菌，且在我国有野生分布
或栽培（养殖）。

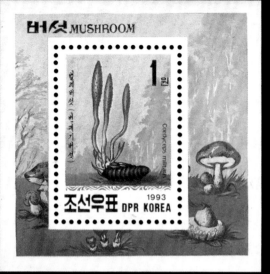

蛹虫草（朝鲜，1993.1.10）

064 蛹虫草

Scarlet caterpilla

蛹虫草又名北冬虫夏草、北蛹虫草、北虫草，为核菌纲麦角菌科真菌蛹虫草的子实体和菌丝体。蛹虫草生于针、阔叶林或混交林地表土层中鳞翅目昆虫的蛹体上。冬季幼虫蛰居土里，菌类寄生其中，吸取营养，幼虫体内充满菌丝而死。到了夏季，自幼虫尸体之上生出幼苗，形似草，夏至前后采集而得。主产于云南、吉林、辽宁、内蒙古等地，现已能在人工条件下批量培育。性平，味甘，归肺、肾二经，既能补肺阴，又能补肾阳，适用于肾虚、阳痿遗精、腰膝酸痛、病后虚弱、久咳虚弱、劳咳痰血、自汗盗汗等症。

065 羊肚菌

Common morel

羊肚菌又名羊肚菜、美味羊肚菌、羊蘑，为盘菌纲羊肚菌科真菌羊肚菌的子实体，由于它的菌盖表面凹凸不平，状如羊肚，故名。羊肚菌是一种珍贵的食、药两用真菌，早已被收录在李时珍的《本草纲目》中。性平，味甘，无毒，归脾、胃二经。具有化痰理气、益肠胃、助消化、补肾壮阳等功效，对脾胃虚弱、消化不良、痰多气短、头晕失眠等症有良好治疗作用。其营养丰富，与牛乳、肉和鱼粉相当。人体中的蛋白质是由 20 种氨基酸搭配而组成的，而羊

羊肚菌（朝鲜，1986.11.23）

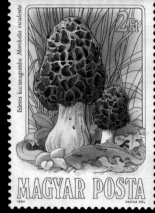

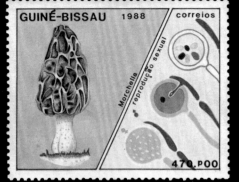

羊肚菌（几内亚比绍，1988.1.1）

羊肚菌（匈牙利，1984.10.1）

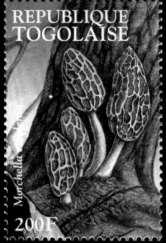

羊肚菌（多哥，1995.11.16）

066 高羊肚菌
High morel

　　高羊肚菌又名较高羊肚菌，为盘菌纲羊肚菌科真菌高羊肚菌的子实体。该类菌春季或初夏在针叶林中沙地或杨树和松树等混交林中的沙土上生长。分布于我国云南、甘肃、新疆等地。可食用，味鲜美。其属性和食疗功效与羊肚菌基本相同。

067 尖顶羊肚菌
Morchella conica

　　尖顶羊肚菌又名锥形羊肚菌，为盘菌纲羊肚菌科真菌尖顶羊肚菌的子实体。该类菌在林中潮湿处或腐叶层上单生或者群生，分布于我国河北、山西、江苏、甘肃、西藏、云南、新疆等地。可食用，味道鲜美。性平、味甘、无毒，归脾、胃二经。具有化痰理气、益肠胃等功效，对脾胃虚弱、消化不良、痰多气短等症有良好的治疗作用。

068 粗柄羊肚菌
Thick-stemmed morel

　　粗柄羊肚菌又名粗腿羊肚菌、皱柄羊肚菌，为盘菌纲羊肚菌科真菌粗柄羊肚菌的子实体。该类菌在春夏之交生于混交林中地上，分布于我国山西、河南、陕西、云南等地。可食用，味道鲜美。其属性和食疗功效与羊肚菌基本相同。

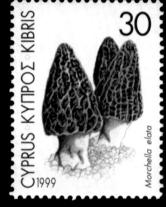

高羊肚菌（塞浦路斯，1999.3.4）

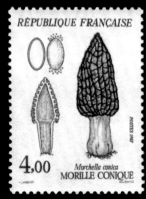

尖顶羊肚菌（法国，1987.9.5）

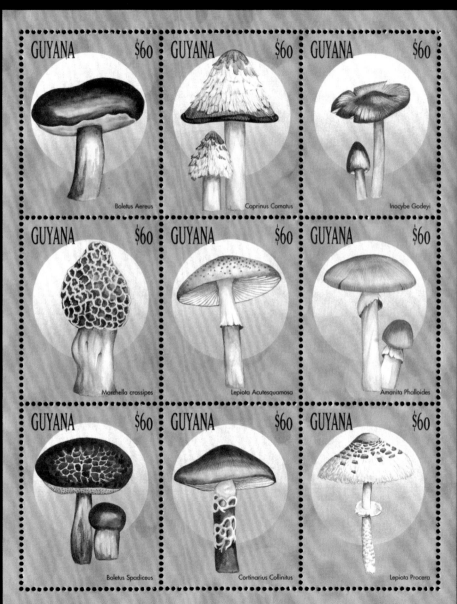

069 侧耳

Oyster mushroom

侧耳又名北风菌、蚝菌、杂蘑，为伞菌纲侧耳科真菌侧耳的子实体。主产于河北、山西、云南等地。性温，味甘、辛，归肝、肾二经。具有追风散寒、舒筋活络、补肾壮阳的功效，适用于腰腿疼痛、手足麻木、筋络不舒、阳痿遗精、腰膝无力等病症。煎汤内服，6—9克。一般人群均可食用。

巴拉圭于 1986 年 3 月 17 日发行的"蘑菇"小版张，含正票 5 枚，同图，票图为红多孔菌（中国食用菌图谱无记录），面值均为 5 瓜拉尼。另有附票 4 枚，除"9-3"侧耳外，其余票图为："9-1"硫黄色口蘑（食用菌）、"9-7"辣红菇（有毒，不可供食用）、"9-9"黄斑蘑菇（有毒，不可供食用）。

邮票知识链接

小版张（Sheetlet，SL）是邮政部门为满足集邮者需要，在发行的全版张之外另印制的小开张邮票。小版张四周一般印有边饰或特定的文字与图案。其特点是，所含邮票枚数比全版少；邮票的面值、票幅、刷色与全版张相同。

附票（Tab），亦称副票，是和邮票连在一起印刷的一种票形图案。附票的形状和该套邮票形状相似，但附票上没有面值也没有邮政标志。附票上多印有与邮票有关的图案或是文字说明。附票应和该套邮票连在一起保存，撕下来以后，既不能当邮票使用，也失去了附票的价值。

REPUBLICA DEL PARAGUAY

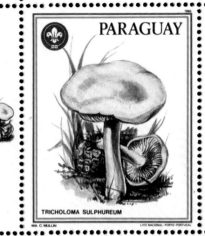

PARAGUAY

TRICHOLOMA SULPHUREUM

MA. C. MULLIN LITO NACIONAL -PORTO-PORTUGAL

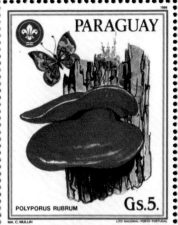

PARAGUAY

POLYPORUS RUBRUM Gs.5.

MA. C. MULLIN LITO NACIONAL -PORTO-PORTUGAL

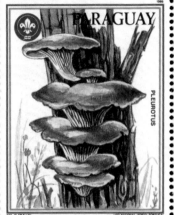

PARAGUAY

PLEUROTUS

MA. C. MULLIN LITO NACIONAL -PORTO-PORTUGAL

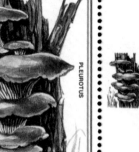

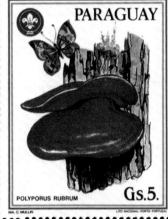

PARAGUAY

POLYPORUS RUBRUM Gs.5.

MA. C. MULLIN LITO NACIONAL -PORTO-PORTUGAL

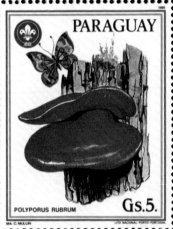

PARAGUAY

POLYPORUS RUBRUM Gs.5.

MA. C. MULLIN LITO NACIONAL -PORTO-PORTUGAL

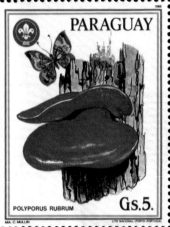

PARAGUAY

POLYPORUS RUBRUM Gs.5.

MA. C. MULLIN LITO NACIONAL -PORTO-PORTUGAL

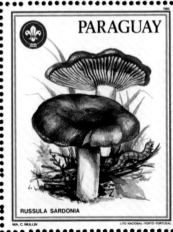

PARAGUAY

RUSSULA SARDONIA

MA. C. MULLIN LITO NACIONAL -PORTO-PORTUGAL

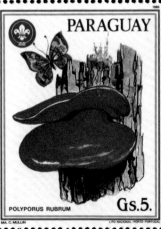

PARAGUAY

POLYPORUS RUBRUM Gs.5.

MA. C. MULLIN LITO NACIONAL -PORTO-PORTUGAL

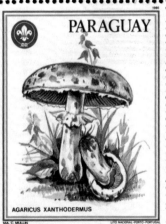

PARAGUAY

AGARICUS XANTHODERMUS

MA. C. MULLIN LITO NACIONAL -PORTO-PORTUGAL

HONGOS DE AMERICA DEL SUR   09131

侧耳（巴拉圭，1986.3.17，"9-3"，附票）

070 糙皮侧耳
Oyster mushroom

　　糙皮侧耳又名平菇、北风菌、青蘑、蚝菇，为伞菌纲侧耳科真菌糙皮侧耳的子实体，是一种相当常见的灰色食用菇。主产于河北、吉林、辽宁、山西、湖南、四川、云南等地。性温、味甘、微咸，归肝、肾二经。具有追风散寒、舒筋活络的功效，适用于腰腿疼痛、手足麻木、经络不通等病症。该菇中的蛋白多糖体对癌细胞有很强的抑制作用，还含有多种氨基酸、维生素 B1、B2，常食能增强机体免疫功能，改善人体的新陈代谢，可降低高血压，减少胆固醇，预防动脉硬化。一般人群均可食用。

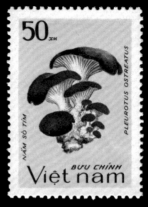
糙皮侧耳（越南，1983.10.10）

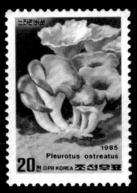
糙皮侧耳（朝鲜，1985.3.16）

071 榆黄蘑
Pleurotus citrinopileatus

　　榆黄蘑学名金顶侧耳，又名金顶蘑、玉皇蘑，为伞菌纲侧耳科真菌金顶侧耳的子实体。是久负盛名的东北地方土特产，河北、广东、西藏等地亦有少量出产。味道鲜美，口感滑嫩。富含蛋白质、维生素和矿物质等多种营养成分，其中氨基酸含量尤为丰富。长期食用，有降低血压、降低胆固醇含量的功效，是老年心血管疾病患者和肥胖症患者的理想保健食品。一般人群均可食用，尤其适合高血压、高血脂、肌萎、痢疾、肥胖症患者食用。

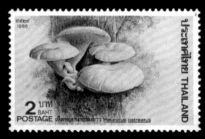
糙皮侧耳（泰国，1986.11.26）

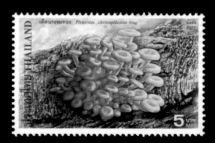
金顶侧耳（泰国，2001.7.4）

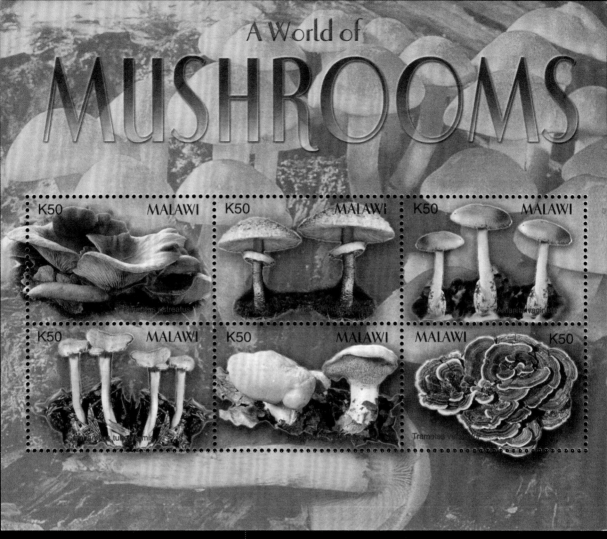

A World of

MUSHROOMS

K50	MALAWI
K50	MALAWI
K50	MALAWI

K50	MALAWI
K50	MALAWI
MALAWI	K50

糙皮侧耳（马拉维，2003.11.10，"6-1"）

马拉维于 2003 年 11 月 10 日发行的
"蘑菇"小全张，含邮票 6 枚，面值均为
50 马拉维克瓦查。除"6-1"糙皮侧耳外，

072 杏鲍菇

Ferule oyster

杏鲍菇学名刺芹侧耳，为伞菌纲侧耳科真菌刺芹侧耳的子实体，是开发栽培成功的集食用、药用、食疗于一体的食用菌新品种。肉质肥厚、口感鲜嫩、味道清香、营养丰富。性平，味甘。具有补气补虚、降血脂、降胆固醇、促进胃肠消化、增强机体免疫能力、防止心血管病及抗癌治癌等功效。一般人群均可食用。

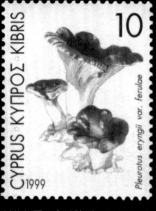

刺芹侧耳（塞浦路斯，1999.3.4）

073 鲍鱼菇

Abalone mushroom

鲍鱼菇学名泡囊侧耳，又名鲍鱼侧耳、台湾平菇、高温平菇、盖囊菇，为伞菌纲侧耳科真菌泡囊侧耳的子实体。主产于我国广东、台湾等地，现有人工栽培。菌肉肥厚、风味极似鲍鱼，是一种优质食用菌，适宜于作各种烹饪材料。性平，味甘。具有抗炎和抗溃疡作用，对许多细菌有明显抑制效果。民间传统称，以鲍鱼菇子实体水煎后，可治疗肠炎；与鸡蛋共煮或炒食，可治疗白痢；与红枣水煮服用，可治疗赤痢。一般人群均可食用。

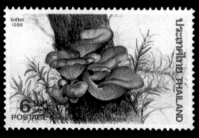

泡囊侧耳（泰国，1986.11.26）

074 白黄侧耳
Branching oyster

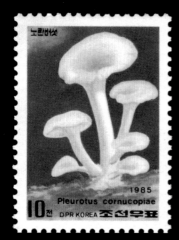

白黄侧耳（朝鲜，1985.3.16）

白黄侧耳又名美味侧耳、紫孢侧耳，为伞菌纲侧耳科真菌白黄侧耳的子实体，是一种人工大量栽培的食用菌。肉嫩味美、口感极佳。性温，味甘、微咸，归脾、大肠二经。具有追风散寒、舒筋活络、止痢的功效，适用于治疗腰腿疼痛、手足麻木、经络不通、痢疾等病症。营养丰富，含有亮氨酸、天门冬氨酸等 10 多种氨基酸。有实验表明，对小白鼠肉瘤的抑制率为 60%—80%，对艾氏癌的抑制率为 60%—70%，具有抑制肿痛的作用。一般人群均可食用。

075 白参菌
Common split gill，Peolit fungus

裂褶菌（泰国，2001.7.4）

白参菌学名裂褶菌，又名无花菌、白蕈、鸡冠菌、鸡毛菌、树花等，为层菌纲裂褶菌科真菌裂褶菌的子实体。是一种食药兼用的珍稀菇菌，主产于我国东北、浙江、湖南、福建、广东、四川、云南等地。菇体质韧，味道清香，鲜美爽口，营养丰富，适合于多种烹调法。性平，味甘，具有清肝明目，健胃润肠，滋补强身的功效，并对治疗妇女白带有效。含有裂褶多糖、纤维素酶及多种有机酸，对癌细胞有抑制作用。但美国有报告称它可能影响免疫系统，增加呼吸系统感染风险。

076 草菇
Straw mushroom

草菇又名兰花菇、包脚菇、秆菇、麻菇等，为层菌纲光柄菇科真菌草菇的子实体，因常常生长在潮湿腐烂的稻草中而得名，是一种重要的热带亚热带菇类。性寒，味甘、微咸，无毒，归肺、脾、肾三经。具有补脾益气、清热生津、强身、降血压、降胆固醇等功效，并有促进细胞免疫的作用，适用于热病口渴、食欲不振、伤口愈合、高血压、癌症等症。一般人群均可食用，更是糖尿病患者的良好食品。因其性寒，平素脾胃虚寒之人忌食。

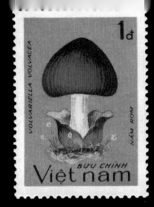

草菇（越南 1983.10.10）

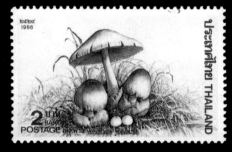

草菇（泰国，1986.11.26）

077 蒙古口蘑
Mongolia knight

蒙古口蘑又名白蘑、白蘑菇、口蘑等，为层菌纲口蘑科（又称白蘑科）真菌蒙古口蘑的子实体。是生长在蒙古草原上的一种白色野生蘑菇，以前都通过河北省张家口输往内地，所以被称为"口蘑"。味道异常鲜美，口感细腻软滑，是人们最喜爱的蘑菇之一。性平，味甘，归肺、心二经。具有宣肺解表、益气安神的功效，适用于小儿麻疹、心神不安、失眠等症。口蘑还是良好的补硒食品，喝下口蘑汤数小时后，血液中的硒含量和血红蛋白数量就会增加，并且血中谷胱甘肽过氧化酶的活性会显著增强，它能够防止过氧化物损害机体，降低因缺硒引起的血压升高和血黏度增加，调节甲状腺的工作，提高免疫力。一般人群均可食用。

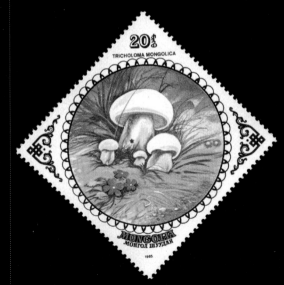

蒙古口蘑（蒙古，1985.12.1）

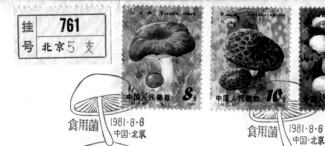

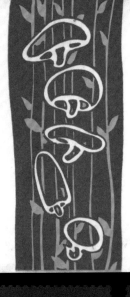

北京至大庆油田首日实
寄封（1981.8.6），贴
T66 "食用菌" 大红菇、
香菇、双孢蘑菇邮票各

粉紫香菇又名裸口蘑、紫晶蘑，为层菌纲口蘑科（又称白蘑科）真菌粉紫香菇的子实体。主产于我国黑龙江、福建、内蒙古、甘肃、青海、新疆等地区。肉厚，具香气，味鲜美，其蛋白质含量丰富，各种氨基酸比较齐备，还有较多的微量元素，是优良食用

菌。性平，味甘，归脾经。具有养血、益神、补肝之功效，常食有利于治疗贫血崩漏、久病体虚、神疲、健忘等症，能使肌体及时排毒并增加食欲，令人充满活力。一般人群均可食用。脾胃寒湿气滞者慎食，皮肤瘙痒病患者忌食。

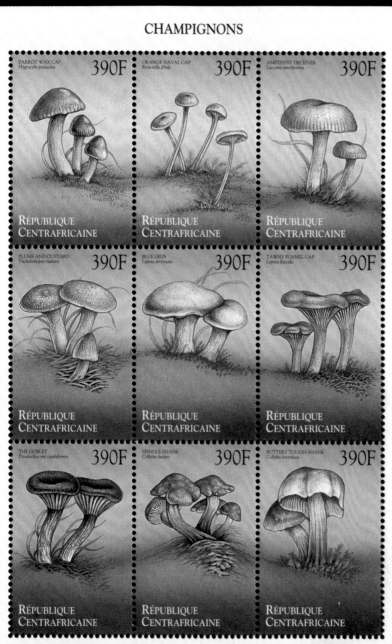

CHAMPIGNONS

粉紫香菇
（中非，1999.6.11，"9-5"）

中非于1999年6月11日发行的"蘑菇"小全张，含邮票9枚，面值均为390中非金融合作法郎（简称法郎）。除"9-5"是粉紫香菇外，其余票图为："9-1"青绿湿伞（食用菌）、"9-2"锁状小锐氏菌、"9-3"紫晶蜡蘑（食用菌）、"9-4"赭红口蘑、"9-6"毛香蘑（又名黄白香蘑，食用菌）、"9-7"假杯伞（又名灰假杯伞，食用菌）、"9-8"梭柄金钱菌、"9-9"乳酪状金钱菌。

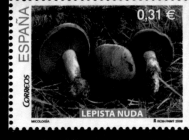

紫丁香蘑为层菌纲口蘑科（又称白蘑科）真菌紫丁香蘑的子实体。主产于黑龙江、福建、青海、新疆、西藏、山西等地。味美香浓。性平，味甘，归脾经。具有健脾祛湿之功效，可预防脚气病。根据国外实验，对小白鼠肉瘤 180 的抑制率为 90%，对艾氏癌的抑制率为 100%。

紫丁香蘑（西班牙，2008.10.10）

紫丁香蘑（多哥，1995.11.16，"8-7"）

多哥于 1995 年 11 月 16 日发行的"蘑菇"小全张，含邮票 8 枚，面值均为 200 非洲金融共同体法郎（简称法郎）。除"8-7"是紫丁香蘑外，其余票图为："8-1" 粗柄蜜环菌、"8-2"大紫蘑菇（食用菌，是较好的一种野生食菌）、"8-3"亚红 铆钉菇（又名玫色铆钉菇，食用菌）、"8-4"羊肚菌（食用菌）、"8-5"皱环球

杯伞又名漏斗形杯伞、杯覃，为层菌纲口蘑科（又称白蘑科）真菌杯伞的子实体。主产于河北、黑龙江、吉林、陕西、山西、甘肃、西藏、青海、新疆、四川等地。一般文献记载可食用，被列入《中国食用菌名录》。但也有报道称，常常因人反应不同出现轻度中毒。具有抗癌作用，药理研究表明，对小白鼠肉瘤 180 及艾氏癌有抑制作用。食用加工前应该用沸水稍微煮一下，把水倒掉，再蒸煮，炒食用，这样比较安全。

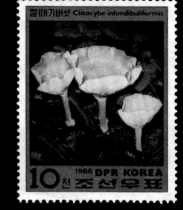

杯伞（朝鲜，1986.11.23）

082 冬菇

Enoki mushroom

　　冬菇学名毛柄金钱菌，又名金针菇、毛柄小火菇、构菌、朴菇等，为层菌纲口蘑科（又称白蘑科）真菌金针菇的子实体。清香脆嫩，味美润滑，色泽诱人，深受大众的喜爱。性凉，味甘、咸，归肝、胃二经。具有补肝、益肠胃、抗癌的功效，适用于肝病、胃肠道炎症、溃疡、肿瘤等病症。据测定，冬菇氨基酸的含量非常丰富，高于一般菇类，尤其是赖氨酸的含量特别高，具有促进儿童智力发育的功能。另外，其锌含量较高，对预防男性前列腺疾病较有帮助。平素脾胃虚寒之人忌食。

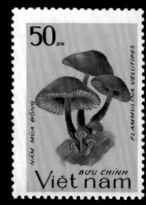

冬菇（越南，1983.10.10）

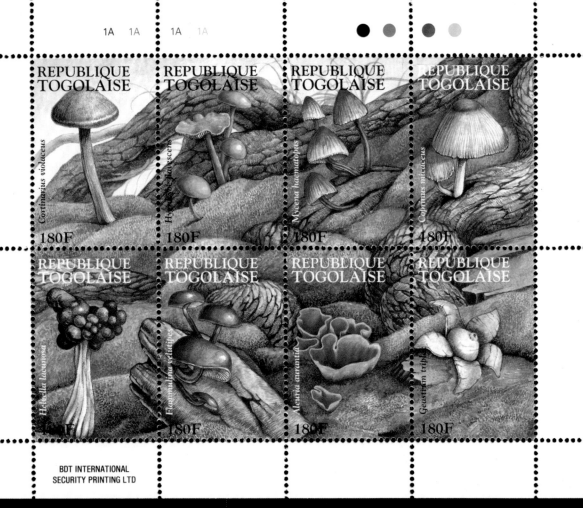

金针菇（多哥，1995.11.16．"8-6"）

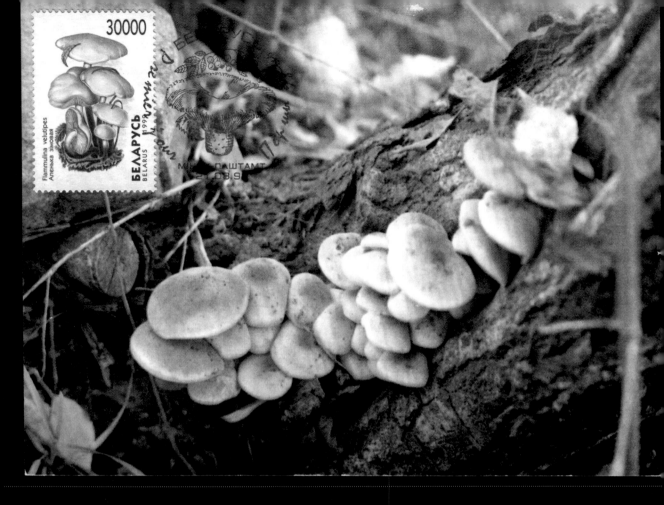

票："冬菇"，白俄罗斯邮政"蘑菇"（4-1），1999.8.21。

片："冬菇"，1999年明斯克印刷厂印制。

戳：白俄罗斯明斯克邮票发行首日戳，1999.8.21。

邮票知识链接

上图为极限明信片（Maximum Postcard），简称极限片，
也称原图卡。所谓极限明信片是将有效邮票贴在画面与邮票
图案相同或相似的明信片上，并盖销与邮票图案或主题相关
地点邮戳的明信片。极限明信片由明信片、邮票和戳记三大
要素组成，要求明信片的图画、邮票图案和盖销邮票的邮戳
三者最大限度地一致，从内容到形式成为相互照应和补充的
有机整体。此邮品不能用于实际寄递，属于人为制作邮品。
极限片可作为极限品编组邮集参赛。

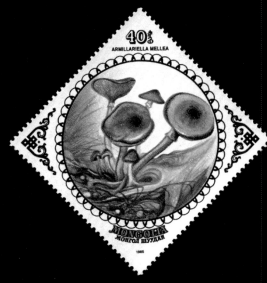

蜜环菌（蒙古，1985.12.1）

083 榛蘑

Honey fungus

榛蘑学名蜜环菌，又名蜜色环蕈、蜜蘑、栎蘑、根索蕈、根腐蕈，为层菌纲口蘑科（又称白蘑科）真菌蜜环菌的子实体。是迄今为止仍然无法人工培育的野生菌类，一般多生在浅山区的榛柴岗上，故名。为著名食用菌，味道鲜美，滑嫩爽口，营养丰富。性寒，味甘。具有清目、利肺、益肠胃、祛风活络、强筋壮骨的功效。常食可以预防视力失常，对眼炎、夜盲、皮肤干燥、粘膜失去分泌能力、羊痫风、腰腿疼痛和某些呼吸道、消化道感染的疾病有一定疗效。一般人群均可食用，但平素脾胃虚寒之人忌食。

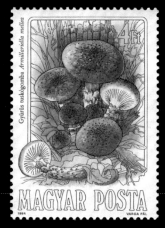

蜜环菌（匈牙利，1984.10.1）

084 鸡枞

Termite mushroom

鸡枞学名白蚁伞，又名鸡枞菌、鸡脚蘑菇、伞把菇、鸡肉丝菇、白蚁菇、雷公菇等，为层菌纲口蘑科（又称白蘑科）真菌白蚁伞的子实体。产于福建、广东、广西、四川、贵州、云南、湖北等地。为珍贵食用野生菌，质地鲜嫩，味道鲜美似鸡香，富含蛋白质、碳水化合物、钙、铁、磷、核黄素、尼克酸及多种氨基酸。性平，味甘。具有益胃、补肾、提神的功效，可辅助治疗心悸、肝炎、痔疮等疾病。一般人群均可食用。

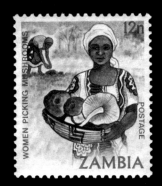

白蚁伞（赞比亚，1981.6.2）

085 老人头菌
Swollen-stalked catathelasma

老人头菌学名梭柄乳头蘑，又名梭柄松苞菇、松苞菇，为层菌纲口蘑科（又称白蘑科）真菌梭柄乳头蘑的子实体。主产于云南、四川、贵州等地，未有人工栽培。菌肉肥厚，味道鲜美，可与各种肉类或海鲜同炒及炖汤。性温，味甘。其食疗价值主要是治心脾暴痛，预防视力减退，增强呼吸系统及消化系统免疫能力。一般人群均可食用。

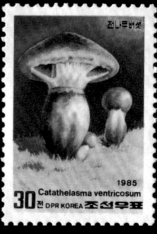

梭柄乳头蘑（朝鲜，1985.3.16）

086 松茸
Pine knight

松茸学名松口蘑，为层菌纲口蘑科（又称白蘑科）真菌松口蘑的子实体。是一种纯天然的珍稀名贵食用菌类，生长在寒温带海拔 3500 米以上的高山林地，主产于东北吉林，西南地区的云南、四川、西藏等地。肉肥厚，有香气，味道鲜美。性温，味淡，归肾、胃二经。具有强身、益肠胃、止痛、理气化痰等功效，适用于治疗腰膝酸软、头昏目眩、湿痰之咳嗽、胸膈痞闷、恶心呕吐、肢体困倦等症。现代科学研究表明，松茸有很高的营养价值，富含粗蛋白、粗脂肪、粗纤维和维生素 B1、维生素 B2、维生素 C、维生素 PP 等元素，具有治疗糖尿病、抗癌等特殊作用。一般人群均可以食用。

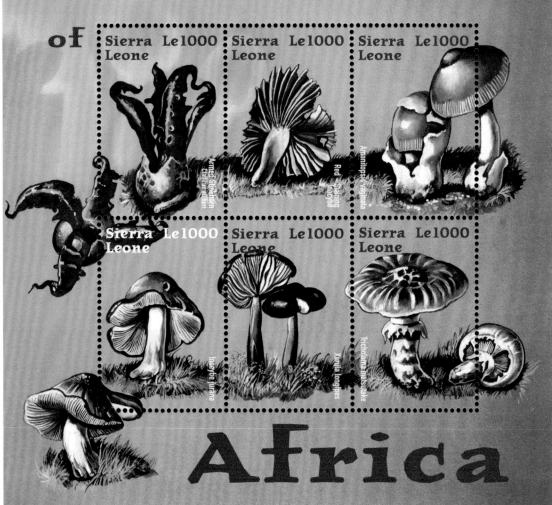

Mushrooms
of
Africa

Sierra Leone Le1000 — Armed Stinkhorn *Clathrus archeri*

Sierra Leone Le1000 — Red Shining *Russula emetica*

Sierra Leone Le1000 — *Amaniopsis vaginata*

Sierra Leone Le1000 — *Inocybe jurana*

Sierra Leone Le1000 — *Xerula longipes*

Sierra Leone Le1000 — *Tricholoma matsutake*

松口蘑（塞拉利昂，2000.10.30，"6-6"）

塞拉利昂于 2000 年 10 月 30 日发行的"蘑菇"小全张，含
邮票 6 枚，面值均为 1000 利昂。除"6-6"是松口蘑外，其余票

087 硬柄小皮伞

Fairy ring champignon

硬柄小皮伞又名硬柄皮伞、仙环土皮伞，为层菌纲口蘑科（又称白蘑科）真菌硬柄小皮伞的子实体。可人工培植，主产于河北、山西、青海、四川、西藏、湖南、内蒙古、福建等地。有香气、味鲜、口感好。性温、味微咸，具有追风散寒、舒筋活络的功效，适用于治疗腰腿疼痛、手足麻木、筋络不适等症。一般人群均可食用。

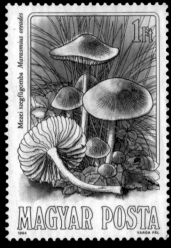

硬柄小皮伞（匈牙利，1984.10.1）

088 鸡腿菇

Shaggy cap

鸡腿菇学名毛头鬼伞，又名鸡腿蘑、刺蘑菇、柳树蘑，为层菌纲伞菌科（又称蘑菇科）真菌毛头鬼伞的子实体。因其形如鸡腿，肉质肉味似鸡丝而得名，是近年来人工开发的珍稀菌品，被誉为"菌中新秀"。一般可食用，但含有石碳酸等胃肠道刺激物，以及多种生物碱和甾醇脂等，食后可能引起中毒。性平、味苦，归心、胃二经。具有健脾和胃、清心醒神、化痔的功效，适用于治疗胃痛、食少纳呆、消化不良、痔疮等症。长期食用，对降低血糖浓度、治疗糖尿病有较好疗效。

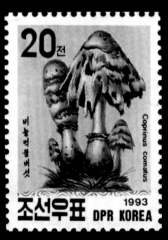

鸡腿菇（朝鲜，1993.1.10）

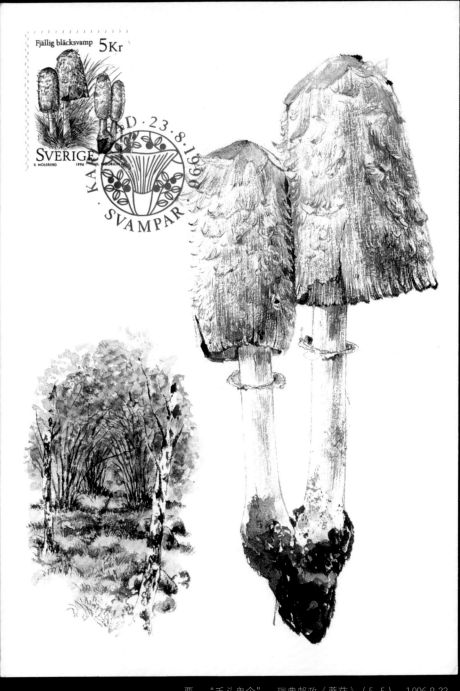

Fjällig bläcksvamp 5Kr

SVERIGE

B. MOSSBERG 1996

KARLSTAD · 23.8.1996

KA... SVAMPAR

票：“毛头鬼伞”，瑞典邮政《蘑菇》（5-5），1996.8.23。
片：“毛头鬼伞”，1996年瑞典邮政专印片。
戳：瑞典韦姆兰省卡尔斯塔德，邮票发行首日戳，1996.8.23。

089 双孢蘑菇
Cultivated mushroom

　　双孢蘑菇又名白蘑菇、洋蘑菇，为层菌纲伞菌科（又称蘑菇科）真菌双孢蘑菇的子实体。我国南北各地均产。可食用，味道鲜美，并含有多种氨基酸、核苷酸、维生素。性平，味甘，归胃、肝、心三经。具有消食和胃、养心安神等功效，适用于消化不良、心烦、失眠症、心慌、心悸、高血压、肾虚等症。所含的多糖的醌类化合物与巯基结合，可抑制脱氧核糖核酸合成，具有抑制肿瘤细胞活性的作用。一般人群均可食用。

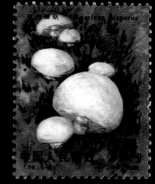

双孢蘑菇（中国，1981.8.6）

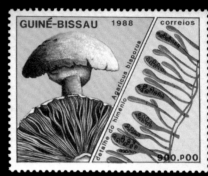

双孢蘑菇（几内亚比绍，1988.1.1）

090 四孢蘑菇
Meadow mushroom

　　四孢蘑菇又名蘑菇、原野蘑菇、雷窝子，为层菌纲伞菌科（又称蘑菇科）真菌四孢蘑菇的子实体。主产于河北、山西、甘肃、青海、新疆、江苏、四川、云南等省区。味道鲜美，含有维生素 B、维生素 C，以及叶酸等。性寒，味甘，归肝、胃二经。具有化痰、理气、益肠胃等功效，适用于食欲不振、消化不良、毛细血管破裂、牙床出血、贫血等症。经常食用，可预防脚气病。适宜于老年人、糖尿病、白细胞减少症、传染性肝炎、高脂血症、维生素 B2 缺乏症等患者食用。一般人群均可食用，但脾胃虚寒及便溏者慎食。

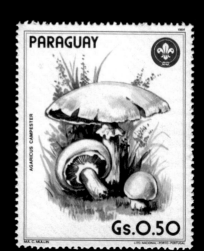

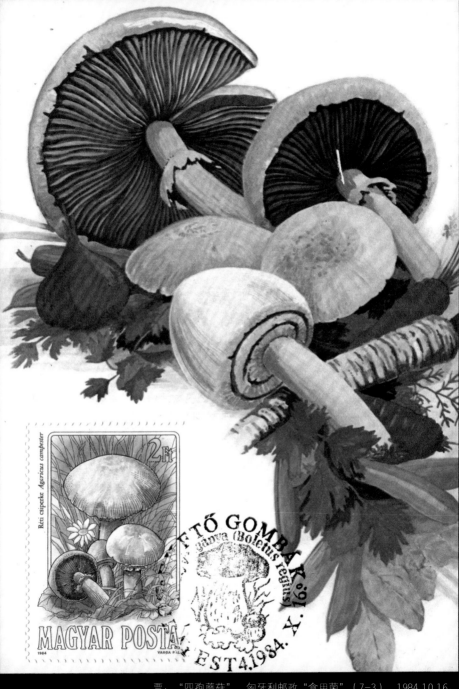

票："四孢蘑菇"，匈牙利邮政"食用菌"（7-3），1984.10.16。

桃红牛肝菌为层菌纲牛肝菌科真菌桃红牛肝菌的子实体。主产于四川、贵州、云南等地，属优良野生食用菌。性温，味微甘，具有消食和中、祛风寒、舒筋络的功效，适用于腹胀、腰腿疼痛、手足麻木等症。含抗癌物质，对小白鼠肉瘤180的抑制率为80%，对艾氏癌的抑制率为90%。

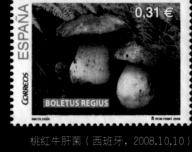

桃红牛肝菌（西班牙，2008.10.10）

092 美味牛肝菌

King bolete

美味牛肝菌又名大脚菇、白牛肝菌，为层菌纲牛肝菌科真菌美味牛肝菌的子实体。主产于我国河南、台湾、黑龙江、四川、贵州、云南、西藏、内蒙古、福建等地，是优良野生食用菌。肉厚细软，味道鲜美。性温，味淡，归肝、脾二经。具有清热除烦、健脾消积、追风散寒、养血活血、补虚提神的功效，可辅助治疗消化不良、腹胀、白带、腰腿疼痛、手足麻木和不孕等症。营养丰富，含蛋白质、碳水化合物、维生素及钙、磷、铁等矿物质，还有较强的抗癌活性和抗流感、预防感冒的作用。一般人群均可食用。

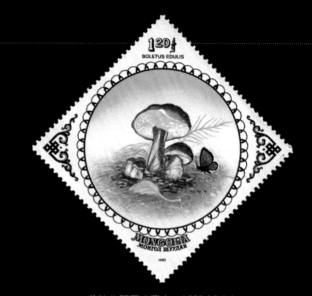

美味牛肝菌（蒙古，1985.12.1）

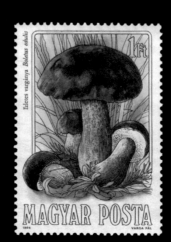

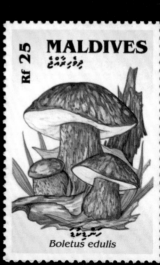

美味牛肝菌（匈牙利，1984.10.1）美味牛肝菌（马尔代夫，1992.5.14）

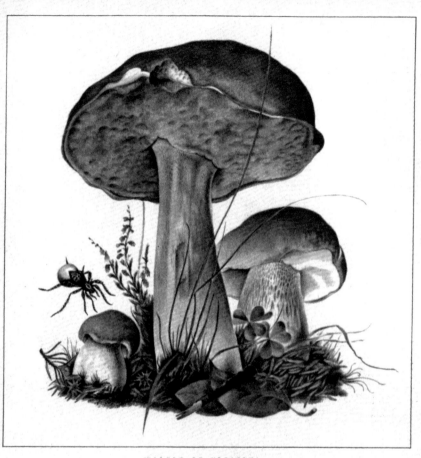

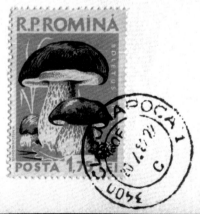

票："美味牛肝菌"，罗马尼亚邮政"蘑菇"（10-9），1958.7.12。

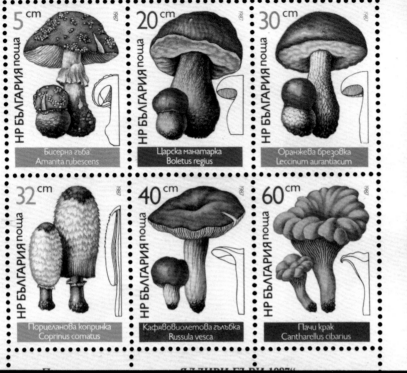

保加利亚于1987年2月6日发行的"蘑菇"小全张，含邮票6枚，除"6-2"是桃红牛肝菌外，其余票图为："6-1"赭盖鹅膏、"6-3"橙黄疣柄牛肝菌（食用菌）、"6-4"毛头鬼伞（食用菌）、"6-5"菱红菇（食用菌）、"6-6"鸡油菌（食用菌）。

桃红牛肝菌（保加利亚，1987.2.6，"6-2"）

093 厚环乳牛肝菌

Larch bolete

　　厚环乳牛肝菌又名厚环粘柄牛肝菌，为层菌纲牛肝菌科真菌厚环乳牛肝菌的子实体。主产于黑龙江、吉林、辽宁等地。属食、药兼用菌，味道柔和至稍苦，无气味或稍带金属味。性温，味甘，具有追风散寒、舒筋活络的功效，主治腰腿疼痛、手足麻木等症，是中成药"舒筋散"的成分之一。

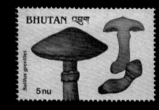

厚环乳牛肝菌（不丹，1989.8.22）

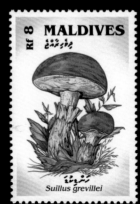

稀褶乳菇为层菌纲红菇科具菌稀褶乳菇的子头体。主产于江苏、福建、海南、贵州等地。味道柔和，无特殊气味，营养丰富，含有多种氨基酸。此菌对小白鼠肉瘤 180 和艾氏癌的抑制率均为 70%，具有抗癌作用。

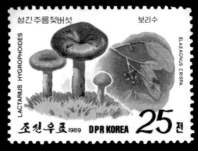

稀褶乳菇（朝鲜，1989.2.27）

095 大红菇

Bright red brittlegill

大红菇又名革质红菇，为层菌纲红菇科真菌大红菇的子实体。主产于河北、陕西、甘肃、江苏、安徽、福建、云南等地，以产于福建的最为著名。食、药兼用菌，性温，味淡。具有祛风散寒、舒筋活络的功效，用于治疗手足麻木、筋骨不适、腰腿疼痛。

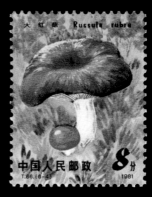

大红菇（中国，1981.8.6）

096 全缘红菇

Variant brittlegill

　　全缘红菇又名变色红菇，为层菌纲红菇科真菌全缘红菇的子实体。食、药兼用菌。性平、味微咸或辛。具有祛风散寒、舒筋活络的功效，用于治疗手足麻木、筋络不舒、腰腿疼痛。

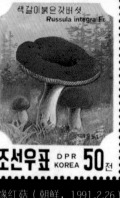

全缘红菇（朝鲜，1991.2.26）

097 蓝黄红菇

Charcoal burner

　　蓝黄红菇学名花盖菇，为层菌纲红菇科真菌蓝黄红菇的子实体。我国大部分地区均产。味道较好。具有抗癌作用。药理研究表明，对小鼠肉瘤 180 及艾氏癌均有抑制作用。

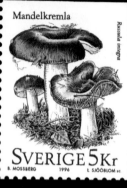

全缘红菇（瑞典，1996.8.23）

098 变绿红菇

Greencracked brittlegill

　　变绿红菇又名绿菇、青头菌等，为层菌纲红菇科真菌变绿红菇的子实体。性平、味甘、淡。能泻肝经之火、散热舒气，主治眼目不明。还具有抗癌作用，药理研究表明，对小鼠肉瘤 180 及艾氏癌有抑制作用。

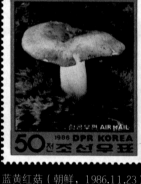

蓝黄红菇（朝鲜，1986.11.23）

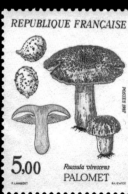

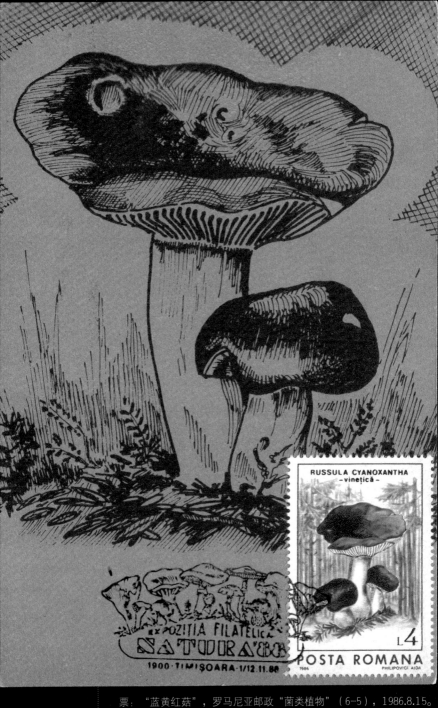

RUSSULA CYANOXANTHA
- vinețică -

L4

POSTA ROMANA

1986   PHILIPOVICI AIDA

EXPOZITIA FILATELICĂ
NATURA '88
1900 · TIMIȘOARA · 1/12.11.88

票："蓝黄红菇"，罗马尼亚邮政"菌类植物"（6-5），1986.8.15。

松乳菇又名松乳菌、美味松乳菇、松树蘑、松菌，为层菌纲红菇科真菌松乳菇的子实体。我国大部分地区均产，是一种深受欢迎的美味食用菌。性平、味甘。具有益肠胃、止痛、理气化痰、驱虫及抗癌等功效，适用于治疗糖尿病等症。营养价值很高，富含粗蛋白、粗脂肪、粗纤维、多种氨基酸、不饱和脂肪酸、核酸衍生物，还含有维生素 B1、维生素 B2、维生素 C、维生素 PP 等元素。

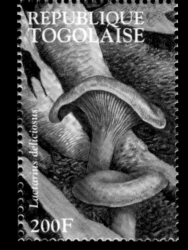

松乳菇（多哥，1995.11.16）

100 鸡油菌

Chantrelle

鸡油菌又名杏菌、杏黄菌，为层菌纲鸡油菌科真菌鸡油菌的子实体。盖呈喇叭形，杏黄或蛋黄色，类似母鸡的肥油，故名。主产于福建、湖南、广东、四川、贵州、云南等地。是世界上著名的食用菌之一，鲜美可口，并含有丰富的蛋白质、氨基酸、脂肪、碳水化合物、维生素、胡萝卜素、粗纤维和钙、铁、磷等多种矿物质营养成分。性寒、味甘，归肝经。具有利肺明目、补益肠胃、清热利尿、益气宽中之效，适用于治疗视力失常、夜盲、呼吸及消化道感染。经常食用可治疗由于缺乏维生素 A 所引起的皮肤粗糙或干燥症、角膜软化症、眼干涩症、夜盲症、视力失常、眼炎等疾病。另外，据国外临床验证，鸡油菌还具有一定的抗癌活性，对癌细胞的增长和扩散有一定的抑制作用。一般人群均可食用。

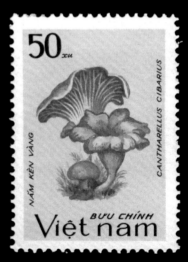

鸡油菌（越南，1983.10.10）

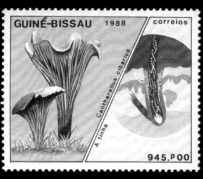

鸡油菌（几内亚比绍，1988.1.1）

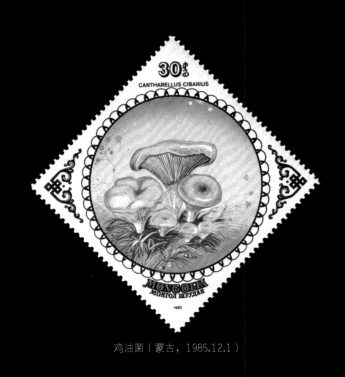

鸡油菌（蒙古，1985.12.1）

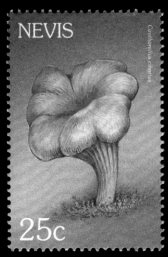

鸡油菌（尼维斯，2001.5.15）

101 灰黑喇叭菌

Horn of plenty

　　灰黑喇叭菌又名灰喇叭菌、灰号角、唢呐菌，为层菌纲鸡油菌科真菌灰黑喇叭菌的子实体。是一种野生食用菌，夏季、秋季在阔叶树林中腐质土上群生、丛生。主产于吉林、江苏、安徽、江西、福建、贵州、云南等地。可食用，味道鲜美，营养价值很高，含有15种氨基酸。具有益神理气、排毒养颜的功效，是冬季的滋补佳品。

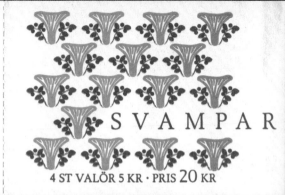

Svart trumpetsvamp *(Craterellus cornucopioides (L: Fr.) Pers)*, en av våra bästa matsvampar, har inte alltid varit lika uppskattad som nu. Den avbildas och prisas dock i en fransk bok från 1727.

Fjällig bläcksvamp *(Coprinus comatus (Müll: Fr.) Pers.)* avbildas hos Fries 1866. Han skriver att den som ung har angenäm champinjonsmak men att den efter få timmar upplöses i en bläcklik vätska och då är oätlig.

Mandelkremlan *(Russula integra (L.) Fr.)* är i dag en eftertraktad matsvamp. Ett par milda kremlor med färger i grönt och lila nämns som ätliga redan hos Fries medan han betraktar mandelkremlan med skepsis.

Olle Persson

S V A M P A R

4 ST VALÖR 5 KR · PRIS 20 KR

Svamp har ätits i årtusenden i många länder. Både araberna och romarna hade folkliga namn på matsvampar. I Orienten åt man svamp före vår tidräknings början. Många afrikanska folkstammar har namn på en rad matsvampar, som antagligen ätits sedan länge. I vårt land var intresset för matsvamp begränsat till slottsköken ända fram till modern tid. Receptet på tillagning av svamp finns dock redan i en gammal svensk kokbok från 1650. Men även om den boken riktade sig till en större läsekrets än slottsfruarna kom svamp mera allmänt på bordet först under 1900-talet och då främst i städerna.

Intresset väcktes på 1860-talet med Elias Fries praktverk Sveriges ätliga och giftiga svampar. Samtidigt utgav Vetenskapsakademien en plansch som utdelades gratis i skolorna. I början av 1900-talet började man ordna svamputställningar.

Kantarellen *(Cantharellus cibarius Fr.)* finns nämnd som matsvamp redan 1581 och torde ha ätits sedan antiken. Linné nämner den i sin Västgötaresa 1746. Däremot kom den i sent i kokböckerna.

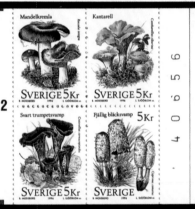

灰黑喇叭菌（瑞典，1996.8.23，小本票，"4-3"）

　　小本票是将一种或几种常用面值的数枚邮票连印在一起并装订成的小本册。该册含有邮票 4 枚，面值均为 5 克朗。除 "4-3" 是灰黑喇叭菌外，其余票图为："4-1" 全缘红菇（食用菌）、"4-2" 鸡油菌（食用菌）、"4-4" 毛头鬼伞（食用菌）

102 葡萄状枝珊瑚菌

Rosso coral

　　葡萄状枝珊瑚菌又名扫帚菌、扫把菌、红扫把等，为层菌纲珊瑚菌科真菌葡萄状枝珊瑚菌的子实体。是一种野生食用菌，该菌色泽秀美、质地脆嫩、鲜甜爽口。性平，味甘。具有补钙、镇静、强劲壮骨、养血安神以及抗癌的食补功效。现代医学认为，该菌可防治手脚抽筋、颤抖，能促进肌体健康、延缓衰老。常食能美容皮肤、提高肌体免疫力。食用加工前应该用沸水稍微煮一下，把水倒掉，再蒸煮、炒食用，这样比较安全。由于菌内含异性蛋白质，食用蛋类、乳类、海鲜过敏者慎食。

葡萄状枝珊瑚菌（朝鲜，1991.2.26）

103 猴头菌

Monkey head mushroom，Bearded Tooth Mushroom

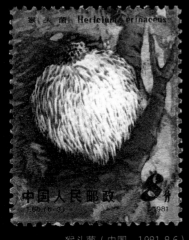

猴头菌（中国，1981.8.6）

　　猴头菌又名猴头菇、猴菇菌、猴头蘑，为层菌纲齿菌科真菌猴头菌的子实体，其菌伞表面长有毛茸状肉刺，远望去似金丝猴头，故名。野生猴头菌大多生长在深山密林中，现可进行人工栽培。相传早在3000年前的商代，就已经有人采摘猴头菇食用。菌肉鲜嫩，香醇可口。性平，味甘，归脾、胃、心三经。具有补脾和胃、益肾填精、助消化、滋补、抗癌等功效，适用于神经衰弱、眩晕、胃炎、十二指肠溃疡、阳痿早泄等症。含不饱和脂肪酸，具有提高肌体免疫力的功能，能抑制癌细胞中遗传物质的合成，从而预防和治疗消化道癌症和其他恶性肿瘤。一般人群均可食用，但外感及腹泻患者忌食；忌与虾同食，否则易引起皮肤过敏。

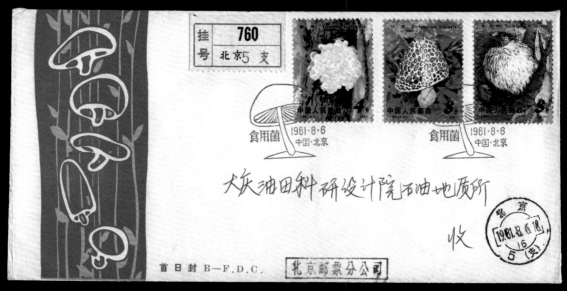

贴 T66 "食用菌" 银耳、竹荪、猴头菌邮票各 1 枚（北京至大庆油田首日实寄封，1981.8.6）

104 银耳

White fungus，Jelly fungus

　　银耳又名白木耳、雪耳、银耳子，为层菌纲银耳科真菌银耳的子实体。野生银耳于夏秋季生长在阔叶树腐木上，我国多数地区均有分布，目前国内已广泛进行人工栽培。被人们誉为"菌中之冠"，是名贵的滋补佳品。性平、味甘、淡、归肺、胃二经。具有滋阴润肺、生津养胃、清热止咳、补气活血、强身补脑的功效，适用于肺痨、虚劳咳嗽、痰中带血、神经衰弱、体弱、便秘、月经不调、眼底出血等症。现代医药学研究表明，其营养成分相当丰富，含有蛋白质、脂肪和多种氨基酸、矿物质，有降血压、降血脂和抗癌防衰的作用。富含天然特性胶质，加上它的滋阴作用，长期服用可以润肤，并有祛除脸部黄褐斑、雀纹的功效。一般人群均可食用，但外感风寒、出血症、糖尿病患者慎用。

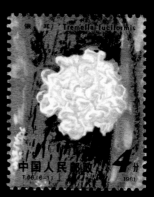

银耳（中国，1981.8.6）

105 黑木耳

Black fungus，Jelly ear

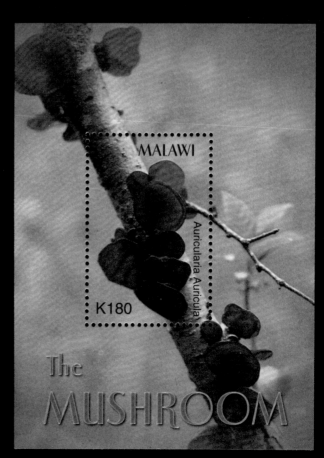

木耳（尼维斯，2001.5.15）

黑木耳又名木耳，为层菌纲木耳科真菌木耳的子实体。野生木耳生长于栎、杨、槐等阔叶树的腐木上。主要分布于广西、云南、贵州、四川、湖北、黑龙江等地。质地柔软，味道鲜美，营养丰富。性平，味甘，归肺、胃、大肠三经。具有补肾益气、润肺生津、养血驻颜、利肠通便等功效。肺痨久咳、老年喘咳及热病后期津亏者，可以此为食疗。含有丰富的蛋白质、脂肪、多糖、钙、磷、铁等元素和胡萝卜素、维生素B1、维生素B2、烟酸以及抗癌物质。其胶质体具有很大的吸引力，能把残留在人们消化系统中的灰尘、杂质集中起来，排出体外，是矿工、纺织和化工工人的良好的保健食品。一般人群均可食用，脾胃虚寒及便溏者慎食，孕妇不宜食用。

木耳（马拉维，2003.11.10）

106 毛木耳
Hairy wood ear

毛木耳又名粗木耳、黄背木耳、白背木耳，为层菌纲木耳科真菌毛木耳的子实体。野生毛木耳生长在柳树、洋槐、桑树等多种树干或腐木上。分布于河北、山西、内蒙古、黑龙江、福建、台湾、甘肃、青海等20余个省区，目前我国已广泛栽培。可食用，质地脆，味道不如黑木耳，但其营养成分与黑木耳相似。性平、味甘，归肺、肾、肝三经。具有滋阴强壮、清肺益气、补血活血、止血止痛等功效，适用于气血两亏、肺虚咳嗽、咯血、吐血、衄血、崩漏及痔疮出血等症。据报道，毛木耳背面的绒毛中含有丰富的多糖，是抗肿瘤活性最强的药用菌之一。一般人群均可食用，脾胃虚寒及便溏者慎食。

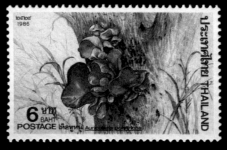

毛木耳（泰国，1986.11.26）

107 绣球菌
Wood cauliflower

绣球菌又名绣球蕈，为层菌纲绣球菌科真菌绣球菌的子实体。主产于吉林、黑龙江、云南等地林区。味道较好，最大特点是含有大量 β 型葡聚糖，为菇类之最。β 型葡聚糖是一种生物活性物质，经医学研究证实，具有免疫调节、抗肿瘤、抗炎、抗病毒、抗氧化、抗辐射、降血糖、降血脂、保肝等多种功能。

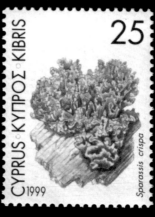

绣球菌（塞浦路斯，1999.3.4）

108 长裙竹荪

Long net stinkhorn

长裙竹荪又名竹荪、竹笙、竹参，为腹菌纲鬼笔科真菌长裙竹荪的子实体。产于福建、湖南、广东、广西、四川、云南、贵州等少数山区的竹林中。其味鲜美异常，是著名的珍贵食用菌之一。性凉，味甘、微苦，归脾、胃二经。具有补气养阴、润肺止咳、清热利湿的功效，适用于肺虚热咳、喉炎、痢疾、白带、高血压病、高脂血症等症以及抗肿瘤的辅助治疗。云南省的苗族人民还有将竹荪和糯米一同泡水喝，用以治疗伤症、病弱和咳嗽，并有止痛、补气的作用。贵州民间还将其用于治疗痢疾、细菌性肠炎以及白血症等。本品性凉，脾胃虚寒之人忌吃得太多。

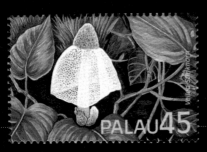

竹荪（中国，1981.8.6）

长裙竹荪（帕劳，1989.3.16）

109 短裙竹荪
Netted stinkhorn

短裙竹荪又名竹笙、竹菌、竹参等，为腹菌纲鬼笔科真菌短裙竹荪的子实体。主产于河北、辽宁、黑龙江、吉林、江苏、浙江、四川等地。食用时，需将菌盖和菌托去掉。其性味、功效基本与长裙竹荪相同。子实体的发酵液有降低中老年人血脂、调节脂肪酸及预防高血压病的功效。

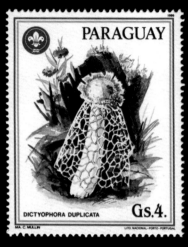

短裙竹荪（巴拉圭，1986.3.17）

110 网纹马勃
Common puffball

网纹马勃又名网纹灰包，为腹菌纲马勃科真菌网纹马勃的子实体。我国大部分地区均产。此菌幼时可食用，味道较好。性平，味辛，具有消肿、止血、解毒等功效。

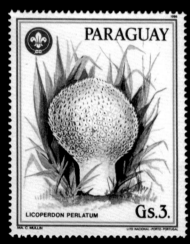

网纹马勃（巴拉圭，1986.3.17）

111 海带

Kelp

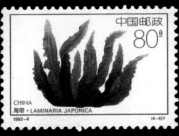

海带（中国，1992.4.15）

　　海带又名江白菜，中医入药时称昆布，为褐藻纲海带科植物海带的叶状体。属于亚寒带藻类，在我国自然生长的海带仅出现于青岛以北的黄海、渤海，人工养殖已推广到浙江、福建、广东等地沿海。为冷温带性种类。性寒，味咸，归肝、胃、肾三经。具有消痰软坚、泄热利水、止咳平喘、祛脂降压等功效，用于治疗瘿瘤、瘰疬、睾丸肿痛、痰饮水肿、高血压、冠心病、肥胖病等症。可煎汤，煮熟，凉拌，每次 15—50 克。脾胃虚寒者忌食，身体消瘦者不宜食用。

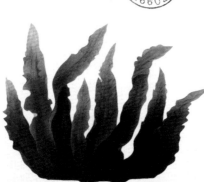

1992-4《近海养殖》特种邮票、首日封　1992-4"Offshore Fish-farming" Special Stamps

海带（贴中国"1992-4[4-4]"的"海带"邮票，山东青岛至黑龙江省哈尔滨市首日实寄封，1992.4.15）

112 石花菜
Edible seaweed、Agar-agar

　　石花菜又名海冻菜、红丝、凤尾等，为真红藻纲石花菜科植物石花菜或细毛石花菜、大石花菜等的藻体。我国沿海均产。口感爽利脆嫩，既可拌凉菜，又能制成凉粉。性寒、味甘、咸，归肝、肺二经。具有清肺化痰、清热燥湿、滋阴降火、凉血止血、解暑的功效，用于辅助治疗上焦风热、肠中湿热、阴虚湿热、痔血等症。可内服煎汤，15—30克。脾肾虚寒者慎服，孕妇也不宜多食。

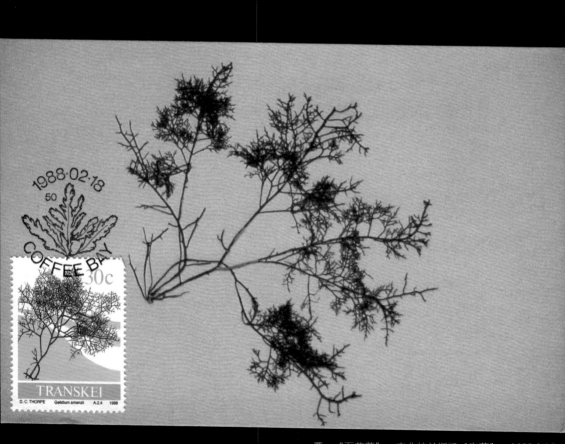

票："石花菜"，南非特兰斯凯"海藻"，1988.2.18。
片："石花菜"，南非特兰斯凯专印，1988.2.
戳：南非特兰斯凯咖啡湾邮票发行首日戳，1988.2.18。

113 石莼
Sea lettuce

石莼（阿尔及利亚，2003.7.30）

石莼又名菜石莼、海白菜、海青菜、海莴苣、绿菜、青苔菜、纶布等，为绿藻纲石莼科植物石莼或孔石莼等的叶状体。主产于东海、南海。性凉，味甘、咸。具有软坚散结、清热润燥、利小便的功效，适用于咽喉干痛、喉炎、颈淋巴结肿、水肿、小便不利等病症。可加水煎汤服，30—60克。脾胃虚寒者、有湿滞者忌服；孕妇也不宜多食。

114 海藻
Seaweed

海藻和企鹅（法属南方和南极领地，2013）

海藻为海产藻类的统称，我国沿海均产。从医药的观点来看，海藻类食品是一味既可食用又可入药的食品。主要含海藻脂钠、褐藻酸钠、多糖、蛋白质等成分，且含一定量的碘、钙、粗纤维素物质。比如食用马尾藻科植物羊栖菜、海嵩子等海藻，可增进健康及防止衰老。性寒，味苦、咸，归肝、胃、肾三经。具有软坚、消痰、利水等功效，适用于瘰疬、瘿瘤、积聚、水肿、脚气、睾丸肿痛等症。脾胃虚寒者忌食用。

邮票上的食疗养生食物

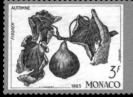

五、水果类

　　水果种类甚多，常见的有 80 种左右。不仅营养丰富，而且甜酸爽口，是大众生活与保健上不可或缺的健康食品。祖国医药学认为，水果具有生津止渴、清肠健胃、减肥瘦身、保养皮肤之功效。现代研究表明，水果含有丰富的矿物质、纤维素、果胶、有机酸、维生素等，特别是维生素 C 的含量最多，加之都是生吃，果汁内的维生素 C 可以免遭其他因素的破坏而全部被人体吸收。因此，可以调节体内代谢，预防疾病，增进健康。

　　在我们的生活中，五颜六色、琳琅满目的水果也是方寸天地里一道亮丽的风景线。早在 145 年前，现属南非共和国的英属奥兰治自由邦发行了以橙树作为主图的世界第一套水果邮票。19 世纪末至 20 世纪初又发行了以椰子、桔子、香蕉等为票图的水果邮票，50 年代之后，很多国家和地区以其盛产的水果为主题，有计划、成系列地推出印制精美、外观可爱的水果套票，使水果邮票的数量与种类迅猛上升。近年来，随着邮票印刷技术的提高，还出现了趣味水果邮票，提高了邮票的观赏性，给集邮爱好者平添了几分收集乐趣。

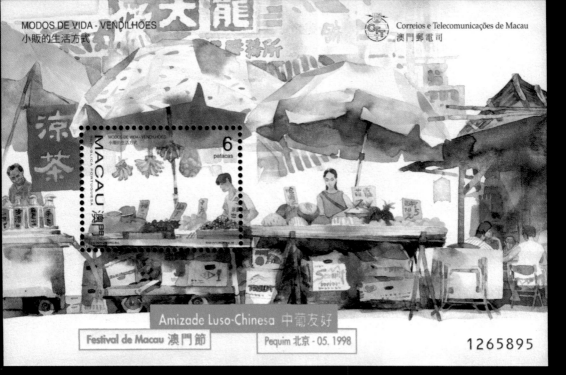

小贩的生活方式（中国澳门，1998.5.5，加盖"中葡友好"、"澳门节"、"北京"）

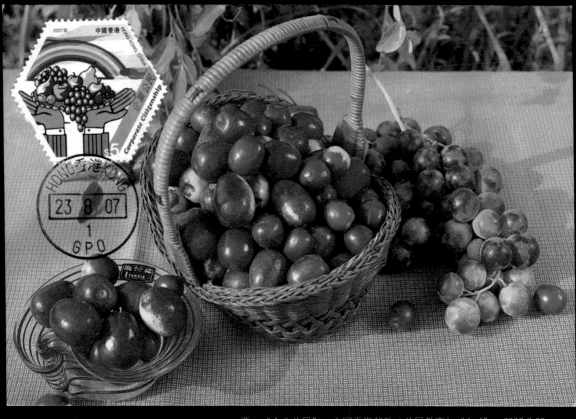

票："企业公民"，中国香港邮政《公民教育》"4-4"，2007.8.23。

片："水果"，20世纪80年代中国新疆版明信片。

戳：中国香港邮政总局邮票发行首日戳，2007.8.23。

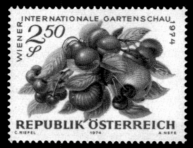
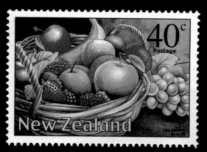

水果（奥地利，1974.4.18）　　　　　水果（新西兰，2002.8.7）

115 菠萝蜜

Jackfruit

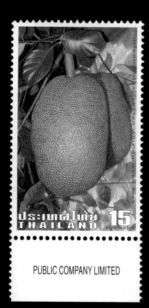

菠萝蜜（泰国，2003.10.4）

　　菠萝蜜又名苞萝、木菠萝、树菠萝、大树菠萝、蜜冬瓜等，为双子叶植物纲桑科常绿乔木木菠萝的果实。原产于热带亚洲的印度，现盛产于中国、印度、中南半岛、南洋群岛、孟加拉国和巴西等地。被誉为"热带水果皇后"，果肉肥厚柔软、甜酸适口、香味浓郁。含有丰富的糖类、蛋白质、维生素 B1、维生素 B2、维生素 B6、维生素 C、矿物质、脂肪油等。性平、味甘、微酸，归胃、大肠二经。具有生津除烦、解酒醒脾之功效，可用于慢性胃炎的辅助治疗。内服，多用鲜品生食，50—100 克。一般人群均可食用，但不可多食，否则会引起胸闷、烦呕。

116 桑葚
Mulberry

　　桑葚又名桑实、桑果，为双子叶植物纲桑科植物桑树的果实。其成熟的鲜果可食用，味甜汁多，是人们常食的水果之一。性微寒，味微酸而甜，归心、肝、肾三经。具有滋肾补血、生津润肠之功效，适用于肝肾阴血虚亏之眩晕耳鸣、须发早白、失眠多梦、津伤口渴、消渴、肠燥便秘等病症。体虚便溏者不宜食用，儿童不宜大量食用。

117 无花果
Fig

　　无花果又名天生子、文仙果，为双子叶植物纲桑科植物落叶小乔木无花果的果实。产于江苏、四川、新疆等地。除鲜食、药用外，还可加工制干、果汁等。性平，味甘，归心、脾、胃三经。具有健脾化食、润肠通便、利咽消肿、解毒抗癌之功效，适用于消化不良、大便秘结、痔疮、脱肛、疮疖、咽喉疼痛及阴虚肺热咳嗽等病症。未成熟果实具有防癌抗癌的作用，可以预防肝癌、肺癌、胃癌的发生，延缓移植性腺癌、淋巴肉瘤的发展，促使其退化。一般人群均可食用，但脂肪肝患者、脑血管意外患者、腹泻者以及正常血钾性周期性麻痹等患者不适宜食用。大便溏薄者不宜生食。

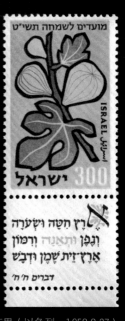

无花果（以色列，1958.8.27）

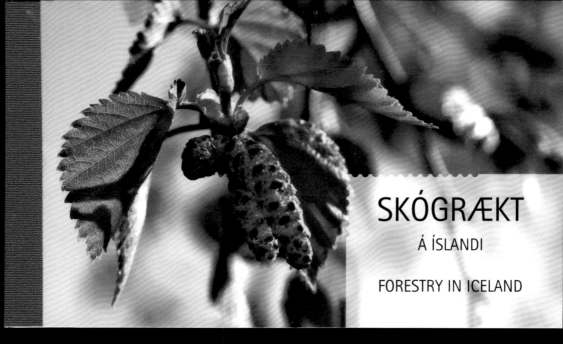

SKÓGRÆKT

Á ÍSLANDI

FORESTRY IN ICELAND

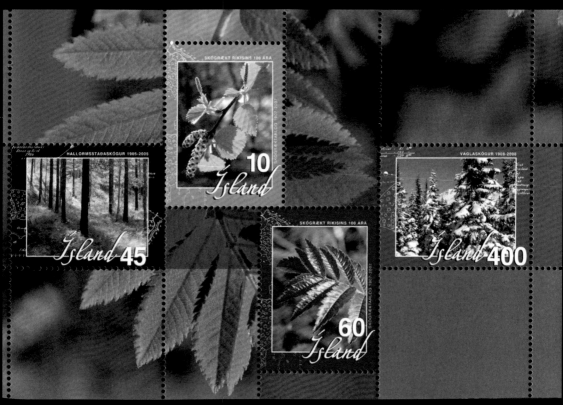

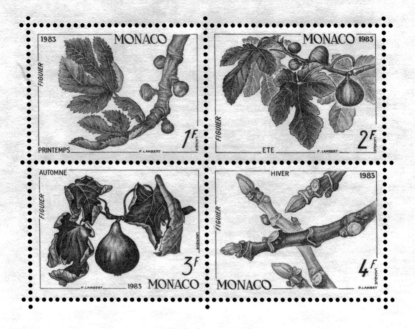

無花果樹的四季（摩納哥，1983.11.9）

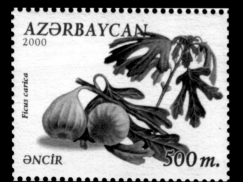

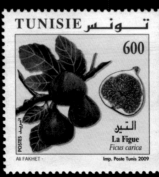

118 面包果
Breadfruit

面包果为双子叶植物纲桑科植物热带多年生常绿果树面包树的果实。原产于印度尼西亚、马来西亚等国，现我国海南、台湾等地也有出产。果实可食用，果质油润，质嫩多汁、酸甜适口、富有香气。其果肉及种子富含蛋白质、碳水化合物、钙、铁、磷等矿物质，以及维生素和丰富的膳食纤维。性凉、味甘。具有清热除火、化痰止咳、润肺、解毒等功效，可助吸烟、饮酒者排出毒素。一般人群均可食用，但糖尿病人应少食。

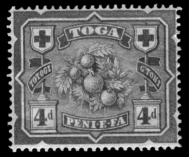

面包果（汤加，1897，是世界上以面包果为主图早期水果邮票之一）

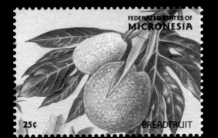

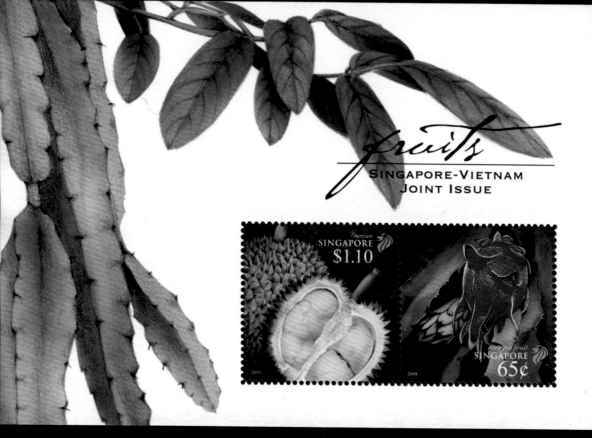

榴莲（1.10元）与火龙果（65分）（新加坡和越南联合发行，2008）

120 鳄梨

Avocado

鳄梨又名酪梨、牛油果、油梨，为双子叶植物纲樟科常绿果树鳄梨的果实。是一种著名的热带水果，营养价值高、含多种维生素、丰富的脂肪和蛋白质、钠、钾、镁、钙等含量也高。除作生果食用外，也可作菜肴和罐头。性平、味甘、归肾、肝二经。具有止咳化痰、滋阴止渴、滋养头发、保护心血管和肝脏系统等功效。一般人群均可食用。由于脂肪含量高，肥胖者不适宜多吃。

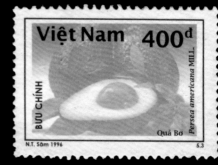

鳄梨（越南，1997.1.2）

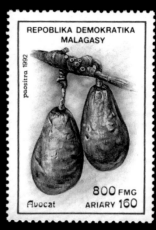

鳄梨（马达加斯加，1992.5.27）

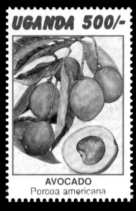

鳄梨（乌干达，1996.10.8）

121 杨梅

Bayberry

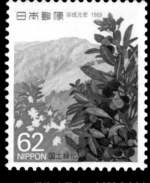

杨梅（日本，1989.5.19）

　　杨梅又名圣生梅、白蒂梅、树梅，为双子叶植物纲杨梅科乔木植物杨梅树的果实。在我国浙江余姚境内发掘的新石器时代的河姆渡遗址，曾发现在7000多年以前该地区就有杨梅生长。现华东和湖南、广东、广西、贵州等地区均产。具有很高的食用和药用价值。性平、味甘、酸，归肺、胃二经。具有生津止渴、和胃止呕、涩肠止泻、消食利尿等功效。适用于口渴干、口腔咽喉肿痛、胃炎、食欲不振、吐泻等症。劳累过度引起的头晕、全身肌肉关节疼痛者，可服杨梅酒 30—60 克，早晚各服一次。溃疡病患者慎食，牙疼、胃酸过多、上火的人不要多吃，糖尿病患者忌食。

122 番荔枝

Sugar apple，Custard apple

　　番荔枝又名林檎、唛螺陀、洋波罗、番苞萝、释迦、佛头果等，为双子叶植物纲番荔枝科多年生半落叶性小乔木番荔枝的果实。表皮满布疙瘩连接成球形，果实清甜。营养丰富、热量极高，能养颜美容、补充体力、清洁血液、健强骨骼，以及预防坏血病、增强免疫力、抗癌。自古被称为上等滋补品。性寒、味甘，归大肠经。具有补脾胃、清热解毒、杀虫等功效，适用于恶疮肿痛、肠寄生虫病等症。一般人都可以食用，每次 1 个。因其糖分极高，减肥和糖尿病患者不宜多食。

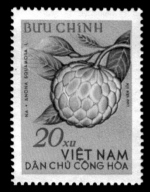
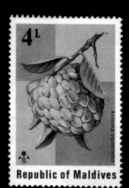

番荔枝（越南，1964.10.31）　　　番荔枝（马尔代夫，1975.3）

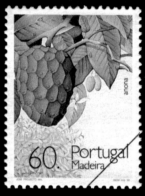

番荔枝（葡属马德拉，1990，样票）

123 猕猴桃

Kiwifruit

　　猕猴桃又名奇异果，为双子叶植物纲猕猴桃科植物猕猴桃的果实。原产于中国，现英国、美国、新西兰、法国、日本等地均产。性凉、味甘、酸，归脾、胃二经。具有清热生津、和胃消食、利湿通淋的功效，常用来治疗食欲不振、消化不良、反胃呕吐以及烦热、黄疸、消渴、石淋、疝气、痔疮等症。脾虚便溏者，风寒感冒、疟疾、寒湿痢、慢性胃炎、痛经、闭经、小儿腹泻者不宜食用。女性经期最好少吃或不吃。

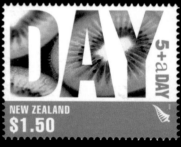

猕猴桃（新西兰，2006.8.2）

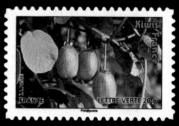

猕猴桃（法国，2012 年绿色蔬果自粘邮票，"12-9"）

124 山竹

Mangosteen

　　山竹又名莽吉柿、山竺、山竹子、倒捻子、凤果等，为双子叶植物纲藤黄科（又称金丝桃科）植物山竹的成熟果实。是一种典型的热带水果，主产于泰国、越南、马来西亚、印度尼西亚、菲律宾等东南亚国家。果肉柔软，甜酸可口，含丰富的膳食纤维、糖类、维生素及镁、钙、磷、钾等矿物元素。性寒，味甘、微酸。具有清热降火、美容肌肤的功效，对燥火重、皮肤不太好的年轻人有很好的食疗效果，能治疗青少年易生的青春痘。一般人群均可食用，但不宜多吃，每天最多吃 3 个。肾病、心脏病、糖尿病患者和体质虚寒者慎食。

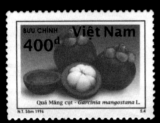

山竹（越南，1964.10.31）

山竹（越南，1997.1.2）

125 番木瓜

Papaya

　　番木瓜又名木瓜。我们平常所说的木瓜有两大类，双子叶植物纲蔷薇科木瓜属木瓜与双子叶植物纲番木瓜科木瓜（番木瓜）。蔷薇科木瓜是药用木瓜，番木瓜科木瓜是食用木瓜，属于热带水果，但也具有食疗功效。番木瓜产于热带、亚热带地区。我国广东、海南、广西、云南、福建、台湾等省区均有出产。果肉香气浓郁，汁水丰多，甜美可口，营养丰富，有"百益之果"之雅称。性平，味甘，归脾、胃二经。具有健胃消食、滋补催乳、舒筋通络等功效，适用于脾胃虚弱、食欲不振、乳汁缺少、风湿关节疼痛、肢体麻木、胃及十二指肠溃疡疼痛等症。一般人群均可食用，但孕妇、过敏体质者不宜食。

番木瓜（加蓬，1962.12.10，图上）

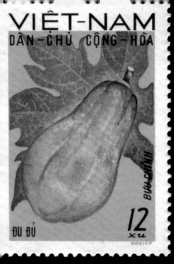

番木瓜（越南，1969.11.20）

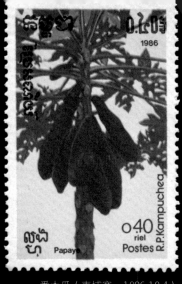

番木瓜（柬埔寨，1986.10.4）

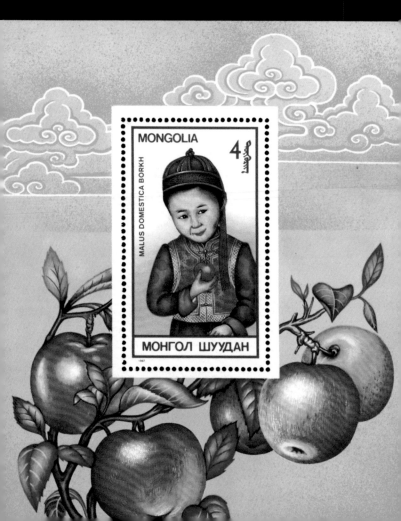

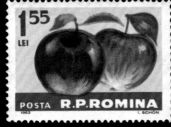

苹果（罗马尼亚，1963.9.15）

苹果又名柰、频婆、天然子，为双子叶植物纲蔷薇科植物苹果树的成熟果实。中国是世界最大的苹果生产国，主产于东北、华北、华东、西北和四川、云南等地。富含矿物质和维生素，是人们最常食用的一种水果。性平、味甘、微酸，归脾、肺二经。具有补脾气、养胃阴、生津解渴、润肺止咳、除烦解暑等功效，适用于肺燥、热咳、心气不足、烦躁易怒、便秘、肥胖、脾胃虚弱、四肢无力等症。每日早晚空腹吃苹果一至两个，治大便燥结。每日饭后食苹果一个，对消化不良、反胃有效。肾炎和糖尿病患者不宜多吃。

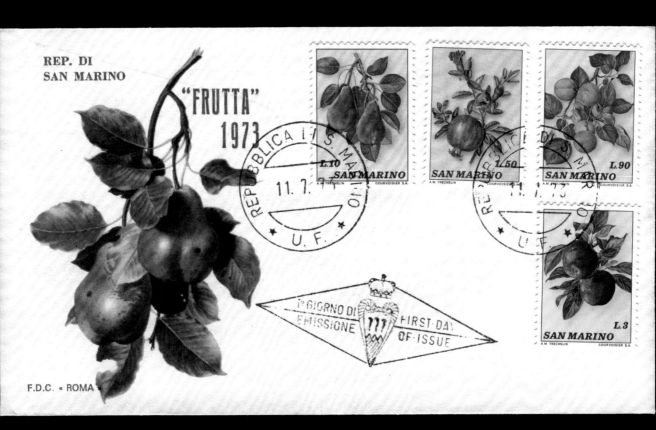

邮票知识链接

首日封是指在新邮票发行首日，将该套邮票的全套、部分或单枚贴在特制信封右上角，加盖当天邮

苹果（圣马力诺，1973.7.11，图下 1）

圣马力诺于 1973 年 7 月 11 日发行的首日封，贴"梨"、"石榴"、"杏"和"苹果"图案邮票（自

127 梨

Pear

　梨又名果宗、快果，为双子叶植物纲蔷薇科植物梨树的果实。梨既可生食，也可蒸煮后食用，不仅味美汁多，甜中带酸，而且营养丰富，含有多种维生素和纤维素。性微寒，味甘、酸，归肺、胃二经。具有清肺润燥、化痰生津的功效，适用于热病津伤口渴、热痰咳嗽、便秘等症。一般人群均可食用，脾虚泄泻、肺寒咳嗽者忌用。

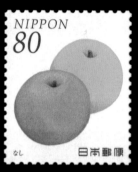

梨（日本，蔬菜水果自粘邮票，2013.8.30）

128 西洋梨

Warden

　西洋梨又名秋洋梨、洋梨、阳梨、巴梨、红巴梨、法兰西梨等，为双子叶植物纲蔷薇科植物西洋梨树的果实。原产英国，我国胶东半岛和辽东半岛均有出产。肉软汁多，具有香气，风味甚佳。性凉，味甘。具有润肺凉心、消炎降火、解疮毒、醒酒和利尿等功效。现代医学研究表明，多吃西洋梨能降低胆固醇、预防结肠癌的发生。本品含果酸较多，含糖量高，胃酸多者、糖尿病患者应慎食。

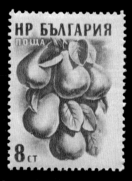

西洋梨（保加利亚，1956.4.14）

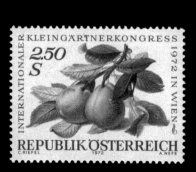

西洋梨（奥地利，1972.9.7）

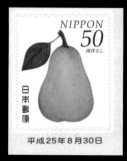

西洋梨（日本，蔬菜水果自粘邮票"10-5"，2013.8.30）

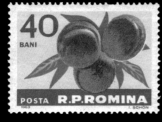

桃（罗马尼亚，1963.9.15）

桃又名桃子、桃实，为双子叶植物纲蔷薇科植物桃树的成熟果实。原产我国，各省区均有出产。性微温，味甘、酸，归胃、大肠二经。具有补气养血、滋阴生津、润肠消积、止咳等功效，适用于老年体弱、肠燥便秘、瘀血痛经、闭经、瘀肿、肺结核、肝脾肿大等症。一般人群均可食用。内热偏盛、易生疮疖、糖尿病患者，月经过多者不宜多吃。

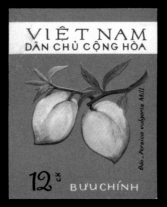

桃（越南，1975.4.25）

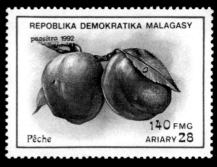

桃（马达加斯加，1992.5.27）

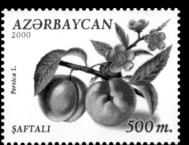

桃（阿塞拜疆，2000.6.21）

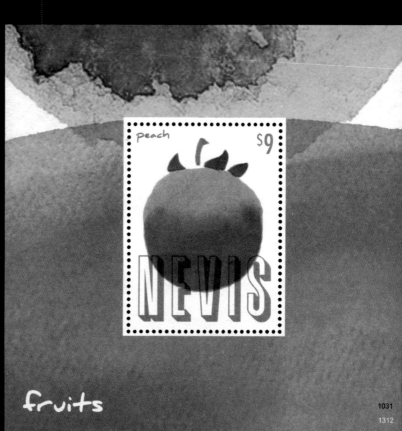

桃（尼维斯，2013）

130 山楂
Hawthorn

　　山楂又名山里红、红果等，为双子叶植物纲蔷薇科植物山楂树的果实。主产于江苏、浙江、云南、四川等地。性微温，味甘、酸，归脾、胃、肝三经。具有消食化积、散瘀活血、生津止痢的功效，适用于食滞、腹痛泄泻、痢疾、高血压、高血脂等症。现代研究表明，山楂含糖类、蛋白质、脂肪、维生素 C、胡萝卜素、淀粉、苹果酸、枸橼酸、钙和铁等物质，具有降血脂、血压、强心和抗心律不齐等作用。山楂内的黄酮类化合物牡荆素，是一种抗癌作用较强的药物。一般人群都可以食用，每次 10—15 克，大剂量 30 克。胃酸分泌过多者、脾胃虚弱者慎服，孕妇、儿童、患牙病者不宜多食。

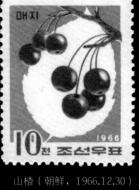

山楂（朝鲜，1966.12.30）

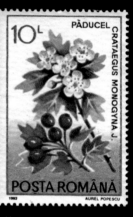

山楂（罗马尼亚，1993.3.30）

131 李
Plum

　　李又名嘉应子、布霖、李子，为双子叶植物纲蔷薇科植物李树的果实。我国大部分地区均产。既可鲜食，又可以制成罐头、果脯。性凉，味甘、酸，归肝、肾二经。具有清肝泻热、生津利尿的功效，适用于虚劳内热、消渴、腹水、小便不利、消化不良等症。发热、口渴、虚痨骨蒸、肝病腹水者，教师、演员音哑或失音者，慢性肝炎、肝硬化者尤宜食用。由于含高量的果酸，过量食用易引起胃痛。溃疡病及急、慢性胃肠炎患者忌服。多食易生痰湿、伤脾胃，又损齿。

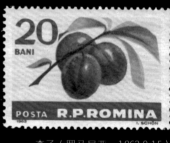

李子（罗马尼亚，1963.9.15）

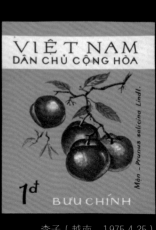

李子（越南，1975.4.25）

132 杏

Apricot

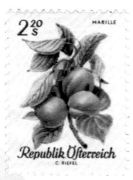

杏（奥地利，1966.11.25）

　　杏又名杏子、杏实，为双子叶植物纲蔷薇科植物杏树的果实。除广东、海南等热带区外，全国各地均有出产。其果肉含有多种人体所必需的维生素及无机盐类，是一种营养价值较高的水果。性温，味甘、酸，归肺、大肠二经。具有润肺定喘、生津止渴的功效，适用于久咳虚喘、口渴津少等症。现代医学还证实，杏子含苦杏仁苷，又称维生素 B17，可提高免疫功能，抑制癌细胞繁殖。一般人群均可食用，但产妇、幼儿、病人，特别是糖尿病患者，不宜吃杏或杏制品。鲜果不宜多吃，免伤脾胃。

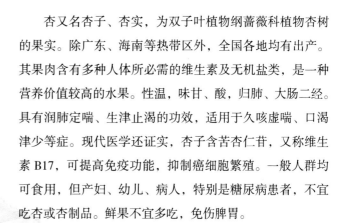

杏（韩国，1974.3.30）

133 枇杷

Loquat

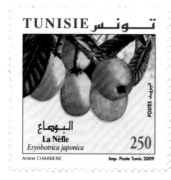

枇杷（突尼斯，2009）

　　枇杷古名芦橘，又名金丸、芦枝，为双子叶植物纲蔷薇科植物枇杷树的果实。我国的中南及陕西、甘肃、江苏、安徽、浙江、江西、福建、台湾、四川、贵州、云南等地均有出产。其果肉酸甜适度，味道鲜美，被誉为"果中之皇"。其果实包括果肉和果核在内，果肉性平，味甘、酸，能清肺生津止渴；果核性平，味苦，归肺、胃二经，能化痰止咳。用于治疗肺经燥热、咳嗽咯痰等症。一般人群均可食用，脾虚泄泻者忌用。

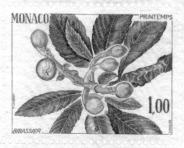
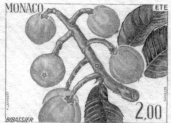
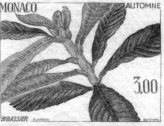
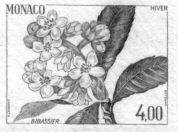

LES QUATRE SAISONS

IMPRIMERIE des TIMBRES-POSTE_FRANCE

枇杷树的四季（摩纳哥，1985）

134 樱桃

Cherry

　　樱桃又名楔荆桃、含桃、朱樱等，香港称之为"车厘子"，为双子叶植物纲蔷薇科植物樱桃树的果实。主产于山东、安徽、江苏、浙江、河南、甘肃、陕西等地。富含糖、蛋白质、维生素及钙、铁、磷、钾等多种元素。性温，味甘、微酸，归脾、肝二经。具有补中益气、解表透疹、祛风除湿的功效，适用于肺热咳嗽、胃热呕哕、气短心悸、倦怠食少、咽干口渴等症。一般人群均可食用，热性病及虚热咳嗽者、糖尿病者忌食。

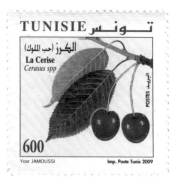

樱桃（突尼斯，2009）

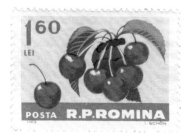

樱桃（罗马尼亚，1963.9.15）

135 榅桲
Quince

　　榅桲又名蛮檀、楔楂、比也、木梨等，为双子叶植物纲蔷薇科植物落叶小乔木榅桲的果实。主产于江苏、山东、湖北、河北、陕西及东北等地，为重要的水果品种。性微温，味甘、酸。具有祛湿解暑、舒筋活络的功效，适用于伤暑、呕吐、腹泻、消化不良、关节疼痛、腓肠肌痉挛等症。

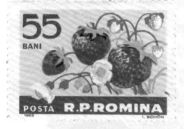

榅桲（保加利亚，1956.4.14）

136 草莓
Strawberry

　　草莓又名红莓、洋莓、地莓等，为双子叶植物纲蔷薇科多年生草本植物草莓的浆果。主产于城市郊区，产量较多的有北京、天津、沈阳、杭州、成都等城市。其味极佳，营养价值高，含丰富的维生素 C，有帮助消化的功效，还可以巩固齿龈，润泽喉部。性凉，味甘，归脾、胃、肺三经。有润肺生津、健脾和胃、利尿消肿、解热祛暑之功效，适用于肺热咳嗽、食欲不振、小便短少、暑热烦渴等症。最好在饭后吃，因为其含有大量果胶及纤维素，可促进胃肠蠕动、帮助消化、改善便秘、预防痔疮和肠癌的发生。一般人群均可食用，痰湿内盛、肠滑便泻者和尿路结石病人不宜多食。

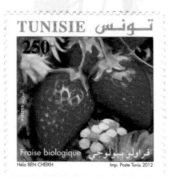

草莓（罗马尼亚，1963.9.15）

草莓（突尼斯，2012）

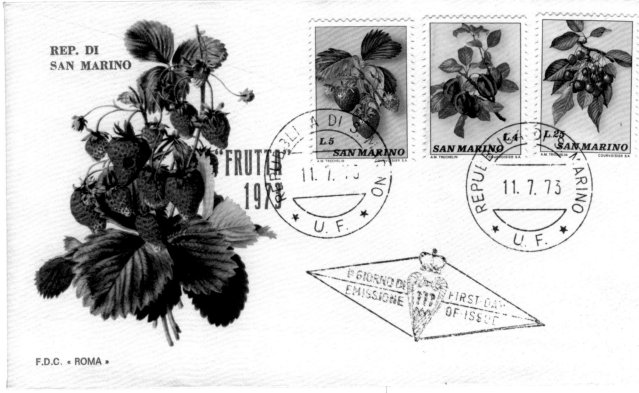

圣马力诺于1973年7月11日发行的首日封，贴"草莓"、"西梅"和"樱桃"图案邮票（自左至右）各1枚。

草莓（圣马力诺，1973.7.11，图左1）

137 覆盆子

Raspberry

　　覆盆子又名悬钩子、覆盆、覆盆莓等，为双子叶植物纲蔷薇科植物掌叶覆盆子的果实。在欧美作为水果，但在中国，少为人知。酸甜可口，有"黄金水果"的美誉。含有相当丰富的维生素A、维生素C、钙、钾、镁等营养元素以及大量纤维。性平，味甘、酸，归肝、肾二经。具有补肝肾、缩小便、助阳、固精、明目等功效，适用于阳痿、遗精、虚劳、目暗等症。内服煎汤，7.5—15克。适宜肝亏虚者、阳痿者、遗精者、不孕不育者、小便频繁者、视物不清者。一般人群均可食用，肾虚有火、小便短涩者慎服。

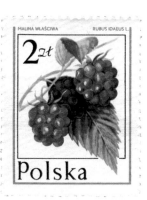

覆盆子（朝鲜，1966.12.30）

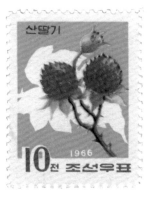

覆盆子（波兰，1977.3.17）

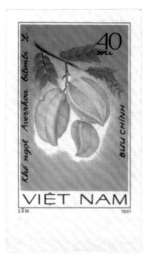

杨桃（越南，1981.10.12）

138 杨桃
Common averrhoa，Star fruit

　　杨桃又名阳桃、五敛子，星星果等，为双子叶植物纲酢浆草科植物阳桃的果实。原产于亚洲热带地区，盛产于我国广东、广西、福建、台湾，菲律宾等地。是水分很多的一种水果，果汁清凉可口，解渴消暑，有独特的风味。性平，味酸、甘、涩，归肝、脾二经。具有清热解毒、生津止渴、利尿通淋等功效，适用于热病烦渴、风热咳嗽、咽喉肿痛、口舌生疮、风火牙痛、小便不利、石琳等症。因其含有一种神经毒素，一般人食用可代谢，但肾病患者无法将此毒素排出体外，应忌食。

139 酸角
Tamarind fruit

　　酸角又名罗望子，为双子叶植物纲豆科植物酸角树的荚果。原产于印度及非洲热带地区，我国云南为主要产区。果实中的果肉除直接生食外，还可加工生产高级饮料和食品。性凉，味甘、酸，归心、胃二经。具有清热解暑、生津止渴、消食化积等功效，适用于暑热伤津、烦躁口干、食积不消、呕逆少食等症。可用本品煎汤取汁，加白糖调味服。果肉具轻泻作用。

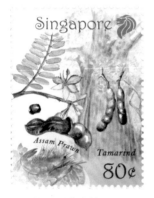

罗望子（新加坡，2011）

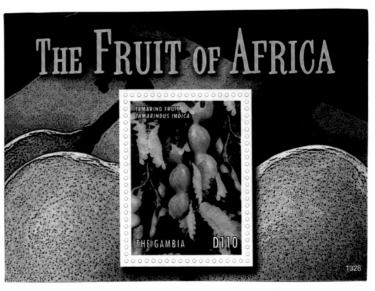

酸角（冈比亚，2013）

133

140 橘

Orange，Tangerine

橘又名橘子、黄橘、福橘、朱橘、蜜橘等，为双子叶植物纲芸香科植物橘树及其栽培变种的成熟果实。在我国南方大部分省区均产。性凉，味甘、酸，归肺、胃二经。具有清热生津、润肠解毒、开胃理气、祛痰止咳的功效，适用于热病伤津、烦渴喜饮、咳喘、消化不良、脘腹痞满等症。因其富含维生素 B1、维生素 P，可辅助治疗高脂血症、动脉硬化及多种心血管疾病；还有明显的抗癌作用，可预防胃癌。一般人群均可食用，但脾胃虚弱、风寒感冒者，或在生理期和坐月子的女性不宜食用。不宜与萝卜、牛奶同食。

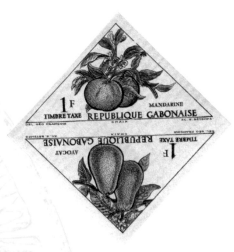

橘（加蓬，1962.12.10，图上）

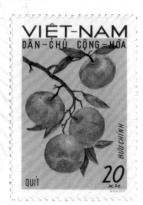

橘（越南，1969.11.20）

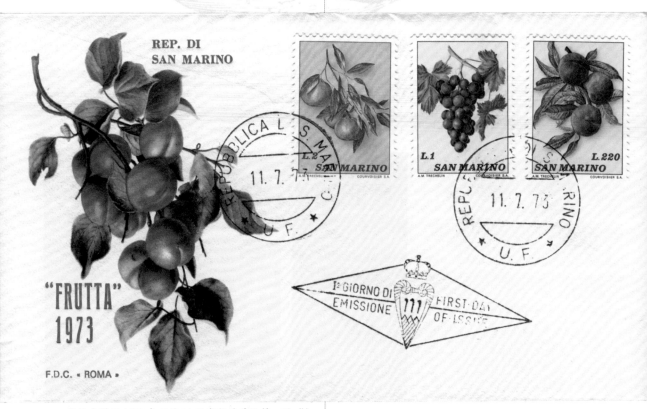

圣马力诺于 1973 年 7 月 11 日发行的首日封，贴"红橘"、"葡萄"和"桃"图案邮票（自左至右）各 1 枚。

红橘（圣马力诺，1973.7.11，图左 1）

141 橙

Orange，Sweet orange

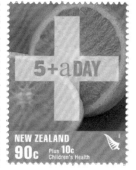

橙（帕劳，1987.1.5）

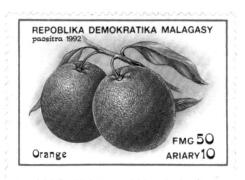

橙（新西兰，2006.8.2）

橙又名橙子、甜橙、香橙、柳橙、黄果等，为双子叶植物纲芸香科植物橙树的果实。原产于中国南方和亚洲的中南半岛。性温，味甘、酸，归肺、脾、胃、肝经。具有生津止渴、健胃消食、清肠通便、行气化痰的功效，适用于口渴咽痛、食欲不振、咳嗽痰多、便秘、痔疮、伤酒等症。一般人群均可食用。忌与槟榔同食。

橙（马达加斯加，1992.5.27）

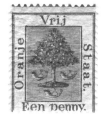 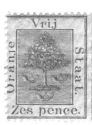 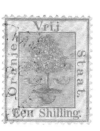

橙树（奥兰治自由邦，1868）

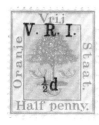 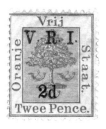

橙树（奥兰治自由邦，加盖改值邮票，1900.3）

　　1868 年，现属南非共和国、时属英国管治的奥兰治自由邦发行了一套以一株果实累累的橙树作为主图的普通邮票。邮票由德拉雷公司印刷，面额从半便士至五先令，周边印有 "Oranje Vrij Staat."（南非语："奥兰治自由邦"）字样，同图，分不同面值和刷色，共 11 种。该套票从 1868 年至 1900 年分七次发行，其中 1868 年首批发行的有 1 分褐色、6 分玫瑰红色、1 先令橙色邮票，这几枚票被公认为是世界第一套果树邮票，也是世界最早的水果邮票。此外，这套邮票中的部分邮票还在 1877 年、1881 年、1882 年、1888 年、1890—1891 年、1896 年、1897 年 和 1900—1901 年被加盖改值，共出现了 41 种加盖改值邮票，这一数字还不包括由于漏印、倒置、重复加盖等印刷错误所造成的加盖改值变体邮票。时至今日，有的变体邮票的价格已经比较昂贵。

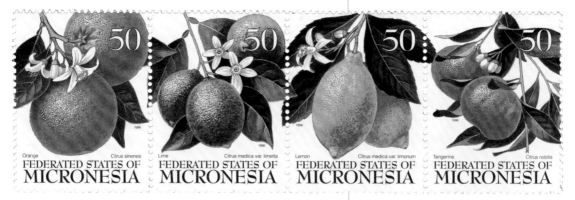

142 柑

Mandarin orange

柑又名新会柑、金实、柑子、蜜柑等，为双子叶植物
纲芸香科木本植物柑树的成熟果实。柑果实比橘子大，皮
比橘皮稍厚，颜色稍黄，纹理稍粗。性凉，味甘、酸，无毒，
归脾、胃、膀胱三经。具有清利咽喉、生津止渴、祛痰平
喘、消食顺气、利尿、温肾止痛等功效，适用于胸膈烦热、
口干欲饮、咽喉疼痛、酒毒烦热、食少气逆、肾冷腰痛、
小便不利等病症。一般人都宜食用。胃、肠、肾、肺功能
虚寒者，久病痰寒者不宜食。

密克罗尼西亚联邦于
1996 年 8 月 24 日发行的"柑
橘属水果"四连票，面值均
为 50 分。除"4-4"是蜜柑外，
其余票图为："4-1"橘子、
"4-2"酸橙、"4-3"柠檬。

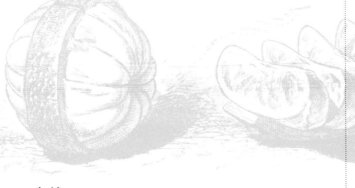

143 金桔

Kumquat

金桔又名金柑、夏橘、金枣、寿星柑、给客橙、金蛋、
罗浮等，为双子叶植物纲芸香科植物金桔树的成熟果实。
主产于长江流域及以南各省区。性温，味甘、酸，归肺经。
具有消积、和胃的功效，适用于胸闷、伤酒、口渴、食滞
纳呆等症。一般人群均可食用，脾弱气虚者不宜多吃。糖
尿病人忌食；口舌碎痛、齿龈肿痛者忌食。

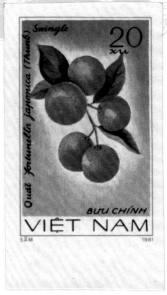

金桔（越南，1981.10.12）

144 柚
Pomelo

柚又名柚子、文旦、文旦果、香抛，为双子叶植物纲芸香科植物柚子树的成熟果实。主产于广东、广西、福建、湖南、浙江、四川等地。清香、酸甜、凉润，营养丰富，药用价值高。性寒，味甘、酸，无毒，归肝、脾、胃三经。具有健脾消食、止咳平喘、清热化痰的功效，适用于食积、腹胀、痢疾、腹泻、咳嗽痰多等症。现代医药学研究发现，柚肉中含有非常丰富的维生素 C 以及类胰岛素等成分，故有降血糖、降血脂、减肥、美肤养容等功效。经常食用，对高血压、糖尿病、血管硬化等疾病有辅助治疗作用，对肥胖者有健体养颜功能。一般人群均可食用。脾虚泄泻者不宜食用。

柚（柬埔寨，1986.10.4）

145 葡萄柚
Grapefruit

葡萄柚又名西柚，为双子叶植物纲芸香科植物葡萄柚树的成熟果实。原产于中美洲巴巴多斯，我国浙江、四川、广东、台湾等地均产，目前以台湾产量最多。性平，味甘、酸。具有增进食欲、利尿、美白、强化肝功能、减肥、增强记忆力等功效，适用于偏头痛、耳聋、胆结石、抗蜂窝组织炎、月经不调等症。现代医药学研究发现，西柚除含有丰富纤维素和维生素 C 外，还蕴含维生素 P，可改善微丝血管的功能特性；而其所含的类黄酮，则有助增加毛细血管壁的渗透性与抵抗力，保护心血管健康。一般人群均可食用。高血压、高胆固醇与血管病患者不宜食用。

葡萄柚（加蓬，
1962.12.10，图上）

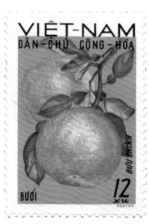

葡萄柚（越南，1969.11.20）

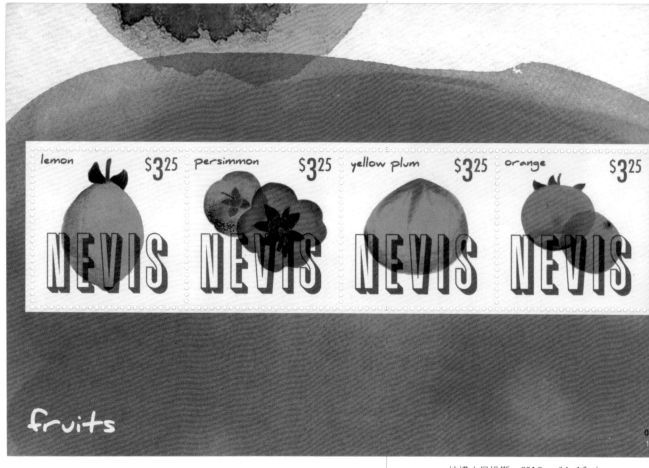

柠檬（尼维斯，2013，"4-1"）

146 柠檬

Lemon

柠檬又名檬子、柠果、洋柠檬等，为双子叶植物纲芸香科柑桔属的常绿小乔木柠檬的果实。原产于东南亚，现主要产地为美国、意大利、西班牙和希腊。我国长江以南各省也有少量出产。因其味酸涩而不适合鲜食，主要用来榨汁、配菜。性平，味甘、酸，归肝、胃二经。具有祛暑、生津、止咳、和胃安胎等功效，适用于中暑烦渴、食欲不振、支气管炎、百日咳、维生素 C 缺乏症、怀孕妇女胃气不和等症。现代医药学研究发现，柠檬富含维生素 C，是"坏血病"的克星，还含有糖类、钙、磷、铁、维生素 B1、维生素 B2、烟酸奎宁酸、柠檬酸、苹果酸、橙皮苷、柚皮苷、香豆精、高量钾元素和低量钠元素等，对人体十分有益。一般人群均可食用，但胃寒气滞、痰多、伤风感冒、咳嗽发烧者不宜食用。

尼维斯于 2013 年发行的"水果"小全张，含邮票 4 枚，面值均为 3.25 东加勒比元。除"4-1"是柠檬外，其余票图为："4-2"柿子、"4-3"黄李子、"4-4"橙子。

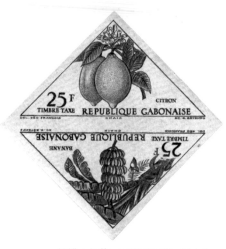

柠檬（加蓬，1962.12.10，图上）

147 佛手

Bergamot

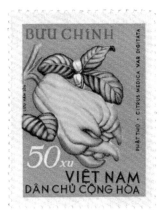

佛手（越南，1964.10.31）

　　佛手又名五指橘、佛手柑，为双子叶植物纲芸香科常绿小乔木佛手的果实，因其形态如佛手而得名。主产于广东、四川、浙江等地，其中浙江金华佛手最为著名，被称为"果中之仙品，世上之奇卉"。花与果实均可食用，可做佛手花粥、佛手笋尖、佛手炖猪肠等。性温，味辛、苦、酸，归肝、脾、肺三经。具有舒肝理气、和胃止痛的功效，适用于胸腹胀满、胸闷气滞、肝胃不和、食欲不振、胃痛、疝气、呕吐、咳嗽气喘和四肢酸软等症。取鲜佛手12—15克（或干佛手6克），开水冲泡，代茶饮。阴虚有火、无气滞症状者慎服。

148 橄榄

Chinese olive

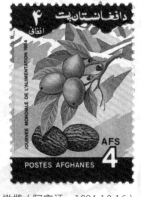

橄榄（阿富汗，1984.10.16）

　　橄榄又名青果、青子，为双子叶植物纲橄榄科植物橄榄树的果实，因果实尚呈青绿色时即可供鲜食而得名。原产于中国，福建、广东、广西、台湾是我国橄榄出产较多的地区。性平，味甘、酸，归肺、胃二经。具有清热解毒、利咽化痰、生津止渴、除烦醒酒之功效。常食橄榄还有助于降低血压，提高胃、脾、肠、肝和胆管的功能，预防胆囊炎、胆结石、早老性痴呆和类风湿性关节炎等症。据近年研究表明，橄榄还有防治心脏病、胃溃疡和保护胆囊的功效。一般人都可食用，每次3—5枚。本品不宜多服，脾胃虚寒及大便秘结者慎服。

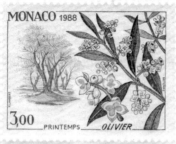
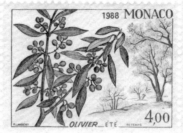
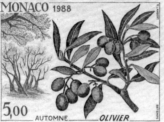
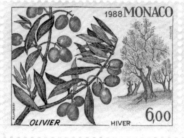

PRINCIPAUTE DE MONACO

LES QUATRE SAISONS

IMPRIMERIE des TIMBRES-POSTE_FRANCE

橄榄树的四季（摩纳哥，1988.10.20）

149 芒果

Mango

　　芒果又名杧果、蟒果、庵罗果、蜜望等，为双子叶植物纲漆树科植物芒果树的成熟果实。原产于印度和马来西亚的热带和亚热带地区，现我国广西、广东、海南、福建、云南、台湾等地均产。性凉，味甘、酸。具有养胃止呕、健脾益胃、活血通经等功效，适用于恶心呕吐、坏血病、经闭、咽痛等症，并有防癌作用。虚寒咳嗽、敏感体质，患有皮肤病、肿瘤病、糖尿病、哮喘病的人群忌食；肾炎患者慎服；患有风湿病、内脏溃疡者、发炎者宜少吃。

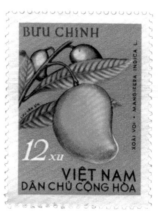
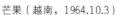

芒果（越南，1964.10.3）

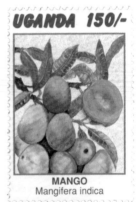

芒果（乌干达，1996.10.8）

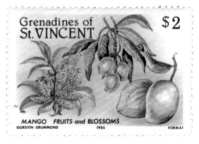

芒果（圣文森特的格林纳丁斯，1985.6.24）

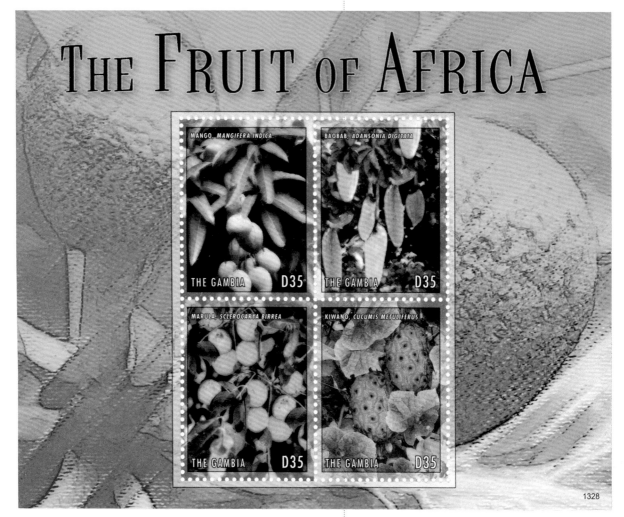

THE FRUIT OF AFRICA

MANGO, MANGIFERA INDICA

THE GAMBIA D35

BAOBAB, ADANSONIA DIGITATA

THE GAMBIA D35

MARULA, SCLEROCARYA BIRREA

THE GAMBIA D35

KIWANO, CUCUMIS METULIFERUS

THE GAMBIA D35

1328

冈比亚于2013年发行的"非洲水果"小全张，含邮票4枚，面值均为35达拉西。除"4-1"是芒果外，其余票图为："4-2"猴面包果、"4-3"伯尔硬胡桃、"4-4"刺角瓜。

芒果（冈比亚，2013，"4-1"）

150 韶子

Rambutan

韶子又名红毛丹，为双子叶植物纲无患子科植物韶子树的成熟果实。原产于亚洲热带地区，我国广东、海南、广西和云南等地区有少量出产。性温，味甘，无毒。具有生津益血、健脾止泻、温中理气、降逆等功效，适用于气血不足、贫血、暴痢、胸腹冷气、慢性腹泻等症。一般人群均可食用。内服煎汤，9—15克。内热偏旺、口臭口苦者，以及患有癌症、更年期综合症、红斑性狼疮、支气管扩张者忌食。

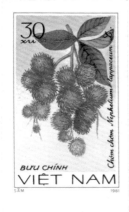

韶子（越南，1981.10.12）

Viêt Nam 400d

BƯU CHÍNH

Quá Chôm chôm

N.T. Sâm 1996

韶子（越南，1997.1.2）

151 荔枝

Lychee

　　荔枝又名离支、丹荔、勒荔等，为双子叶植物纲无患子科植物荔枝树的成熟果实。主产于广东、广西、福建、四川、台湾、云南等地。果肉，性温，味甘、酸，具有补脾益肝、理气补血、温中止痛、补心安神的功效。果核，性温，味甘、微苦，归心、脾、肝三经，具有理气、散结、止痛的功效，可止呃逆，止腹泻，是五更泻者的食疗佳品。一般人群均可食用。皮肤易生疮疖者及胃热口苦者忌用。

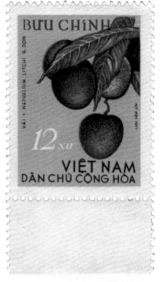

荔枝（越南，1964.10.31）

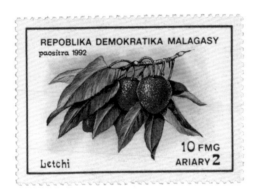

荔枝（马达加斯加，1992.5.27）

152 龙眼

Longan

　　龙眼又名桂圆，为双子叶植物纲无患子科植物龙眼树的成熟果实。主产于我国东南部各省，以及泰国、越南和菲律宾等亚洲热带地区。性微温，味甘，归心、脾二经。具有壮阳益气、补益心脾、养血安神的功效，适用于气血不足、心悸怔忡、健忘失眠、血虚萎黄、产后身体虚弱等症。一般人群均可食用，每次9—15克。内有郁火、痰饮气滞及湿阻中满者忌服。

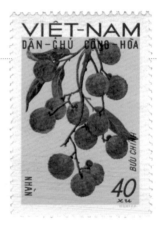

龙眼（越南，1969.11.20）

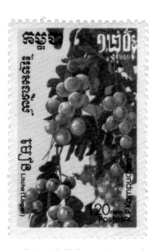

龙眼（柬埔寨，1986.10.4）

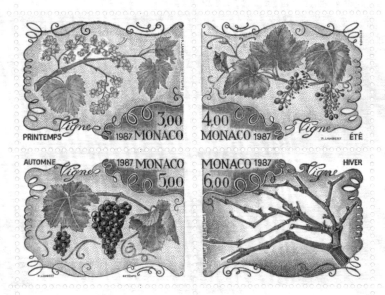

葡萄四季（摩纳哥，1987.3.17）

153 葡萄
Grape

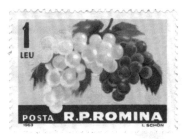

葡萄（罗马尼亚，1963.9.15）

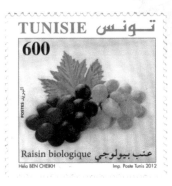

葡萄（突尼斯，2012）

　　葡萄又名提子、草龙珠等，为双子叶植物纲葡萄科落叶藤本植物葡萄的成熟果实。主产于新疆、山东、河北、辽宁和河南等地。性平，味甘、酸，归肺、脾、肾三经。具有补气血、强筋骨、通经络、利尿等功效，适用于五脏劳伤、筋骨不坚、气血不足、阴虚咳嗽、潮热盗汗、心悸不宁、下肢浮肿、尿少等症。一般人群均可食用。糖尿病患者、便秘者不宜多吃；脾胃虚寒者不宜多食，多食则令人泄泻。

154 榴莲

Durian

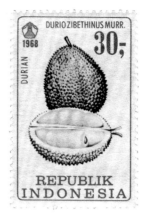

榴莲（印度尼西亚，1968.12.20）

　　榴莲又名流连、果皇，为双子叶植物纲木棉科植物榴莲树的果实。主产于菲律宾、印度尼西亚、缅甸和斯里兰卡等地，我国广东、广西、海南、台湾等地也出产。果肉味美，营养丰富，为热带著名果品之一。性热，味辛、甘，归肝、肾、肺三经。具有滋补气血、益心健脾的功效。对营养不良、贫血体弱、病后体弱等有辅助治疗效果，尤其对女性贫血有特殊疗效。大量研究证明，榴莲果中维生素含量丰富，维生素 A、维生素 B 和维生素 C 都较高。维生素 A 能抑制肿瘤形成的抗启动基因的活性，起到抑癌抗癌的作用。一般人群均可食用，但一天食用量不要超过两瓣。咽干、舌燥、喉痛等热病体质和阴虚体质者慎食；糖尿病、心脏病和高胆固醇血症患者不应食用。

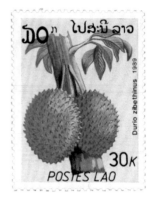

榴莲（老挝，1989.9.18）

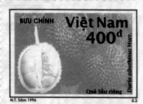

榴莲（越南，1997.1.2）

155 沙棘

Seabuckthorn fruit

　　沙棘又名醋柳、黄酸刺、酸刺柳、黑刺、酸刺，为双子叶植物纲胡颓子科植物落叶性灌木沙棘的果实。主产于华北、西北、四川、西藏等地。性温，味酸、涩。具有止咳化痰、健胃消食、活血散瘀等功效，适用于咳嗽痰多、肺脓肿、消化不良、食积腹痛、胃痛、肠炎、闭经、跌打瘀肿等症。现代医学研究表明，沙棘可降低胆固醇，缓解心绞痛发作，还有防治冠状动脉粥样硬化性心脏病的作用。可鲜食，但是直接食用太酸，把它用搅拌机加少量水和蜂蜜一起打成汁饮用，每次 3—9 克；或制果子露、果酱等。一般人群均可食用。

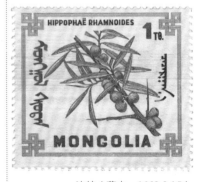

沙棘（蒙古，1968.2.15）

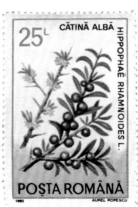

沙棘（罗马尼亚，1993.3.30）

156 枣

Jujube，Date

　　枣又名红枣、枣子，为双子叶植物纲鼠李科植物枣树的成熟果实。原产于中国，以山西、河北、安徽、山东、河南、陕西、甘肃等地最多。果肉肥厚，色美味甜，富含蛋白质、脂肪、糖类、维生素、矿物质等营养素。性温，味甘，归脾、胃二经。具有补中益气、养血安神等功效，适用于脾胃虚弱、食少便溏、气血不足、倦怠乏力、心悸怔忡等症。对高血压、心血管疾病、失眠、贫血等病人都很有益。现代医药学研究发现，大枣中含有能抗癌的三萜类化合物和含有使癌细胞向正常细胞转化的环－磷酸腺苷。一般人群均可食用。忌与虾皮、葱、鳝鱼、海鲜、动物肝脏、黄瓜、萝卜等同食。

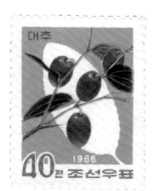

枣（朝鲜，1966.12.30）

157 百香果

Passion fruit

　　百香果又名鸡蛋果、西番果、时针果等，为双子叶植物纲西番莲科植物鸡蛋果的成熟果实。原产于巴西，我国云南、福建、广东、广西、海南、江西、四川、重庆等地有少量出产。风味浓郁，芳香怡人，集多种水果香味于一身，故名。其种籽很多而果肉很少，一般不直接食用，而是榨汁饮用。性寒，味酸、甜。含有丰富的维生素、蛋白质、有机酸及氨基酸，有清肠开胃、消除疲劳、促进食欲及恢复体力的功效，还可预防皮肤干燥。将百香果根晒干泡茶饮用，可以治疗关节炎、骨膜炎。一般人群均可食用，但胃弱者不宜多食。

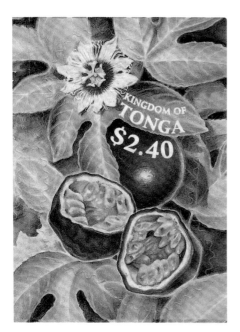

百香果（汤加王国，自粘票，2001.9.19）

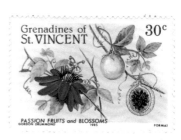

百香果（圣文森特的格林纳丁斯，1985.6.24）

158 西瓜
Watermelon

西瓜又名寒瓜、夏瓜、水瓜，为双子叶植物纲葫芦科植物西瓜的果瓤。我国各地均产。性寒，味甘，归心、胃、膀胱三经。具有清热解暑、生津止渴、利尿、行滞降压等功效，适用于中暑、烦渴、温热病引起的上火、口舌生疮、咽喉肿痛、高血压等症。所含的糖、蛋白质和微量的盐，对医治肾炎及膀胱炎等疾病有辅助疗效。一般人群均可食用，但脾胃虚寒、便溏腹泻、糖尿病及感冒患者不宜食用。

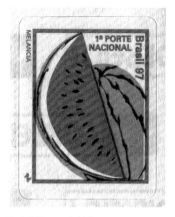

西瓜（巴西，自粘邮票，1997.5.28）

图为单枚邮票自粘邮票，由两种纸复合而成，一种为面纸，另一种为剥离纸。面纸为高级印刷纸，即印制邮票的纸，背面需涂布压敏胶。

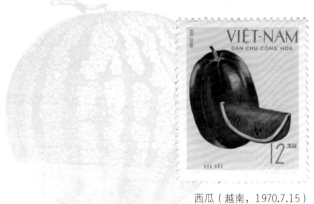

西瓜（越南，1970.7.15）

159 甜瓜
Muskmelon

甜瓜又名甘瓜、香瓜，为双子叶植物纲葫芦科植物甜瓜的果瓤。我国各地均产。其营养价值可与西瓜媲美。性寒，味甘，归心、胃二经。具有消暑清热、除烦止渴、利尿的功效，适用于暑热所致的胸膈满闷不舒、食欲不振、烦热口渴、热结膀胱、小便不利等症。适量常食有利于人体心脏和肝脏以及肠道系统的活动，促进内分泌和造血机能。一般人群均可食用，但不宜量大。患有吐血、咳血、十二指肠及胃溃疡、慢性肠炎、脾胃虚寒、寒积腹胀或腹痛、小便频数、心脏病等患者慎用或忌用。其瓜蒂有毒，误食会引起中毒，严重者死亡。

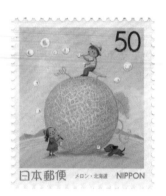

甜瓜（日本地方北海道，1999.9.17）

160 番石榴
Guava

番石榴又名秋果、鸡屎果、鸡矢果、拔仔、秋果等，为双子叶植物纲桃金娘科植物番石榴树的果实。属于热带、亚热带水果，在我国主产于广东、广西、福建和台湾等地。肉质细嫩，清脆香甜。性温，味甘、涩、酸，无毒，归肺、肾、大肠三经。具有收敛止泻、止血、止痒的功效，适用于泄泻、久痢、湿疹、创伤出血等症。现代医药学研究表明，番石榴含有丰富的维生素和铁，适量常食不仅可以预防高血压，还可以排毒促进消化，对很多肥胖患者来说是一种很好的减肥水果。一般人群均可食用，每次食用1个。儿童及有便秘习惯或有内热的人不宜多吃。

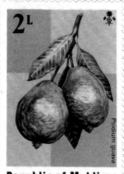
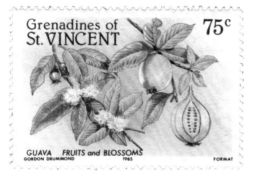

番石榴（以色列，1959.9.9） 番石榴（马尔代夫，1975.3）

番石榴（圣文森特的格林纳丁斯，1985.6.24）

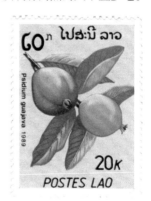

番石榴（老挝，1989.9.18）

161 蒲桃
Rose apple

蒲桃又名香果、响鼓、风鼓等，为双子叶植物纲桃金娘科植物蒲桃树的成熟果实。在我国主产于台湾、海南、广东、广西、福建、云南、贵州和重庆等地。肉甜脆，香气浓。性微寒，味甘、酸，归肺、膀胱、胃三经。具有生津液、强筋骨、止咳除烦、补益气血、通利小便等功效，适用于气血虚弱、肺虚咳嗽、心悸盗汗、风湿痹痛、淋症、浮肿、烦渴、痘疹不透等症的辅助治疗。一般人群均可食用，内服煎汤，15—30克。糖尿病患者、便秘者、脾胃虚寒者不宜多食。

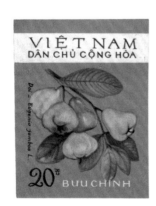
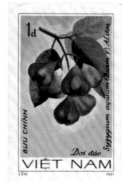

蒲桃（越南，1975.4.25） 蒲桃（越南，1981.10.12）

147

162 石榴
Pomegranate

石榴又名安石榴，为双子叶植物纲石榴科植物石榴树的果实。我国南北各地除极寒地区外均产。营养丰富，维生素C含量比苹果、梨要高出一到两倍。性温，味甘、酸涩，归肺、肾、大肠三经。具有生津止渴、收敛固涩、止泻止血等功效，适用于津亏口燥咽干、烦渴、久泻、久痢、便血、崩漏等病症。一般人群均可食用。便秘者、尿道炎患者、糖尿病者、实热积滞者不宜食。不可与西红柿、螃蟹、西瓜、土豆同食。

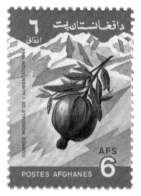
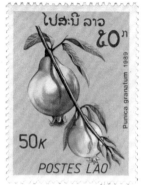

石榴（阿富汗，1984.10.16）　　石榴（老挝，1989.9.18）

163 蓝莓
Blueberry

蓝莓为双子叶植物纲杜鹃花科越橘属植物蓝莓的浆果。原产和主产于美国，我国黑龙江、吉林、内蒙古、陕西、新疆、台湾等地也有出产。性平，味甘，是一种营养价值非常高的水果。含有极强抗氧化作用的蓝莓花青素、尼克酸、SOD、类黄酮，能修复人体的生理机能，调理慢性疾病，具有明显的增强视力、消除眼睛疲劳、养颜肌肤、延缓脑神经衰老、改善糖尿病引起的毛细血管病、增强心脏功能、预防老年痴呆等许多药用价值。被国际粮农组织列为人类五大健康食品之一，被誉为"21世纪功能性保健浆果"。老少皆宜，尤其适宜心脏病患者，每次10—20个。腹泻时勿食；另外，由于蓝莓汁液中的某些成分会导致蛋白质的凝固，所以不可与牛奶等乳制品同食。

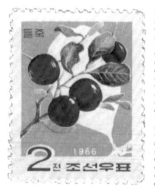
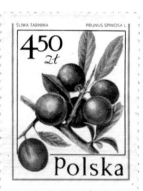

蓝莓（朝鲜，1966.12.30）　　蓝莓（波兰，1977.3.17）

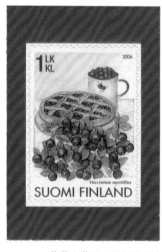

蓝莓（芬兰，2006.8.24）

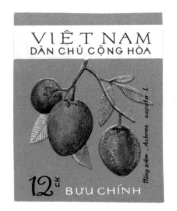

人心果（越南，1975.4.25）

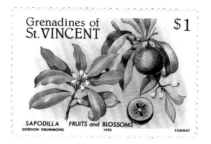

人心果（圣文森特的格林纳丁斯，1985.6.24）

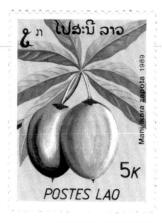

人心果（老挝，1989.9.18）

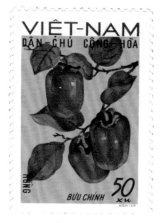

柿子（越南，1969.11.20）

164 人心果

Sapodilla

　　人心果又名仁心果、赤铁果、牛心梨，在台湾又称吴凤柿、人参果，为双子叶植物纲山榄科人心果树的果实。在我国主产于广东、广西、福建、海南、台湾等地。味甘、淡。具有清热解毒、清心润肺的功效，适用于胃脘痛、急性肠胃炎、扁桃体炎等症。果肉所含的硒、钙量高居水果、蔬菜之首。硒是维持肌体正常生命活力的微量元素，能激活人体细胞，增强活力，具有防癌、抑制心血管疾病的作用。钙能防止由于缺钙而引起的骨质疏松、骨质增生、老年痴呆、动脉硬化等病症。一般人群均可食用。内服煎汤，5—10克。

165 柿

Persimmon

　　柿又名柿子、甜柿、鲜柿、绿柿，为双子叶植物纲柿树科植物柿树的果实。原产于我国，南北各地均产。性寒，味甘、涩，无毒，归肺、脾、胃、大肠经。具有清热润燥、生津止渴等功效，适用于燥热咳嗽、甲状腺肿大、胃热伤阴、口干等症。适宜大便干结者、高血压患者、甲状腺疾病患者。脾胃虚寒、泄泻、便溏、水肿、糖尿病人、体弱多病、产后、外感风寒者忌食；患有慢性胃炎、排空延缓、消化不良等胃动力功能低下者不宜食用。

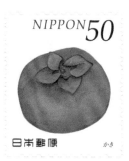

柿（日本，蔬菜水果自粘邮票，2013.8.30）

149

166 菠萝

Pineapple

菠萝为凤梨俗称，是单子叶植物纲凤梨科植物菠萝的果实。菠萝与凤梨在生物学上是同一种水果。在市场上，菠萝与凤梨为不同品种水果：菠萝削皮后有"内刺"，需要剔除；而凤梨消掉外皮后没有"内刺"，不需要用刀划出一道道沟。在我国主要产区集中在广东、海南、广西、福建、云南、台湾等地。性微寒，味甘、微酸，归胃、肾二经。具有清热解暑、生津止渴、消肿、祛湿、利尿的功效，适用于伤暑、身热烦渴、腹中痞闷、消化不良、肠炎腹泻、小便不利、头昏眼花等症的辅助治疗。一般人群均可食用，但患有溃疡病、肾脏病、凝血功能障碍的人应忌食，发烧及患有湿疹疥疮的人应少食。

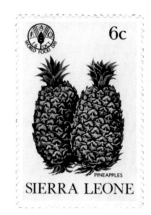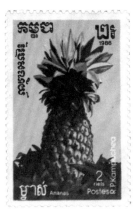

菠萝（塞拉里昂，1981.10.16）　菠萝（柬埔寨，1986.10.4）

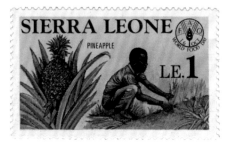

菠萝种植（塞拉里昂，1981.11.2）

167 甘蔗

Sugar cane

甘蔗又名竹蔗、糖梗、竿蔗，为单子叶植物纲禾本科植物竹蔗（食用甘蔗）的茎杆。在我国主产于广西、广东、台湾、福建、四川、云南、江西、贵州、湖南、浙江、湖北等省区。性寒，味甘，归肺、脾、胃三经。具有清热润燥、和胃止呕、止咳化痰等功效，适用于因热病引起的伤津、心烦口渴、大便燥结、反胃呕吐、肺燥引发的咳嗽气喘等症。喝甘蔗汁可以消暑解渴、治喉咙痛。一般人群均可食用，但脾胃虚寒、胃腹寒疼者不宜食用。

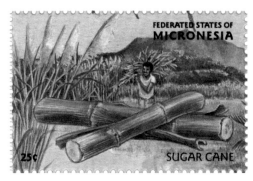

甘蔗（密克罗尼西亚联邦，1989.11.18）

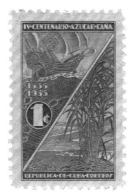

甘蔗（古巴，1937.10.2）

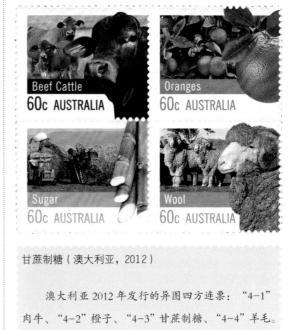

甘蔗制糖（澳大利亚，2012）

　　澳大利亚2012年发行的异图四方连票："4-1"
肉牛、"4-2"橙子、"4-3"甘蔗制糖、"4-4"羊毛。

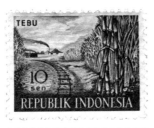

甘蔗
（印度尼西亚，1960.8.17）

168 椰子

Coconut

　　椰子又名可可椰子、胥椰、越王头等，为
单子叶植物纲棕榈科植物椰子树的果实，属于
热带和亚热带水果。在我国主产于海南、广东、
广西、云南、台湾等地。椰汁和椰肉都含有丰
富的营养素，可食。性平，味甘，归胃、脾、
大肠三经。椰汁适宜发热或暑热天气、口干渴
时食用，具有解渴去暑、生津利尿的功效；椰
肉可以直接食用，也可制作菜肴，具有益气、
祛风、驱虫的功效。患有糖尿病者忌食。脾胃
虚弱、腹痛腹泻者不宜食用。

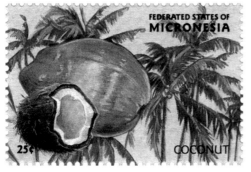

椰子（密克罗尼西亚联邦，1989.11.18）

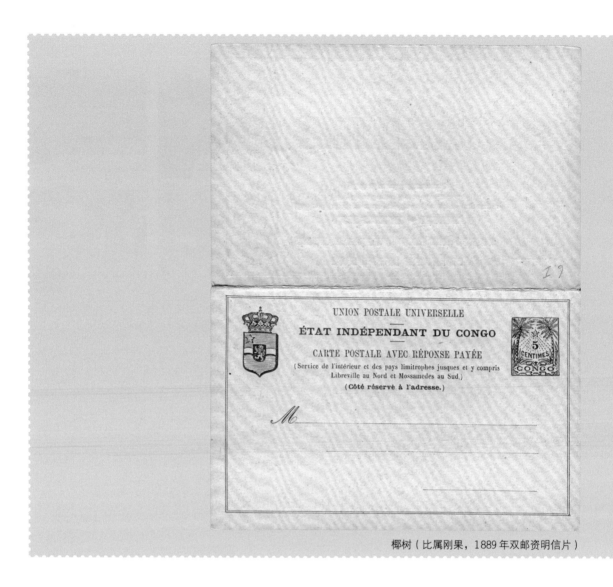

椰树（比属刚果，1889 年双邮资明信片）

双邮资明信片（Reply paid postcard），简称双片。寄信人只在第一张明信片（称谓"正片"或"去片"）上书写收信人的名址和信文，与此对折相连的另一张片供对方回信使用，故称"副片"或"回片"。正片和副片的左上方都印有比利时国徽的简图，其中心图案是一头站立的雄狮图样，顶端有一顶皇冠。右上方均印有单程邮资图，图上左右两侧各有一棵椰树。这种明信片表明寄信人已经为收信人交纳了邮资，收信人只需剪下副片回复即可，不必再付邮费。双片的使用对寄信人来说，有望迅速得到对方的反馈。

这枚双邮资明信片是刚果自由邦于 1889 年发行的。13 世纪末到 14 世纪初，班图人在扎伊尔河（刚果河）下游建立了刚果王国。15 世纪至 18 世纪，葡、荷、英、法、比等国殖民者相继入侵。1878 年比利时国王利奥波德二世诱迫扎伊尔流域的部落首领接受一系列奴役性条约。法国、比利时和葡萄牙为争夺刚果河流域发生矛盾，英国支持葡萄牙的要求，但德国、法国予以反对。为调解列强在非洲中部争执的矛盾，德国首相俾斯麦提议召开一个国际会议。1884 年 11 月 15 日，德国、法国、英国、比利时、葡萄牙、俄国、美国等 15 个国家在德国柏林召开会议。会上，德、法、美等国为遏止操纵葡萄牙的英国在非洲中部取得霸权，宁可让国力较弱的比利时在刚果占有优势，将刚果河盆地划为比利时国王的"私人采地"，称"刚果自由邦"，葡萄牙被迫放弃除卡宾达飞地以外的刚果河河口北岸。会议于 1885 年 2 月 26 日结束。1908 年"刚果自由邦"被比利时政府接管，改成"比属刚果"。这枚发行于"刚果自由邦"期间的双邮资明信片，按照人民邮电出版社 2002 年 7 月出版的《世界邮票铭记速查手册》的分类，归属于比属刚果，即现今的刚果（金）。该片是由两张明信片连接对折组成，可供往返通信使用，即双邮资明信片。

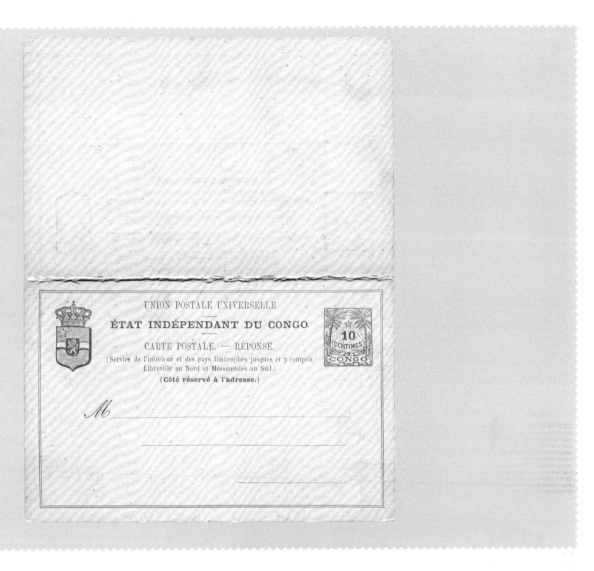

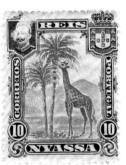

长颈鹿与椰树（葡属尼亚萨，今莫桑比克的省份之一，1901.8.1）

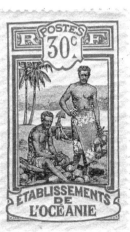

收获椰子（法属波利尼西亚，1913）

　　莫桑比克位于非洲的东南部。15世纪初，葡萄牙人侵入建立殖民据点，1752年沦为葡属殖民地，被称为葡属东非殖民地，下辖八个区，葡属尼亚萨就是其中之一。这八个区均在不同时期单独发行过邮票。1901年8月1日，葡属尼亚萨发行了一套13枚的普通邮票，其中7枚低面值票的图案均为"长颈鹿与椰树"，左上角印有葡萄牙国王加路士一世头像。这7枚"长颈鹿与椰树"邮票是集邮界公认的世界第一套长颈鹿邮票，也是早期的椰树邮票。

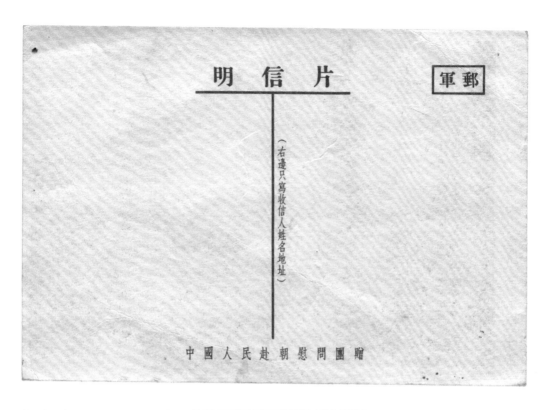

明　信　片　　軍郵

（右邊只寫收信人姓名地址）

中國人民赴朝慰問團贈

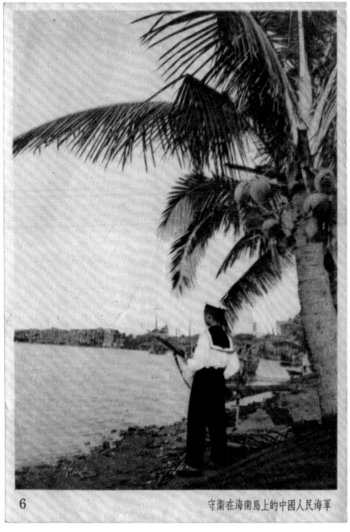

6　　　　　　　　守衛在海南島上的中國人民海軍

1950年6月25日，朝鲜内战爆发，6月27日美国武装干涉朝鲜内政，9月19日美军在仁川登陆，并轰炸我国东北地区。为保家卫国，拯救和平，我国于1950年10月8日组成中国人民志愿军。10月19日，志愿军雄赳赳气昂昂跨过鸭绿江与朝鲜人民并肩作战。经过两年零九个月的浴血奋战，美国被迫在停战协定上签字。1953年7月朝鲜停战。同年10月4日，贺龙率领祖国人民第三届赴朝慰问团离京赴朝，慰问团共计4000余人。在朝鲜开城举行的慰问大会上，贺龙等先后讲话，随后慰问团向志愿军全体指战员敬献礼单，礼单中赠送给志愿军将士们的慰问品共有10种，其中就有一套10枚的志愿军军邮明信片。这套军邮明信片饱含着祖国的荣誉、亲人的希望，记录了中国人民志愿军浴血奋战的历史，弥足珍贵。它又属于一次性的馈赠，没有补发，保存至今实属不易。"守卫在海岛上的中国人民海军"志愿军军邮明信片就是其中的一枚。

守卫在海岛上的中国人民海军（身旁有椰树），（中国，中国人民志愿军军邮明信片，1953.10）。

169 椰枣

Date

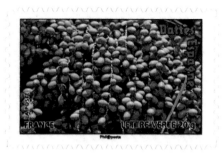

椰枣（法国 2012 年版的"绿色
蔬果"自粘邮票，"12-4"）

椰枣又名波斯枣、番枣、伊拉克枣等，为单子叶植物
纲棕榈科刺葵属植物椰枣树的果实。《本草纲目》称其为
无漏子。产于西亚、北非以及中国的福建、广西、云南、
广东等地。有极高的营养价值，含有对人体有用的多种维
生素和天然糖分。具有补中益气、止咳润肺、化痰平喘的
功效。其所含纤维素非常柔软，可治疗胃溃疡。椰枣与蜂
蜜混合后，每日服用三次可治疗儿童痢疾。另外，这种混
合物也有利于儿童出牙。饮用椰枣汁还可治疗扁桃体发炎
以及感冒、发烧。一般人群均可食用。

170 香蕉

Banana

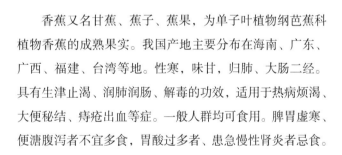

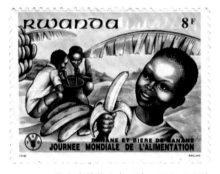

儿童吃香蕉（卢旺达，1982.1.25）

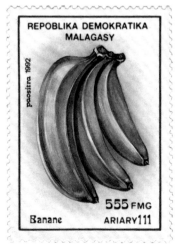

香蕉（马达加斯加，1992.5.27）

香蕉又名甘蕉、蕉子、蕉果，为单子叶植物纲芭蕉科
植物香蕉的成熟果实。我国产地主要分布在海南、广东、
广西、福建、台湾等地。性寒，味甘，归肺、大肠二经。
具有生津止渴、润肺润肠、解毒的功效，适用于热病烦渴、
大便秘结、痔疮出血等症。一般人群均可食用。脾胃虚寒、
便溏腹泻者不宜多食，胃酸过多者、患急慢性肾炎者忌食。

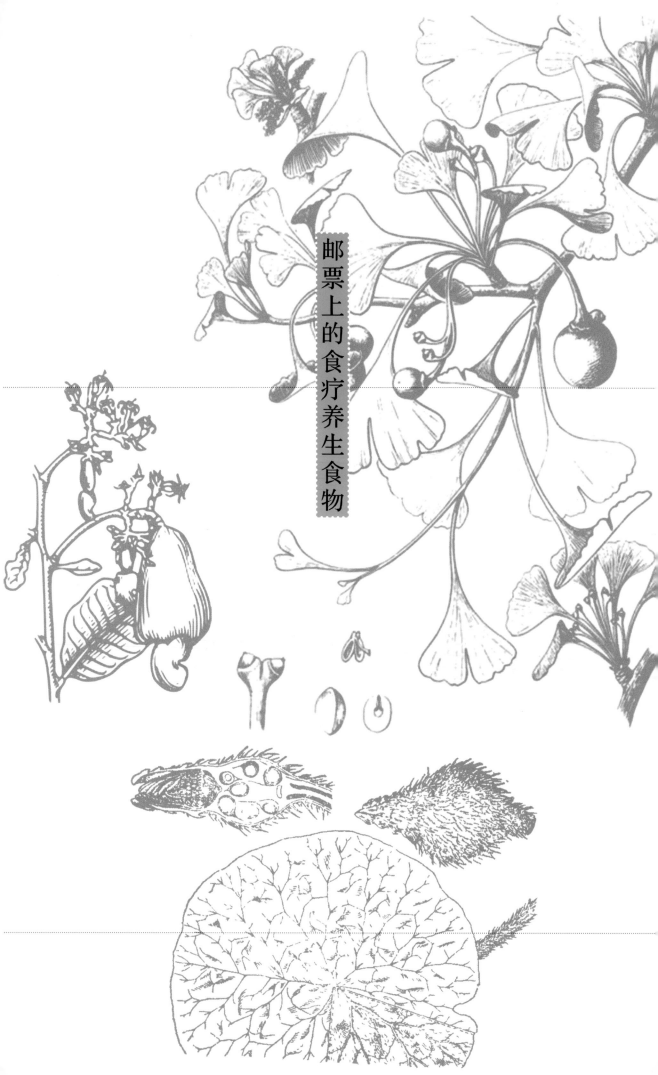

邮票上的食疗养生食物

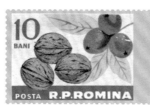

六、坚果种仁类

坚果种仁是植物的生命之源、精华之所在。一般都营养丰富，含蛋白质、油脂、矿物质、维生素较高，对人体生长发育、增强体质、预防疾病有极好的功效。中医药学认为，这类食物具有很强的补益作用，对于人体健康极为有益。比如，药王孙思邈对坚果种仁类食物尤为看重，在他的整个食治安排中，首重果实。现代研究证实，坚果种仁类食物不仅可以提高好的胆固醇，并能降低血液中的三酸甘油脂，还是预防心脏病的最佳保健食品。在 2006 年 9 月出版的美国《时代》杂志推荐的"十大健康食品"中，坚果食品名列第四。

以坚果种仁作为主图的邮票问世较晚，且数量很少，在 20 世纪 60 年代罗马尼亚等国家推出了核桃、腰果等邮票之后，很长一段时间只有零星几枚坚果种仁邮票出现。可幸的是，2013 年菲律宾发行了一套票名为"菲律宾食用坚果和种仁"邮票，全套邮票 4 枚、小全张 1 枚，其中包括：腰果、西瓜子、花生仁、葵花子、南瓜子等票图。

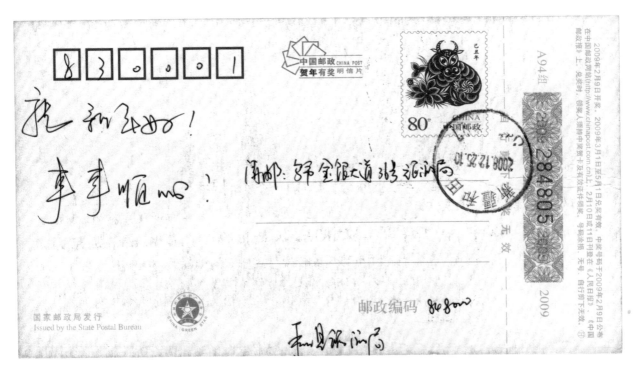

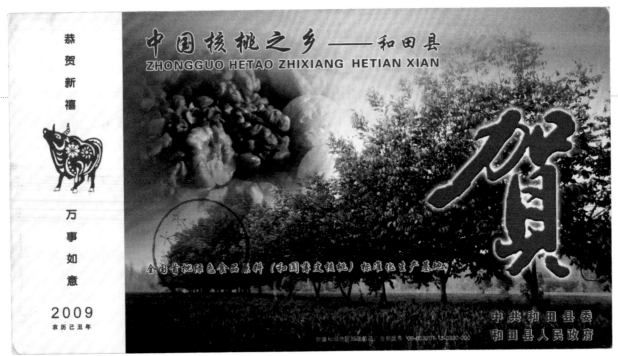

中国核桃之乡——和田县（中国2009年邮政贺年有奖邮资明信片加印，企业金卡）

171 白果

Ginkgo nut

　　白果又名银杏、公孙树子，为裸子植物门银杏科植物银杏成熟的种子。我国大部分省区均有分布。性平，味甘、苦、涩，有小毒，归肺、肾二经。具有敛肺气、定痰喘、止带浊、止泻泄、解毒疮等功效，适用于哮喘、痰咳、白带、白浊、遗精、淋病、尿频等症。现代医学研究证明，白果还具有通畅血管、改善大脑功能、延缓老年人大脑衰老、增强记忆能力、治疗老年痴呆症和脑供血不足等作用。内服煎汤，3—9克。生食或炒食过量可致中毒，应加注意。其中毒成分叫白果中毒素，最易损害中枢神经系统。有实邪者忌服，咳嗽痰稠不利者慎用。

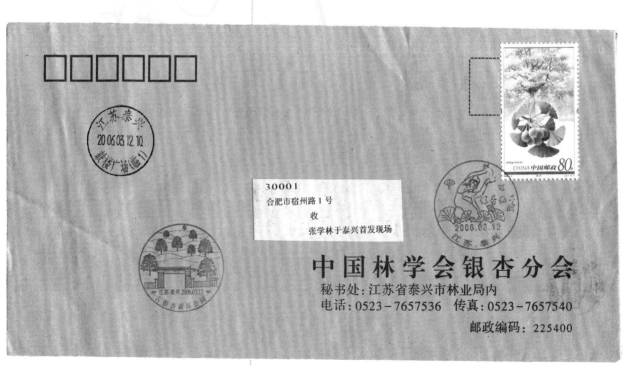

银杏（贴中国 2006-5[4-1]"银杏"，江苏泰兴至安徽合肥原地首日实寄封，2006.3.12）

172 榧子
Grand torreya seed

　　榧子又名香榧、赤果、玉山果、玉榧、野极子等，为裸子植物门红豆杉科植物榧树的干燥成熟种子。主产于安徽、江苏、浙江、福建、江西、湖南、湖北等地。性平，味甘，有毒，归肺、胃、大肠三经。具有杀虫、消积、润燥的功效，适用于虫积腹痛、小儿疳积、燥咳、便秘、痔疮等症。一般人群均可以食用。腹泻、大便溏薄、咳嗽咽痛且痰黄者忌用。

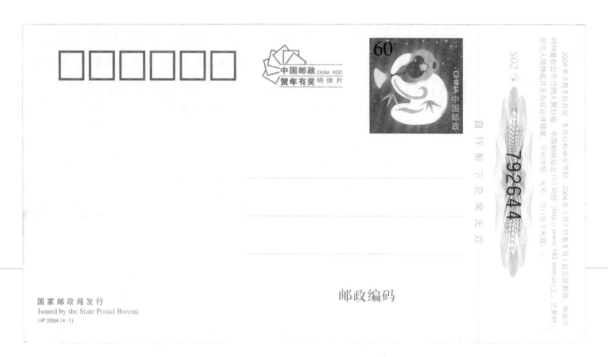

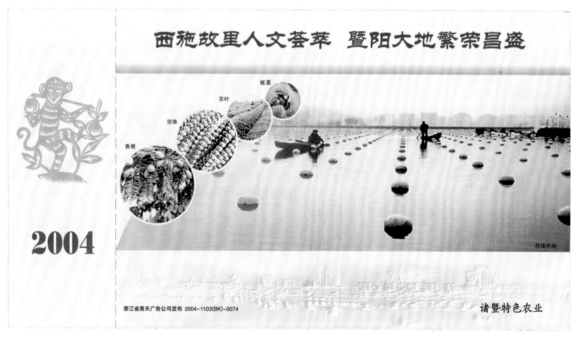

香榧（2004 年中国邮政贺年有奖邮资明信片，企业金卡，图左 1）

160

173 核桃
Walnut

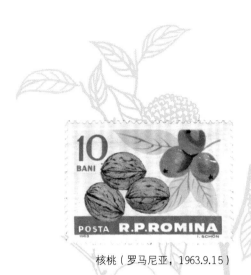

核桃（罗马尼亚，1963.9.15）

核桃又名胡桃，为双子叶植物纲胡桃科植物落叶乔木核桃树的果实。在我国主产于陕西、山西、山东、四川等地。既可以生食、炒食，也可以榨油、配制糕点、糖果等。核桃营养价值很高，被誉为"长寿果"，2000 多年前的第一本中医药学著作《神农本草经》里就已经将其视为上品，并作为药用了。性温，味甘、微苦、微涩，无毒，归肾、肺、大肠三经。具有补肾固精、益智补脑、温肺定喘、润肠通便、溶石排石的功效，并有抗衰老和降血脂的作用。适用于气血不足、肾虚阳痿、筋骨不坚、神经衰弱、冠心病、肺气肿、胆结石、尿结石等症。消化力差的人每次吃 3—5 个即可，多食会引起腹泻。痰火喘咳、阴虚火旺、便溏腹泻的病人不宜食。

174 板栗
Chestnut

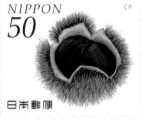

栗子（日本，蔬菜水果页式自粘票"10-2"，2013.8.30）

板栗又名毛栗、栗了，为双了叶植物纲壳斗科植物多年生乔木板栗树的成熟果实。原产于中国，大部分地区均产。富含蛋白质、脂肪、碳水化合物、钙、磷、铁、锌、多种维生素等营养成分，有"肾之果"的称誉。性温，味甘，归肾、脾、胃三经。具有补肾壮腰、养胃健脾、消肿强心之功效，适用于肾虚引起的腰膝酸软、腰腿不利、小便增多、脾胃虚寒引起的慢性腹泻，以及外伤后引起的骨折、瘀血肿痛和筋骨疼痛等症。每天吃 6—7 粒，长期坚持，能达到很好的滋补效果。风湿病者忌食。

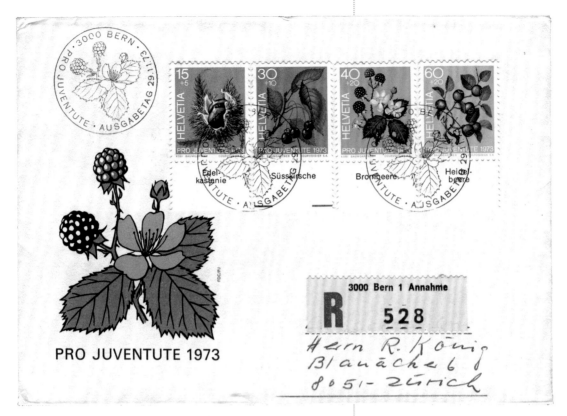

毛栗（瑞士，伯尔尼至慕尼黑首日实寄封，"4-1"，1973.11.29）

　　该首日实寄封上，贴瑞士1973年11月29日发行的"林果"邮票全套4枚，除"4-1"是毛栗外，其余票图为："4-2"甜樱桃、"4-3"黑莓、"4-4"越桔。

175 松仁

Pine-nut

　　松仁又名松子，为裸子植物门松科植物红松、白皮松、华山松等多种松的种子。以东北产的红松果仁为最好。富含蛋白质、碳水化合物、脂肪。性平，味甘，归肺、肝、大肠三经。具有润肺止咳、补虚润肠之功效，适用于肺燥咳嗽、口渴便秘、头昏目眩、自汗等病症。现代医学证明，松子能降低血脂，预防心血管疾病，是中老年人的保健食物，也是女性润肤美容的理想食物。每天食用量以20—30克为宜。脾虚腹泻和多痰患者慎食。

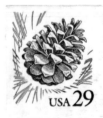

松球（美国普票，自粘邮票，1993—1995）

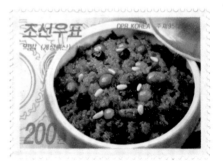

甜饭（朝鲜，2006。朝鲜人的新年要做一种用糯米加上松子、栗子粉、枣泥和蜂蜜等蒸煮成的甜饭食用，票图中的白色小粒即松子）

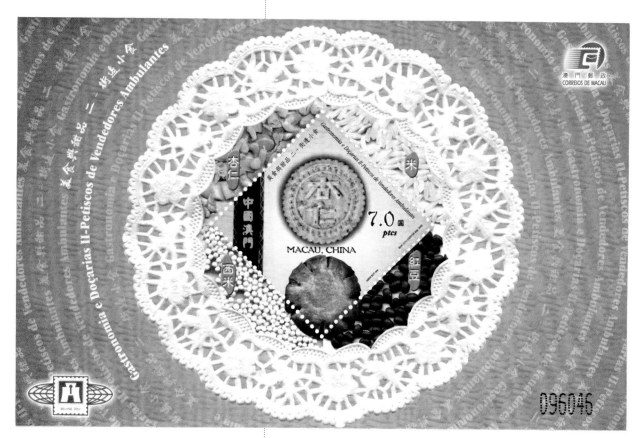

杏仁（中国澳门，图左上，标"杏仁"两字，2002.9.26）

176 杏仁

Almond kernel

　　杏仁为双子叶植物纲蔷薇科植物杏树或山杏树的干燥种仁。在我国主产于河北、甘肃、东北和华北等地。因味道不同分为苦甜两个类型，分别称为苦杏仁、甜杏仁。苦杏仁，性微温，味苦、辛，有小毒，归肝、大肠二经。具有平喘止咳、润肠通便、生津止渴的功效，主治风寒或风热咳嗽、燥热咳嗽、肺热咳喘、肠燥便秘等症。用量10克。本品有小毒，勿过量。大便溏泄者或婴儿应慎用。甜杏仁，偏于滋润，性平，味甘，无毒，归肺、大肠二经。具有滋养身体、宣肺止咳、润肠通便的功效。内服煎汤，5—10克。痰饮咳嗽、脾虚肠滑者不宜食。

177 腰果
Cashew nuts

　　腰果又名鸡腰果、介寿果、肾果、树花生，为双子叶植物纲漆树科植物腰果树花托上形成的肉质果。原产美洲热带地区，我国海南和云南有产。果实为肾形，故名。味道甘甜，清脆可口，而且营养丰富，是世界四大干果之一。性平，味甘，归脾、胃、肾三经。具有补脑养血、润肠通便、润肤美容、延缓衰老等功效，还有抗氧化、防衰老、抗肿瘤和抗心血管病的作用，是高血脂、冠心病患者的食疗佳果。食之过多，常会出现一些过敏症状。

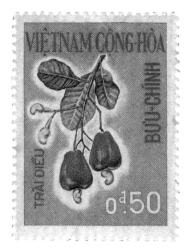

腰果（南部越南，1967.1.12）

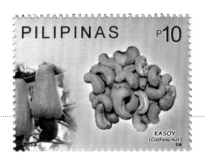

腰果（菲律宾，2013）

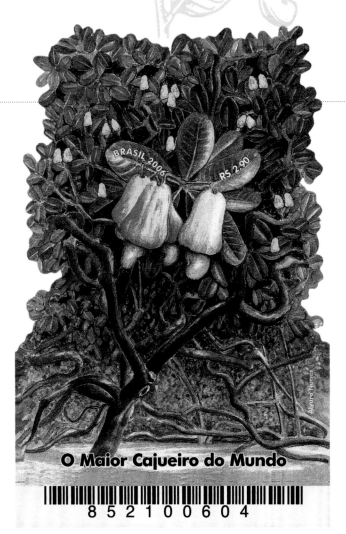

巴西腰果树（巴西，2006）

　　巴西于2006年发行的"腰果树形"邮票小型张，为一款趣味邮票。小型张上有一枚腰果形的邮票，单独取下后，小型张上就会留下一处腰果形的空白。据说，这棵树是世界上最大的腰果树。

178 榛子
Hazelnut

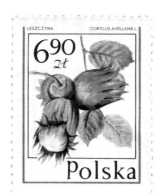

榛子（波兰，1977.3.17）

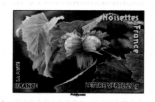

榛子（法国2012年版"绿色蔬果"
自粘邮票，"12-6"）

　　榛子又名山板栗、尖栗、棰子，为双子叶植物纲桦木科植物榛树的种仁。我国的主产地在东北、华东、华北、西北及西南地区。气香，味甜，具油性，有"坚果之王"之称。性平，味甘，归胃、脾二经。具有开胃、调中、明目之功效，可医治体弱和肠胃不适等症。现代医学证明，榛子有杀虫、治小儿疳积作用，能有效延缓衰老、防治血管硬化、润泽肌肤。还可以治疗卵巢癌和乳腺癌，以及其他一些癌症。每次食用20粒为宜，一般人群均可使用。泄泻便溏者应少食，胆功能严重不良者应慎食。

179 花生
Peanut

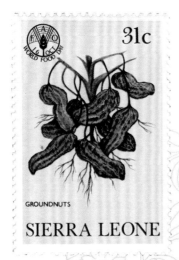

花生（塞拉里昂，1981.10.16）

　　花生为双子叶植物纲豆科植物落花生的种子。因是在花落以后，花茎钻入泥土而结果，所以又称"落花生"。我国各地均产。性平，味甘，归脾、肺二经。具有润肺止咳、和胃健脾、治诸血症的功效，对燥咳少痰、营养不良、食少体弱、咯血、齿衄鼻衄、皮肤紫斑等病症有食疗作用。适用营养不良、脾胃失调、咳嗽痰喘、乳汁缺少等症状。糖尿病患者和想减肥的人，不宜多食。霉花生不能食，因其易产生黄曲霉毒素，可诱发肝癌。

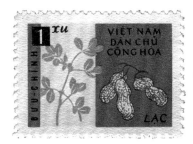

花生（越南，1962.10.10）

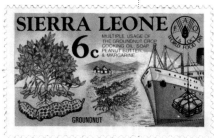

花生出口（塞拉里昂，1981.11.2）

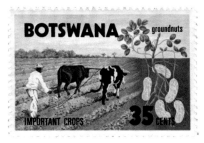

花生（博茨瓦纳，1971.4.6）

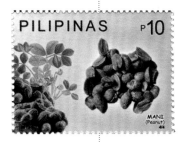

花生仁（菲律宾，2013）

180 葵花子

Sunflower seed

葵花子又名向日葵子，为菊科植物向日葵的种子。含有丰富的植物油脂、胡萝卜素、麻油酸等，并含有蛋白质、糖类、多种维生素及锌、铁、钾、镁等微量元素。性平，味甘，归大肠经。具有驱虫、补虚损、降血脂的功效，适用于蛲虫病、高血压病、冠心病、高血脂症、动脉硬化病人食用。患有肝炎的病人最好不吃葵花子，因为它会损伤肝脏，引起肝硬化。

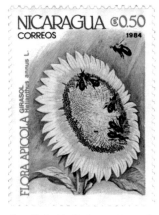

向日葵（尼加拉瓜，1984.3.20）

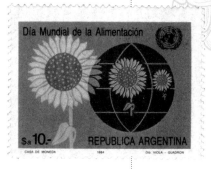

向日葵（阿根廷，1984.8.11）

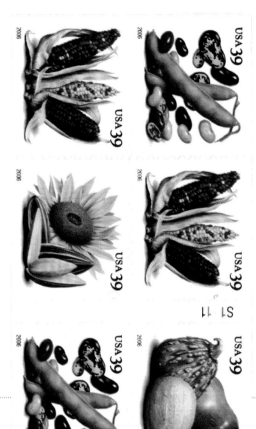

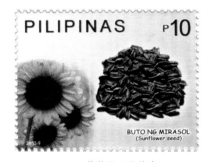

葵花子（菲律宾，2013）

　　1989 年，美国开始发行自粘邮票。
2002 年几乎所有的美国邮票都是自粘邮
票，只有少数例外。1989 年之后的自粘
邮票多呈小版张或小本票形式，邮票多
不单独附着，而是与边纸共存，有时就
在一个画面里。

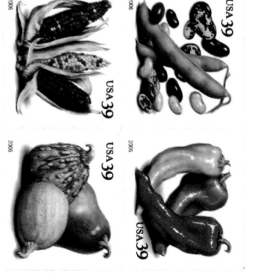

葵花子（美国，自粘邮票，"12-4"，"12-8"，2006.3.16）

181 莲子

Lotus seed

莲子又名白莲、莲实、莲米、莲肉，为双子叶植物纲睡莲科水生草本植物莲的干燥成熟果实。我国大部分地区均有出产，以江西赣州、福建建宁产者最佳。性平，味甘、微涩，归脾、肾、心三经。具有补脾涩肠、益肾涩精、养心安神的功效，适用于胃虚不欲饮食、久痢、虚泻、腰痛脚弱、遗精、淋浊、妇女崩漏带下、夜寐多梦、失眠、健忘等病症，是老少皆宜的滋补品。大便燥结者慎食。

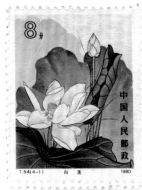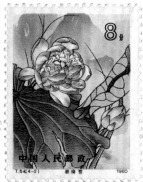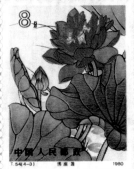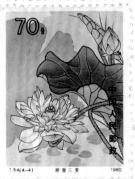

荷花（中国，1980.8.4）（荷花即莲花，埋藏荷花雌蕊的倒圆锥状海绵质叫花托，花托表面具有多数散生蜂窝状孔洞，受精后逐渐膨大而称之为莲蓬，每一孔洞内生有一枚小坚果即为莲子）

182 南瓜子

Pumpkin seed

南瓜子又名北瓜子、白瓜子、金瓜米，为双子叶植物纲葫芦科一年生蔓生藤本植物南瓜的种子。在我国主产于浙江、江苏、河北、山东、山西、四川等地。性平，味甘，归胃、大肠二经。具有驱虫的功效，适用于蛔虫病、绦虫病、血吸虫病患者食用。取30—120克，连皮或去皮，研粉调服或炒熟食，也可煎服。本品还可较有效防治前列腺疾病，由于前列腺分泌激素功能靠脂肪酸，而南瓜子富含脂肪酸，可使前列腺保持良好功能。每天吃50克左右，生熟均可。一般人群均可食用。胃热病人宜少食，否则会感到脘腹胀闷。

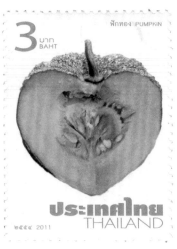

南瓜子（泰国，2011.1.15）

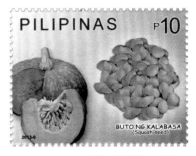

南瓜子（菲律宾，2013）

183 西瓜子

Watermelon seed

西瓜子为双子叶植物纲葫芦科植物西瓜的种子。性平，味甘，归肺、胃二经。具有清肺化痰的作用，对咳嗽痰多和咯血等症有辅助疗效。有降低血压的功效，并有助于预防动脉硬化，因此高血压病人可以常食。富含油脂，有健胃、通便的作用。内服煎汤，15—25克；生食或炒熟食。本品还含一种皂甙样成分名"Cucurbocitrin"，有降压作用，并能缓解急性膀胱炎之症状。注意不能吃过量，以免伤肾。

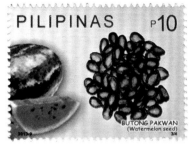

西瓜子（菲律宾，2013）

184 芡实

Gorgon foxnut seed

芡实又名鸡头米、肇实等，为双子叶植物纲睡莲科植物芡的干燥成熟种仁。我国中部、南部各省均产。为滋养强壮性食物。性平，味甘、涩，归脾、肾二经。长于补脾、除湿，所以能治腹泻；又有涩味，长于固肾收敛，因而又能治疗遗精、带下和多尿。宜用慢火炖煮至烂熟，细嚼慢咽，一次不要吃太多。平素大便干结或腹胀者忌食。

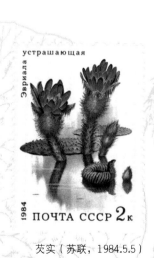

芡实（苏联，1984.5.5）

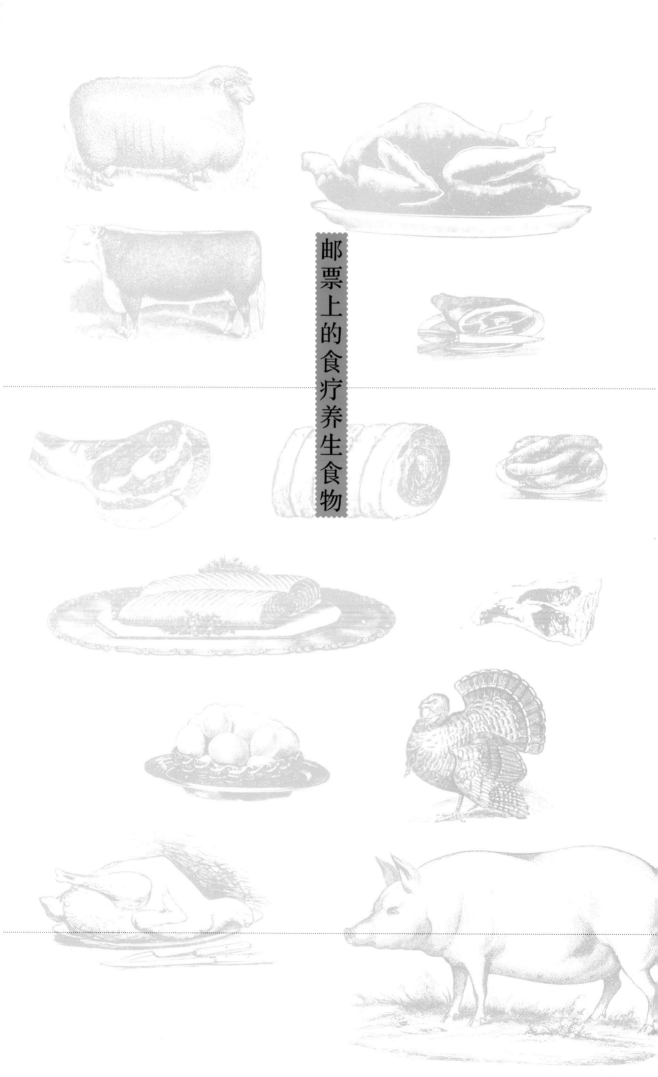

邮票上的食疗养生食物

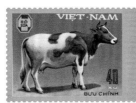

七、肉禽蛋乳类

　　肉指畜肉，主要包括猪、牛、羊等大牲畜的肌肉、内脏，可供给人类各种氨基酸、脂肪、矿物质和维生素。消化吸收率高，饱腹作用强，可加工烹调制成各种美味佳肴。禽指禽肉，主要包括鸡、鸭、鹅，以及人工饲养的鸽子、鹌鹑、火鸡等飞禽的肌肉、内脏。禽肉营养价值优于畜肉，蛋白质含量平均为20%，高于一般畜肉，富含必需的氨基酸，其含量、比例与乳、蛋中的氨基酸组成模式相似，更适宜人体。脂肪含量低，约为9.1%，普遍低于畜肉。另外，禽肉结缔组织少，肉质细嫩，脂肪分布均匀，比之畜肉更为鲜嫩、味美，更易消化。蛋指禽蛋，是获取人体必需的氨基酸、维生素和矿物质的重要来源。乳主要指牛奶，富含蛋白质、脂肪、糖类、氨基酸、糖类、盐类、钙、磷、铁等多种营养成分，是理想的营养食物。祖国医药学认为，肉禽蛋奶类食物是人们日常的主要辅食来源，对人体具有补益作用，能增补五谷主食营养之不足，是人体健康不可或缺的重要食品。

　　在相关邮票发行方面，猪、牛、羊等家畜的形象很早就被呈现在邮票的画面上。1909年现属马来西亚的原英国保护地北婆罗洲发行了世界第一枚猪图邮票。1912年，马来西亚吉打州发行了以农民耕地为主图的世界早期牛图专题邮票。1927年6月图瓦发行了世界第一枚羊图邮票。这可以说是专题邮票中的一组"元老"群体。100多年来，有关国家和地区面对家畜家禽这一选题，采用不同的设计形式和印制方法，发行了大量带有农村气息的邮票。对于集邮者来说，要想把相关邮品找齐，确需下一番工夫。

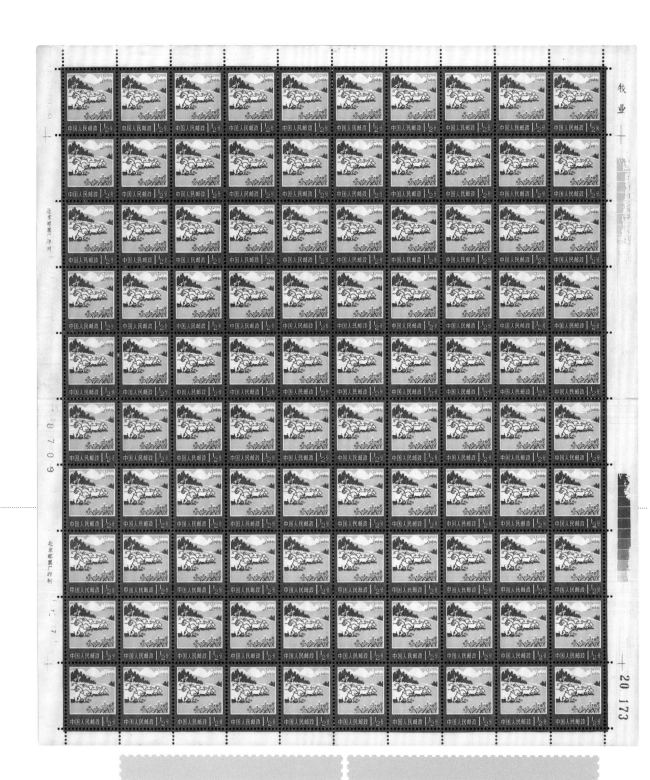

牧业（中国，大版张，1977.3.15）

　　中国 1977 年 3 月 15 日发行的全套 14 枚普 18 "工农业建设图案普通邮票" 中的第 2 枚邮票 "牧业" 之大版张。

邮票知识链接

　　大版张，也称 "邮局全张"，是指邮票厂印制完成后以成品形式打包出厂，正式交邮局出售的整张邮票。大版张在边纸上通常印有印制厂名、印版序号等标志。大版张多用于拆单零售。

185 猪肉

Pork

猪肉又名豚肉，为哺乳纲猪科动物家猪的肉。全国各地均产。性平，味甘、咸，归脾、胃、肾三经。具有滋养脏腑、补中益气、滑润肌肤的功效，适用于热退津伤、口渴喜饮、肺燥咳嗽、干咳少痰、咽喉干痛、肠道枯燥、大便秘结、气血虚亏、羸瘦体弱等症的辅助治疗。一般健康人和患有疾病者均能食之，但多食令人虚肥。对于脂肪肉及猪油，患高血压或中风病者及肠胃虚寒、宿食不化者应慎食。在中医的概念里，不同部位的猪肉有不同的食养保健作用。猪脑治神经衰弱、偏正头风；猪心治虚悸气逆、产后中风；猪肾治耳聋、肾虚腰痛、遗精、盗汗；猪肚健脾胃、补虚损、通血脉、利水；猪肝补肝、养血、明目；猪肺补肺；猪胰补脾、润燥、通乳汁；猪大肠治便血、血痢、痔疮、脱肛；猪脚滋胃液以滑肌肤、去寒热、行妇人乳脉、填肾精而健腰脚；猪尾益肾、填髓、补骨、润肠。

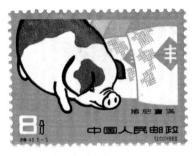

猪肥仓满（中国，1960.6.15）

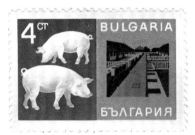

猪和猪场（保加利亚，1967.7.15）

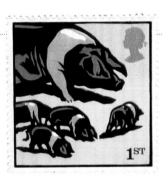

猪（英国，2005.1.11）

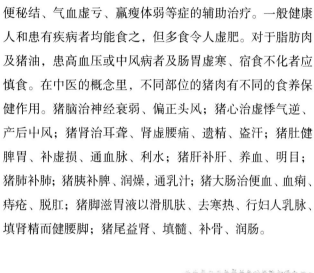

野猪（北婆罗洲，1909）

1909年，现属马来西亚的原英国保护地北婆罗洲发行了世界第一枚猪图邮票，其主图为一头奔驰中的野猪。野猪不仅与家猪外貌不同，且其生长速度远比家猪慢，体重亦较轻。如今人类肉品食物主要来源之一的家猪，就是在8000年前由野猪所驯化而成的。近些年来，由于自然环境的恶化，加之人类对野猪滥捕滥猎，过度捕杀，导致野猪数量锐减。许多国家已经将野猪列为濒危物种。在我国，野猪已被列入国家林业局2000年8月1日发布的《国家保护的有益的或者有重要经济、科学研究价值的陆生野生动物名录》里。在这种情况下，经国家有关管理部门批准，陕西、吉林、黑龙江、河北等地建立了野猪人工饲养基地，发展特种野山猪产业取得成功，既保护了野生动物资源，又满足了部分人群对保健型肉类食品的需求。

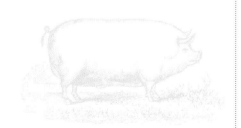

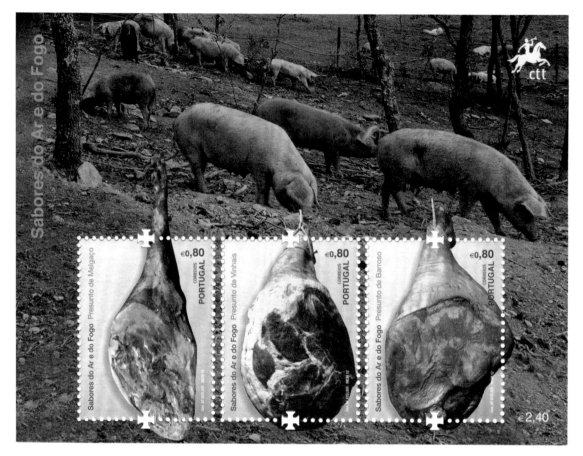

火腿（葡萄牙，美食邮票小全张，2012.9.25）

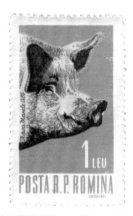

约克猪（罗马尼亚，1962.11.20）

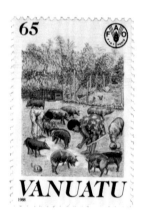

养猪（瓦努阿图，1988.11.14）

火腿是经过盐渍、烟熏、发酵和干燥处理并腌制成的猪后腿。在古代没有冰箱等保存食物的良好方法之前，将新鲜食物以盐腌制并脱水，是防止食物腐烂的最佳方法。火腿是人类最古老的肉食之一，世界各地均有食用火腿的历史。葡萄牙最好的火腿是用放养的黑猪制成的，制作方法的第一步是烟熏，需4天到1周，然后放进装满盐的大箱子进行腌制，这一过程时间稍长，约1—2个月。制成之后悬挂在干燥的地方保存即可。我国出产的火腿原产于宋朝浙江金华，现代以浙江金华、江苏如皋、江西安福与云南宣威的火腿最有名。

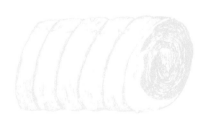

186 黄牛肉
Beef

黄牛肉为哺乳纲牛科动物黄牛的肉。我国各地均产。性温，味甘，微毒，归胃、脾二经。属于温热性质的肉食，擅长补气，是气虚之人进行食养食疗的首选肉食。具有温补脾胃、消肿利水、强壮筋骨、益气的功效，适用于脾胃阳虚、脘腹疼痛、泄泻等症。一般人群均可食用。但本品是一种发物，患有疮毒、湿疹、皮肤瘙痒等病症者应忌食；患有肝炎、肾炎者应慎食。

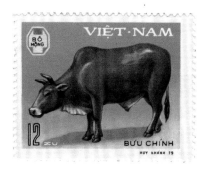

牛（越南，1979.3.20）

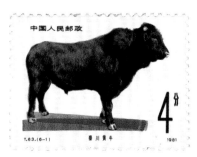

秦川黄牛（中国，1981.5.5）

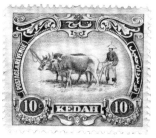 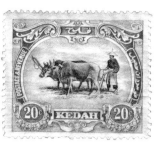

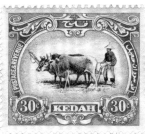 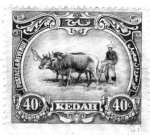

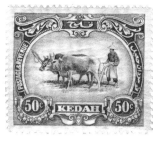

农民耕地
（马来西亚吉打州，1912）

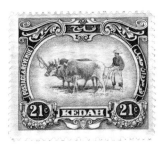

农民耕地（马来西亚吉打州，1919）

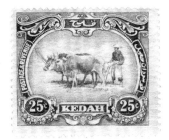

农民耕地（马来西亚吉打州，1921）

　　1912 年，位于马来西亚西北部的吉打州发行的以"农民耕地"为主图的邮票，是世界上早期发行的牛图专题邮票，票上的耕牛为役肉兼用型品种。这 5 枚同图邮票，均是该州 1912 年至 1921 年发行的由稻穗、农民耕地和会议厅三种票图构成的全套 20 枚普通邮票中的中面值邮票，面值分别为 10 分、20 分、30 分、40 分和 50 分，采用雕刻版印刷。到了 1919 年和 1921 年，又分别发行了面值 21 分和 25 分与上述图案相同的邮票，使这套普通邮票中的"农民耕地"邮票数达到 7 枚。

187 水牛肉
Buffalo meat

　　水牛肉为哺乳纲牛科动物水牛的肉。在我国主产于南方省区。性平偏凉，味甘，无毒，归胃、脾二经。具有安胎补血、健强筋骨、消水肿、除湿气的功效。《本草纲目》中格外强调，水牛肉对治疗"消渴"（即糖尿病）有奇效，所以，血糖高的人可适当多食。本品发性比黄牛肉小，对于有湿疹、过敏和其他皮肤病的人尤其适合。一般人群均可食用，但患有肝炎、肾炎者应慎食。

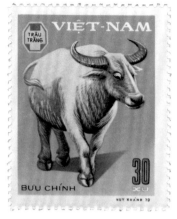
水牛（越南，1979.3.20）

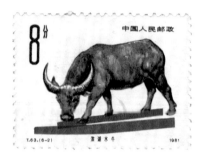
滨湖水牛（中国，1981.5.5）

188 牦牛肉
Yak meat

　　牦牛肉为哺乳纲牛科动物牦牛的肉。主产于西藏、四川甘孜、阿坝州境内。属半野生天然绿色食品，被誉为"牛肉之冠"。肉质细嫩，味道鲜美，富含蛋白质和氨基酸、铁元素以及胡萝卜素、钙、磷等微量元素。脂肪含量特别低，热量特别高，对增强人体抗病力、细胞活力和器官功能均有显著作用。

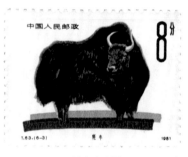
牦牛（中国，1981.5.5）

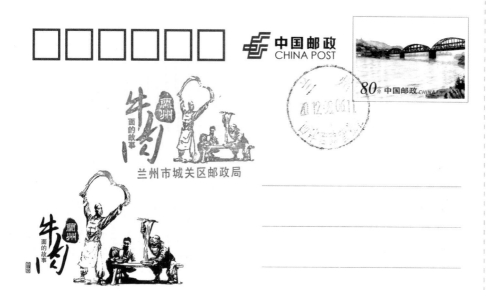

兰州牛肉拉面是兰州著名的风味小吃，享誉全国。兰州牛肉拉面的制作的五大步骤无论从选料、和面、醒面，还是溜条和拉面，都巧妙地运用了所含成份的物理性能，即面筋蛋白质的延伸性和弹性。

中国邮政
CHINA POST

兰州市城关区邮政局

80分 中国邮政 CHINA

中山桥 (2009)

28　　邮政编码

天祝藏族牧区出产肉质鲜嫩的牦牛肉是兰州牛肉面的重要佐料。

牛肉和骆驼队从肉蒙雅布贡盐池驮来的盐，是牛肉面的重要佐料。

甘肃省兰州市邮政广告公司发布　TT-680100-TT-0088-000

天祝藏族牧区出产肉质鲜嫩的牦牛肉是兰州牛肉面的重要佐料。

兰州牛肉面（中国国家邮政局 2002 年 12 月 10 日发行的 PP63 "中山桥" 普通邮资明信片，加印兰州牛肉面的故事，加盖 "2012 中国·兰州牛肉拉面节" 之 2012.8.6 开幕首日戳）

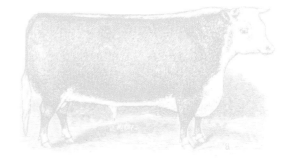

177

189 山羊肉
Goat meat

山羊肉为哺乳纲牛科山羊属动物山羊的肉。我国各地均产。性温，味甘，无毒，归脾、胃、肾三经。具有益气补虚、温中暖胃的功效，适用于虚劳内伤、筋骨痹弱、腰脊酸软、阳痿、带下、不孕等症。羊肉有绵羊肉、山羊肉之分。与绵羊肉相比，山羊肉膻味较大，肉质较硬，其胆固醇含量要低一些，可以起到防止血管硬化以及心脏病的作用，特别适合高血脂的肥胖患者以及老人食用；其性又偏温凉，适合肥胖、容易上火的人食用。暑热天或发热病人慎食；水肿、骨蒸、疟疾、外感、牙痛及一切热性病症者忌食。忌与红酒、西瓜同食。

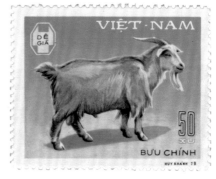

山羊（越南，1979.3.20）

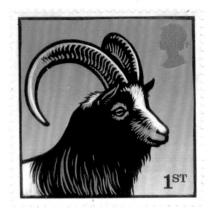

山羊（英国，2005.1.11）

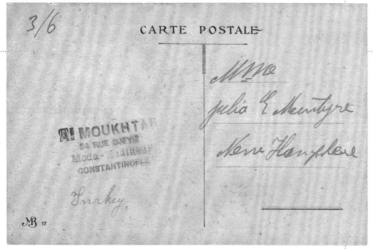

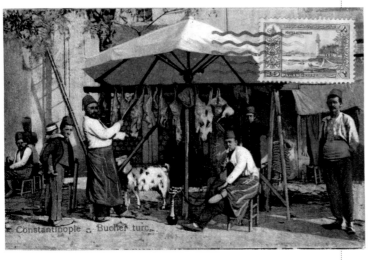

君士坦丁堡的伊斯兰卖羊肉人
（土耳其早期实寄极限片型明信片，贴
土耳其 1914 年 1 月 4 日发行的"君士
坦丁堡风光"[17-5]花园灯塔邮票）

190 **绵羊肉**

Sheep meat

绵羊肉为哺乳纲牛科绵羊属动物绵羊的肉。主要产于新疆、内蒙古、青海、甘肃、宁夏、陕西等地。性温，味甘，归脾、胃、肾三经。与山羊肉相比，绵羊肉口感更加细腻、鲜香。脂肪含量高，偏热，因此更具有滋补作用，特别适合体寒、产妇、体虚者食用。外感病邪、素体有热者慎用。

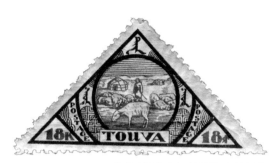

牧羊人和蒙古包（图瓦，1927.6）

图瓦于 1927 年 6 月发行了世界第一枚羊图邮票，这是票名为"民族风情"14 枚成套票中的 1 枚，票幅呈三角形，中间主图圆形边框内为羊群，背景为牧羊人和蒙古包。图瓦原来为中国领土，1921 年 8 月 14 日宣布成立图瓦人民共和国。1944 年 10 月 11 日加入苏联。

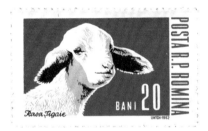

绵羊（罗马尼亚，1962.11.20）

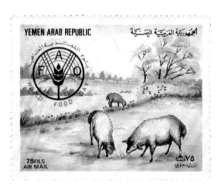

绵羊（也门，1982.3.1）

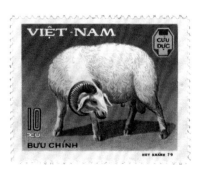

绵羊（越南，1979.3.20）

191 驴肉

Donkey meat

驴肉又名毛驴肉，为哺乳纲马科马属动物驴的
肉。"天上龙肉，地上驴肉"，是人们对驴肉的美
誉。我国主要产于华北、东北、西北、西南地区。
是一种高蛋白、低脂肪、低胆固醇肉类，其不饱和
脂肪酸含量，尤其是生物价值特别高的亚油酸、亚
麻酸的含量都远远高于猪肉、牛肉。性凉，味甘、
酸，归心、肝二经。具有补气养血、滋阴壮阳、安
神去烦的功效，适用于气血亏虚、短气乏力、心悸、
健忘、睡眠不宁、头晕、经色淡等症的辅助治疗。
一般人均可食用，身体瘦弱者尤宜。平素脾胃虚寒、
有慢性肠炎、腹泻者忌食。

图为我国于 1952 年 9 月 20 日发行的全套 12
枚的 PJ3 国内平信美术邮资邮简中的第六枚邮简，
邮资图为"普 4 天安门图"，邮简图案为"农民
赶集(剪纸－赶驴)和太阳"，背面文字说明：集邮。

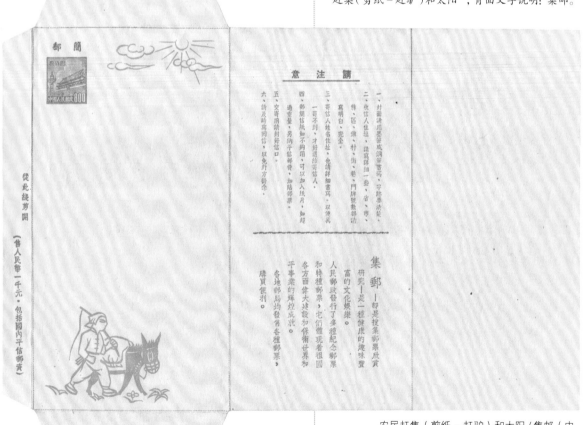

农民赶集（剪纸－赶驴）和太阳／集邮（中
国 PJ3 国内平信美术邮资邮简，1952.9.20）

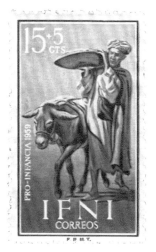

赶毛驴（摩洛哥伊夫尼，1959.6.1）

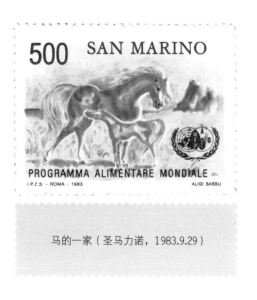

马的一家（圣马力诺，1983.9.29）

192 马肉

Horse meat

　　马肉为哺乳纲马科动物马的肉。我国主要产于东北、西北和西南地区。性寒，味甘、酸，归肝、脾二经。具有补中益气、补血、滋补肝肾、强筋健骨之功效，适用于寒热痿痹、筋骨无力、疮毒等症。现代医药学研究发现，马肉含有丰富蛋白质、维生素及钙、磷、铁、镁、锌、硒等矿物质，具有恢复肝脏机能并有防止贫血、促进血液循环、预防动脉硬化、增强人体免疫力的效果。马肉在煮或炒时会有泡沫产生，且发出异味，因此很多人不喜欢其味道。不宜与大米、猪肉、生姜同食。

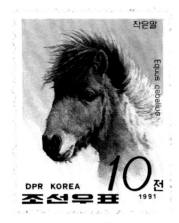

马（朝鲜，1991.9.2）

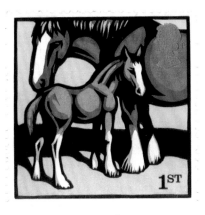

马（英国，2005.1.11）

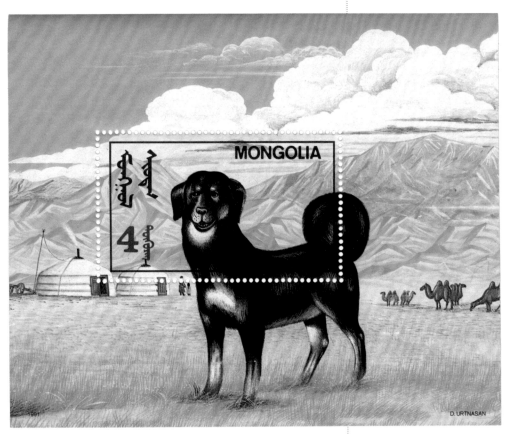

狗（蒙古，1991.12.1）

193 狗肉

Dog meat

　　狗肉又名香肉、地羊，为哺乳纲犬科动物狗的肉。性温，味甘、咸，归脾、胃、肾三经。具有温补脾胃、补肾助阳、促进血液循环、改善性功能等功效，适用于肾阳虚、阳萎、早泄、尿溺不尽、腰膝酸软、四肢厥冷等症。一般人皆可食用。凡患感冒、发热、腹泻等非虚寒性疾病的人均不宜食用；脑血管病、心脏病、高血压病、中风后遗症患者不宜食用；大病初愈的人也不宜食用。

194 兔肉
Rabbit meat

兔肉又名菜兔肉，为哺乳纲兔科穴兔属动物家兔的肉。性凉，味甘，归肝、脾、大肠三经。具有补中益气、凉血解毒、清热止渴等作用，适用于脾虚气弱、营养不良、体倦乏力、脾胃阴虚、消渴口干等症。近代医药学发现，兔肉有健脑益智的功效。还可保护血管壁，阻止血栓形成；保护皮肤细胞活性，维护皮肤弹性。一般人均可食用。由于性偏寒凉，脾胃虚寒所致的呕吐、泄泻患者忌用。

兔子（也门，1982.3.1）

195 鸡肉
Chicken

鸡肉又名家鸡肉，为脊索动物门鸟纲鸡形目雉科动物家鸡的肉。性微温，味甘，归脾、胃二经。具有温中益气、补精添髓、强筋健骨、活血调经等功效。一般人均可食用，特别适合老人、病人、体弱者进补，但也不可多食，因其胆固醇含量高，会增加心脏病、脑血栓诱发的几率。感冒发热、内火偏旺、痰湿偏重、肥胖症、患有热毒疖肿之人，以及高血压、血脂偏高、胆囊炎、胆石症的人忌食。

公鸡、母鸡（也门，1982.3.1）

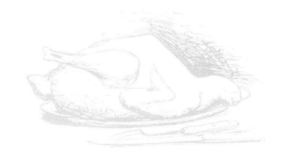

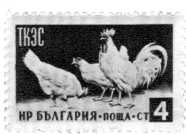

鸡（保加利亚，1955.2.19）

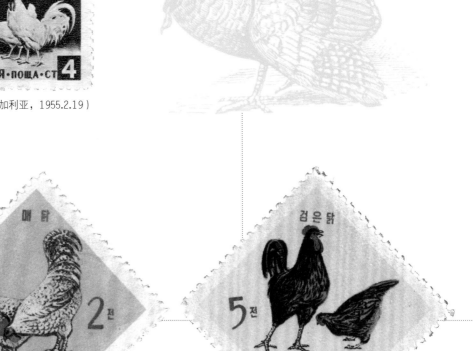

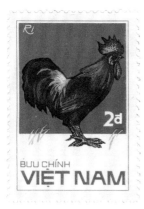

浅花鸡（朝鲜，1964.8.5）

黑鸡（朝鲜，1964.8.5）

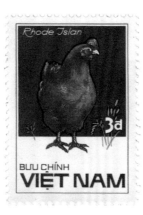

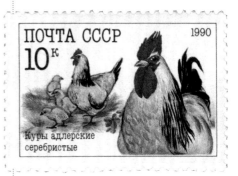

里鸡（越南，1986.9.15）　　　罗德岛红鸡（越南，1986.9.15）　　　　鸡（苏联，1990.7.1）

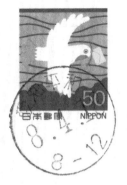

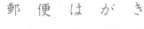

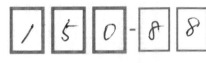

150-88

渋谷 郵便局内

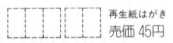

再生紙はがき
売価 45円

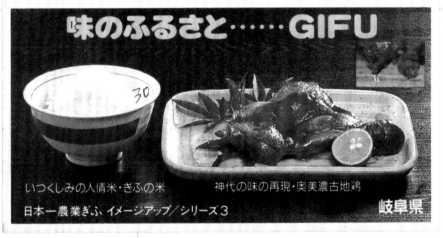

味のふるさと……GIFU

いつくしみの人情米・ぎふの米

神代の味の再現・奥美濃古地鶏

日本一農業ぎふ イメージアップ／シリーズ3

岐阜県

奥美浓古地鸡
（日本岐阜县广告邮资明信片，2006年［平成18年］
4月8日爱知县平和邮局寄发至东京都涩谷邮局内）

奥美浓古地鸡是日本岐阜县的一道美食。鸡
种由日本最古老的鸡"岐阜地鸡"改良而来，鸡
肉弹性十足并且养殖方法天然。养殖的时候给予
它们无农药的饲料而非化学饲料。烹调方法多种
多样。

196 鸭肉

Duck meat

　　鸭肉为脊索动物门鸟纲雁形目鸭科动物家鸭的肉。性寒，味甘、咸，归脾、胃、肺、肾经。具有滋补养胃、利水消肿等功效，适宜于体有内热、体质虚弱、食欲不振、大便干燥和水肿等症。还能有效抵抗脚气病、神经炎和多种炎症，对心肌梗死等心脏疾病患者有保护作用。一般人均可食用。素体虚寒、胃部冷痛、腹泻清稀、寒性痛经、慢性肠炎者应少食；感冒患者不宜食用。

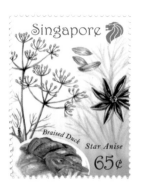

八角茴香与酱焖鸭（新加坡，2011）

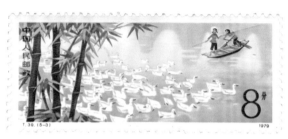

水乡牧鸭（中国，1979.8.10）

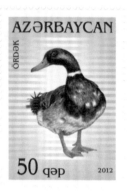

鸭（阿塞拜疆，2012）

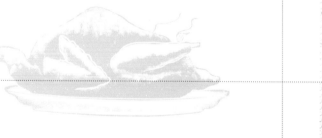

197 鹅肉

Goose

　　鹅肉为脊索动物门鸟纲雁形目鸭科动物家鹅的肉。性平，味甘，归脾、肺二经。具有益气补虚、和胃生津等功效，适宜于脾虚气弱、津液不能上承、口渴少津、身体虚弱、营养不良、慢性气管炎、慢性肾炎、老年浮肿、肺气肿、哮喘咳痰等症。此外，还是糖尿病患者的理想饮食，冬季常喝鹅汤，吃鹅肉，既可补充糖尿病患者的营养，又可控制病情发展。一般人均可食用。体质阴虚、腹部冷痛、腹泻、腰痛、胃寒、痛经者不宜食用；皮肤疮毒和温热症患者也应少食。忌与柿子、鸭梨、鸡蛋同食。

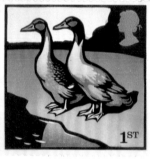

鸭（英国，2005.1.11）

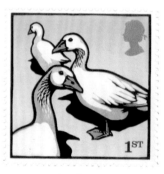

鹅（英国，2005.1.11）

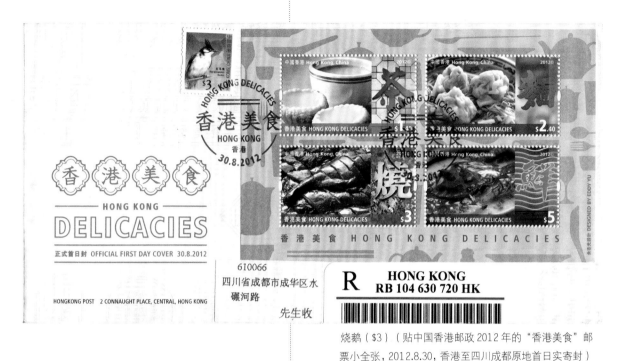

烧鹅（$3）（贴中国香港邮政2012年的"香港美食"邮
票小全张，2012.8.30，香港至四川成都原地首日实寄封）

中国香港邮政于 2012 年 8 月 30 日发行"香港美
食"邮票 1 套 4 枚，同时推出小全张及版票。邮票图
案分别描绘出"茶"、"面"、"烧"、"鲜"四大
美食主调，食品包括蛋挞与奶茶、云吞面、烧鹅和海
鲜，展示了多款本地经典美食，透过邮票将香港独特
多彩的饮食文化传遍世界各地。

小全张以中西餐具图案做衬底，与主题相呼应。
其中，烧鹅（$3），是很多港式烧味店的招牌菜，在
酒楼售卖的各式烧味中，烧鹅吸引了不少名人及游客
慕名前来品尝，可谓远近驰名。以炭火烧烤的烧鹅口
感香脆，脂肪挥发而肉质依然，味道甘香肥美，滋味
无穷。

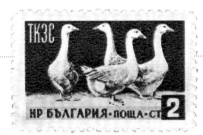

鹅（保加利亚，1955.2.19）

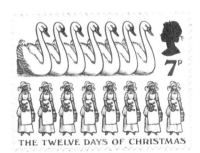

7 只鹅在游水，8 名少妇在
哺乳（英国，1977.11.23）

198 火鸡肉

Turkey

火鸡肉又名吐绶鸡肉，为脊索动物门鸟纲鸡形目雉科动物人工饲养的火鸡的肉。原产于墨西哥和美国。肉质鲜嫩爽口，野味极浓，瘦肉率高，蛋白质含量丰富，胆固醇低，脂肪少。性温微热，味甘、香。具有健脾、养胃、止泄、调经、补肾虚、补肾虚等功效，适用于脾胃虚寒、久泻不愈、经期过长（短）或是月经过少（多）、腰酸、盗汗、耳鸣、产后乳汁缺乏等症。一般人均可食用。凡实证、热证或邪毒未清者不宜服。

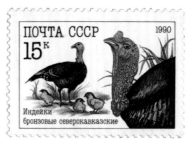

北高加索火鸡（苏联，1990.7.1）

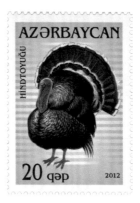

火鸡（阿塞拜疆，2012）

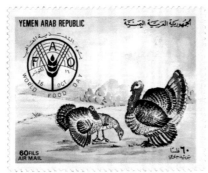

火鸡（也门，1982.3.1）

199 鸽肉

Pigeon meat

鸽肉又名鹁鸽肉，为脊索动物门鸟纲鸽形目鸠鸽科家鸽的肉。我国大部分地区均产。性平，味甘、咸，无毒，归肺、肝、肾三经。具有滋补益气、祛风解毒、补气虚、利小便的功效，对肝肾阴虚、消渴多饮、血虚闭经、头晕神疲、记忆衰退等症有很好的补益治疗作用。现代医药学证明，鸽肉所含的钙、铁、铜等元素及维生素A、维生素B、维生素E等，都比鸡、鱼、牛、羊肉含量高，常食可壮体补肾、生机活力、健脑补神、降低血压、调整血糖、养颜美容。一般人群均可食用，更是成年人、孕妇及儿童、体虚病弱者、病人的理想营养食品。忌与猪肉同食。

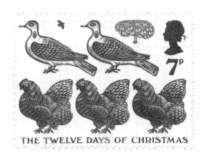

2只鸽子和3只母鸡（英国，1977.11.23）

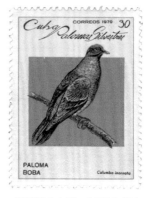

平原鸽（古巴，1979.1.30）

200 鹌鹑肉
Quail meat

　　鹌鹑肉又名鹑肉，为脊索动物门鸟纲鸡形目雉科鹌鹑属人工饲养的鹌鹑的肉。我国许多省区均产。性平，味甘，无毒，归肺、脾二经。具有消肿利水、补中益气的功效，适用于小儿疳积、营养不良、支气管哮喘等症。现代医药学研究发现，鹌鹑肉是典型的高蛋白、低脂肪、低胆固醇食物，长期食用对血管硬化、高血压、神经衰弱、结核病及肝炎有一定疗效。一般人群均可食用。忌与猪肉、猪肝、蘑菇、木耳同食。

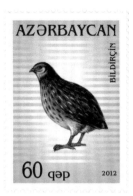

鹌鹑（阿塞拜疆，2012）

201 珠鸡肉
Guinea fowl

　　珠鸡肉又名珍珠鸡肉，为脊索动物门鸟纲鸡形目珠鸡科珠鸡属人工饲养的珠鸡的肉。肉质细嫩，味道鲜美，营养丰富，含有较多的人体所需的蛋白质和微量元素；维生素含量比家鸡高一倍以上，是高蛋白、低脂肪的肉类。具有特殊的营养滋补功能，对神经衰弱、心脏病、冠心病、高血压、妇科病均有一定的食疗作用。一般人群均可食用。

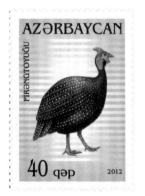

珠鸡（阿塞拜疆，2012）

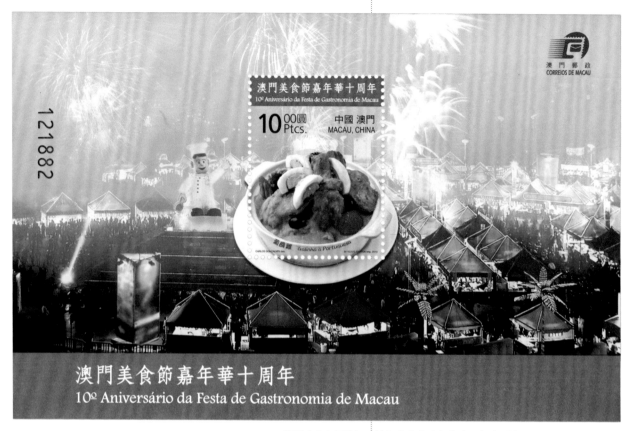

葡国鸡（中国澳门，澳门美食节嘉年华十周年小型张，2010.11.5）

202 鸡蛋

Chicken egg

鸡蛋又名鸡卵、鸡子，为脊索动物门鸟纲鸡形目雉科动物母鸡所产的卵。性平，味甘，归心、肾二经。具有补肺养血、滋阴润燥之功，适宜于气血不足、热病烦渴、胎动不安等症，是扶助正气的常用食品。现代医药学研究表明，鸡蛋能健脑益智，改善各个年龄组的记忆力；能保护肝脏，提高人体血浆蛋白量，增强肌体的代谢功能和免疫功能；能防治动脉硬化，预防癌症；延缓衰老，保持皮肤美。一般人均可食用。脾胃虚弱者不宜多食。

为了庆祝第十届澳门美食节，中国澳门邮政于2010年11月5日特以"澳门美食嘉年华十周年"为题发行纪念邮品，其中含小型张1枚。该小型张展示了历届美食节深受大众欢迎的著名小吃"葡国鸡"。在其主图上，人们清晰可见：鸡的上面，盖有切成四瓣的熟鸡蛋；边纸的设计则表现了美食节展场在绚丽烟花的映衬下显得无比热闹而欢乐的场面。

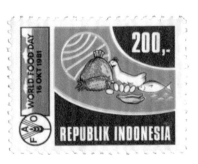

禽蛋鱼（印度尼西亚，1981.10.10）

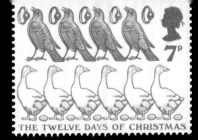

4只鸟、5个金环、6只鹅和6
个鹅蛋（英国，1977.11.23）

鹅蛋又名鹅卵，为脊索动物门鸟纲雁形目鸭科动物鹅所产的卵。质地较粗糙，草腥味较重，食味不及鸡蛋、鸭蛋。性微温，味甘。含有蛋白质、脂肪、卵磷脂、维生素、钙、铁、镁等成分，具有一定营养价值和补中益气的作用。其脂肪绝大部分集中在蛋黄内，含有较多的磷脂，其中约一半是卵磷脂，这些成分对人的大脑及神经组织的发育有重要作用。一般人均可食用。低热不退、动脉硬化、气滞者、骨折伤者不宜食用。

204 牛奶

Milk

牛奶是牛乳的俗称，为哺乳纲牛科动物雌性奶牛身上所挤出来的奶。我国饲养的奶牛是以"中国黑白花奶牛"（1992年更名为"中国荷斯坦奶牛"）为主。全国各地均产，主要集中在大中城市的周围、工矿区和乳品工业比较发达的地区。性平、微寒，味甘，归心、肺、胃三经。具有补虚损、益肺胃、生津润肠之功效，适用于久病体虚、气血不足、营养不良、噎膈反胃、胃及十二指肠溃疡、消渴、便秘等症。是日常生活中营养保健佳品，一般人均可食用。脾胃虚寒者慎食。

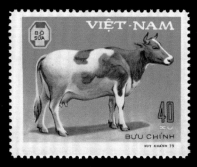

奶牛（越南，1979.3.20）

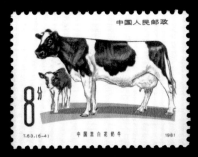

中国黑白花奶牛（中国，1981.5.5）

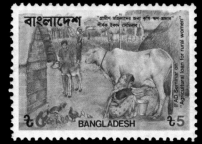

挤牛奶的妇女（孟加拉国，1988.1.26）

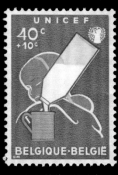

儿童面前的奶瓶和杯子
（比利时，1960.10.8）

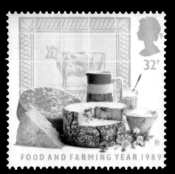

奶制品（英国，1989.3.7）

邮票上的食疗养生食物

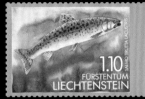

八、鱼虾蟹贝类

在鱼虾蟹贝类食物中，有文献记录具有食疗功效的种类颇多，常见的有300种以上。中医药学认为，鱼虾蟹贝类食物多具补虚功效。现代研究表明，鱼虾蟹贝类食物属于高蛋白低脂肪的白肉，蛋白质的氨基酸组成与比例同人体接近，肌纤维比畜肉短，组织结构松软，容易消化，含有多种微量营养素，其量普遍高于畜肉。特别是某些深海鱼类中含有的DHA（二十二碳六烯酸），它是人脑发育不可缺少的营养素，有增强记忆力和思维能力的作用，对老人能预防老年性痴呆症，对儿童能健脑益智，还有助身材长高。此外还含有EPA（二十碳五烯酸），有升高人血液中高密度脂蛋白和降低低密度脂蛋白的作用，与DHA一起有保护肝脏、防止动脉硬化和预防癌症、高血压等多种慢性病的功效。但患有痛风、关节炎、高尿酸血症的病人应少吃海鲜，吃了以后容易在体内形成尿酸结晶，加重病情。此外，甲状腺功能亢进的病人也应少吃海鲜，因为海鲜含碘量较高，过高的碘也会加重病情。

鱼虾蟹贝类邮票是一个庞大的集邮专题，其中以鱼类邮票数量最多。自从1865年11月15日现属加拿大、时为英国殖民地的纽芬兰地区发行世界首枚以大西洋鳕鱼为主图的鱼类邮票以来，世界上已有200多个国家和地区的邮政部门发行了鱼类邮票，总量已超过2000种，如果同一鱼种按不同发行国家（地区）以及不同票图设计分别计量，再加上虾蟹贝等海洋生物邮票，其总量则超过万枚。

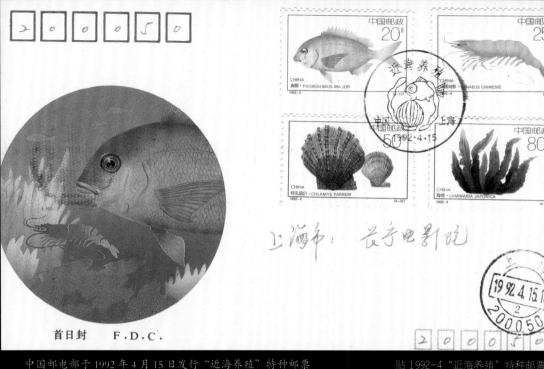

首日封　F.D.C.

中国邮电部于 1992 年 4 月 15 日发行"近海养殖"特种邮票一套 4 枚。邮票图名分别为：真鲷、中国对虾、栉孔扇贝和海带。我国大陆海岸线绵长，近海水域广阔，蕴藏着丰富的海洋生物资源。这套邮票介绍的四种海洋生物是我国近海养殖的部分品种。

贴 1992-4"近海养殖"特种邮票，上海本埠首日实寄封，1992.4.15。

205 鳗鲡

Japanese eel

鳗鲡又名鳗鲞、白鳝、风鳗、鳗鱼、白鳗等，属于脊椎动物门硬骨鱼纲鳗鲡目鳗鲡科，为降海性鱼类。幼鱼生活在欧、亚、北美、非洲的淡水，成鱼下海在除东太平洋和南大西洋外的热带和温带海区产卵场产卵，仔鱼随洋流漂到大陆进入淡水。我国沿海及江、湖均有分布。其鱼肉可食用，肉质细嫩味美，含有丰富的脂肪、维生素 A，有相当高的营养价值。性平，味甘，归肺、脾、肾三经。具有补虚赢、祛风湿、解毒杀虫的功效，适用于五脏虚损、消化不良、小儿疳积、肺痨咳嗽、阳痿、崩漏带下、肠道寄生虫等症。内服煮食，100—250 克；或烧灰研末。

西班牙与捷克斯洛伐克、孟加拉国、津巴布韦、越南、斐济等国家（地区）曾分别发行过"欧洲鳗鲡"、"孟加拉鳗鲡"、"东印度洋鳗鲡"、"太平洋双色鳗鲡"、"花鳗鲡"等鳗鲡科鱼类邮票，而日本于 1966 年 1 月发行的"日本鳗鲡"邮票是世界最早的鳗鲡科鱼类邮票。

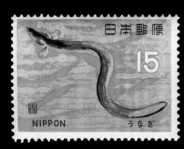

日本鳗鲡（日本，1966.1）

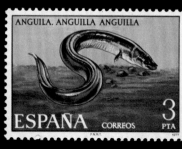

欧洲鳗鲡（西班牙，1977.3.8

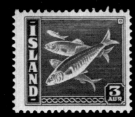

大西洋鲱鱼（冰岛，1939.5.10）

迄今，世界上已发行鲱科鱼类邮票 20 余种，如葡萄牙 1986 年发行的"西鲱"邮票、奥兰群岛 1990 年发行的"波罗的海鲱"邮票、文莱 1983 年发行的"斑点纯腹鲱"邮票等。其中，冰岛于 1939 年 5 月 10 日发行的"大西洋鲱鱼"邮票是世界最早的鲱科鱼类邮票。

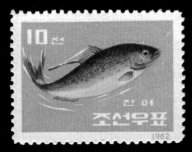

斑鰶（朝鲜，1962.6.28）

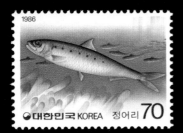

远东拟沙丁鱼（韩国，1986.7.25）

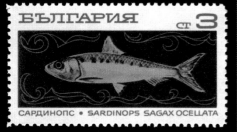

沙丁鱼（保加利亚，1969.10.30）

206 鲱鱼

Herring menhaden

鲱鱼又名青条鱼、太平洋鲱鱼等，属于脊椎动物门硬骨鱼纲鲱形目鲱科。20 世纪 70 年代被开发为黄海渔业新兴地方种群，有相当产量。我国东海、南海另分布有同科的圆腹鲱鱼。其鱼肉可食用。性平，味甘，无毒。具有补虚利尿、助消化和解荞麦中毒的功效，适用于浮肿、小便不利、消化不良、肺结核等症。一般人群均可食用，但不宜多食，否则易引发疮疥。

207 斑鰶

Spotted gizzardshad

斑鰶又名刺儿鱼、古眼鱼、磁鱼、油鱼等，因鳃盖的后方有一块大黑绿斑而得名。属于脊椎动物门硬骨鱼纲鲱形目鲱科鱼类。分布于印度到东印度群岛和朝鲜及日本南部，中国沿海均有分布。主要栖息于港湾和河口一带，以浮游生物和海底藻类为食。其鱼肉可食用，肉质细嫩，具有补虚利尿的功效，适用于肺结核浮肿、小便不利等症。

208 沙丁鱼

Sardine

沙丁鱼又名沙甸鱼、萨丁鱼等，属于脊椎动物门硬骨鱼纲鲱形目鲱科鱼类。广泛分布于南北纬度 6°—20° 的温带海洋区域中，其中太平洋与印度洋海域所产的主要是拟沙丁鱼属，已知 5 个品种，由于极类似，有时被归为一种，即拟沙丁鱼。其肉嫩、味好，可鲜食，也可干制、盐制或熏制。性温，具有补五脏、消肿去瘀的功效。现代研究发现，沙丁鱼中含有二十碳五烯酸、核酸、牛磺酸及硒等多种营养成分，可防止血栓形成，预防心肌梗塞，对治疗心脏病有特效；富含磷脂，对于胎儿的大脑发育起有益作用；含丰富的钙，可以防止因缺钙引起的骨质疏松。是一种理想的健康食品，一般人群皆可食用。痛风、肝硬化病人不宜食用。不宜与枣、猪肝、苹果、柿饼同食。

209 青鱼
Black carp

　　青鱼又名黑鲩、乌鲩、青鲩、溜子等，属于脊椎动物门硬骨鱼纲鲤形目鲤科鱼类。为我国主要的淡水养殖鱼类之一，主要分布于我国长江以南的平原地区。肉可食用，入药。味道鲜美、性平、味甘、无毒，归脾、胃二经。具有益气化湿、和中养胃、养肝明目、截疟、祛风、利水等功效。主治脚气湿痹、烦闷、疟疾、血淋等症。民间以该品同蕹白煮食，治脚气。现代研究发现，青鱼肉除含有丰富蛋白质、脂肪外，还含丰富的核酸及硒、碘等微量元素，故有抗衰老、抗癌作用；还含有二十碳五烯酸，具有扩张血管、防止血液凝结等作用。一般人群均可食用。脾胃蕴热者不宜食用，瘙痒性皮肤病、内热、荨麻疹、癣病者应忌食。

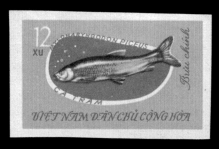

青鱼（越南，1963.9.10）

210 草鱼
Grass carp

　　草鱼又名鲩鱼、鲩、油鲩、草鲩、混鱼、混子，属于脊椎动物门硬骨鱼纲鲤形目鲤科鱼类。为我国主要的淡水养殖鱼类之一，分布广泛。其肉可食用，入药，肉嫩而不腻，性温，味甘，归脾、胃二经。具有平肝祛风、暖胃和中的功效，适用于虚劳、肝风头痛、久疟、食后饱胀、呕吐泄泻等症，是温中补虚养生食品。一般人群均可食用，但不宜大量食用，否则会诱发各种疮疖。同时，女性在月经期不宜食用。

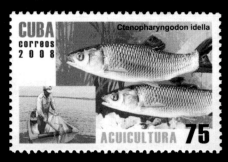

草鱼（古巴，2008）

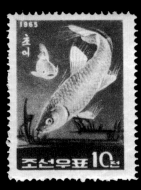

草鱼（朝鲜，1965.12.10）

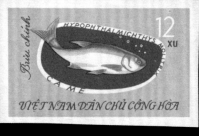

鲢鱼（越南，1963.9.10）

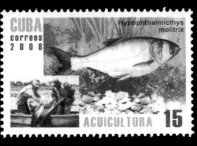

鲢鱼（古巴，2008）

鲢鱼又名白脚鲢、白鲢、水鲢、跳鲢、鲢子，属于脊椎动物门硬骨鱼纲鲤形目鲤科鱼类。为我国主要的淡水养殖鱼类之一，分布在全国各大水系。肉可食用，入药。性温，味甘，归脾、胃二经。具有补脾益气、温胃散寒的功效，适用于脾胃气虚、营养不良、肾炎水肿、小便不利、肝炎等症。不宜多吃，吃多了容易口喝。患有感冒、发烧、痈疽疔疮、无名肿毒、瘙痒性皮肤病、目赤肿痛、口腔溃疡、大便秘结、红斑狼疮等病症者不宜食用。甲亢病人要忌食。

212 鳙鱼

Fatheaded carp，Bighead carp

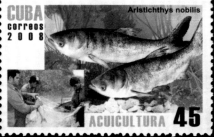

鳙鱼（古巴，2008）

鳙鱼又名花鲢、胖头鱼、包头鱼、大头鱼，属于脊椎动物门硬骨鱼纲鲤形目鲤科鱼类。为我国主要的淡水养殖鱼类之一，分布广泛。其肉可食用，入药。性温，味甘，无毒，归胃经。具有暖胃补虚、祛头风、益脑髓之功效。适用于脾胃虚寒、饮食减少、体倦乏力等症，并对月经不调、痛经及风邪所致的头晕眼花和产后头痛、头晕有一定疗效。痰多、眩晕的人可以用该品和豆腐一起煮食。食多易引发风热和疥疮。热病及内热者慎用。

鲤鱼又名鲤拐子、鲤子、拐子，属于脊椎动物门硬骨鱼纲鲤形目鲤科鱼类。我国的江河、湖泊、水库均有分布，肉可食用，入药。性平、味甘、归脾、肾、肺三经。具有补脾健胃、利水消肿、通乳汁之功效，适用于脾胃虚弱、饮食减少、食欲不振、水肿小便不利、脚气、黄疸、气血不足、乳汁减少等症。一般人都可以食用。本品系发物，素体阳亢及疮疡患者慎食。患有恶性肿瘤、淋巴结核、红斑性狼疮、支气管炎、哮喘、皮肤湿疹等疾病者均应忌食。

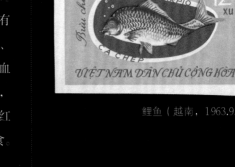

鲤鱼（越南，1963.9.10）

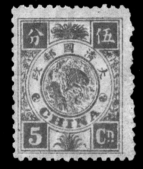 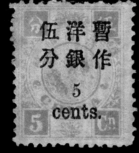

鲤鱼（中国，大清国邮政，"慈禧寿辰纪念邮票［初版］"9-5，1894.11）　　鲤鱼（中国，大清国邮政，"慈禧寿辰［初版］小字改值邮票"10-5，1897.1.2）

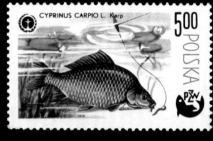

鲤鱼（波兰，1979.4.26）

鲤科鱼类为鱼类中最大的一科，约有2000多种，都是淡水鱼类，分布很广。到目前为止，据不完全统计，邮票上的鲤科鱼类已有120余种，其中一部分为观赏鱼。1894年11月我国清朝发行的"慈禧寿辰纪念邮票（初版）"中有一枚5分银鲤鱼邮票，是世界上最早的鲤科鱼类邮票。该枚邮票为石版印刷，发行量32779枚。这枚"慈禧寿辰纪念邮票（初版）"5分银鲤鱼邮票还有小字改值（1897.1.2）、大字长距改值（1897.3.1）和大字短距改值（1897.6）三种改值邮票。此外，这枚邮票还存在清朝再版票。

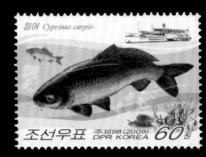

鲤鱼（朝鲜，2009.9.1）

214 鲫鱼
Goldfish carp

鲫鱼属于脊椎动物门硬骨鱼纲鲤形目鲤科鱼类。我国已知的有鲫和黑鲫两个品种。鲫广泛分布于全国各地，黑鲫分布于我国新疆额尔齐斯河水系。肉可食用，入药。性平、味甘、无毒，归胃、肾二经。具有健脾利湿、和中开胃、活血通络、温中下气之功效。对脾胃虚弱、水肿、溃疡、气管炎、哮喘、糖尿病的治疗大有益处。鲫鱼煮汤淡食，还是产妇的催乳补品；鲫鱼油有利于增强心血管功能，降低血液黏度，促进血液循环；鲫鱼籽能补肝养目。除身体过于虚弱的人不适合食用，一般人都可以食用。忌与芥菜、冬瓜、芋头、猪肝、野鸡、鹿肉、砂糖同食。

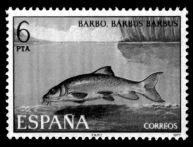

黑鲫（朝鲜，1965.12.10）

215 鲃鱼
Barbus barbus

鲃鱼又名青竹、竹鲃、青竹鲤、青鲋鲤，属于脊椎动物门硬骨鱼纲鲤形目鲤科鲃亚科鱼类，分为倒刺鲃、中华倒刺鲃、光倒刺鲃等。生活于江河的上游，栖息于乱石间隙和深水石洞处。我国云南元江流域、西江上游和海南均有分布。捕后，除去鳞片及内脏，洗净，鲜用。性热，味甘，有小毒。具有补肾阳、壮腰膝的功效，适用于肾虚阳萎、腰膝酸软等症。内服煮食，50—100克。脾胃蕴热者不宜食用。

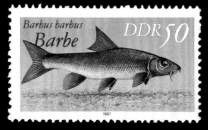

鲃鱼（西班牙，1977.3.8）

鲃鱼（德意志民主共和国，1987.5.19）

216 鳑鲏
Rhodeinae、Chinese bitterling

鳑鲏又名葫芦片子、鱼婢、姜鱼、青衣鱼、旁皮鲫、鳑鲏鲫、文鳅、糠片鱼等，属于脊椎动物门硬骨鱼纲鲤形目鲤科鱼类。栖息于江河、湖泊、池沼中，以藻类植物为食，主要分布于亚洲东部的中国、朝鲜及日本。为小型淡水鱼类，其肉可食，性平、味甘，归肺、肾二经。具有补气健脾、解毒之功效，适宜于久病体虚、痘毒等症。一般人群均可食用，内服煮食，100—200克。

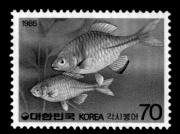

鳑鲏（韩国，1985.5.30）

MARINE LIFE OF THE WORLD

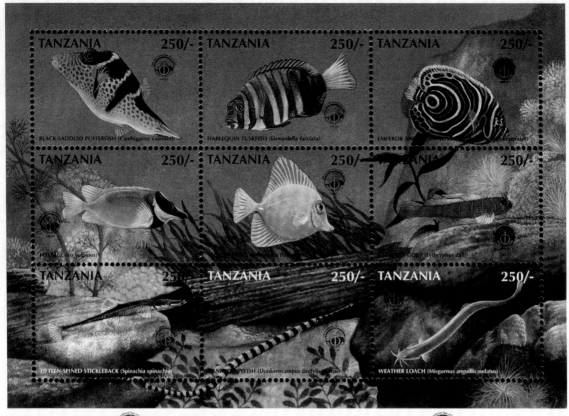

International Year of the Ocean

坦

泥鳅（坦桑尼亚，1998.1.30，"9-9"）

217 泥鳅

Pond loach，Weatherfish

　　泥鳅又名鳅鱼、土鳅、胡溜、鱼溜、雨溜等，属于脊椎动物门硬骨鱼纲鲤形目鳅科鱼类。广泛分布于亚洲沿岸的中国、日本、朝鲜，以及俄罗斯、印度等地，是一种小型淡水经济鱼类。其肉可食用，入药，肉质细嫩，味道鲜美，营养丰富，含优质蛋白质、脂肪、维生素 A、维生素 B1、烟酸、铁、磷、钙等。性平，味甘，归脾、肝、肾三经。具有补中益气、益肾助阳、祛湿止泻、暖脾胃之功效，适宜于脾虚泻痢、热病口渴、消渴、小儿盗汗水肿、小便不利、阳事不举、病毒性肝炎、痔疮、疔疮、皮肤瘙痒等症。现代研究发现，泥鳅中含有尼克酸，能够扩张血管，降低血液中胆固醇和甘油三酯浓度，可以调整血脂紊乱，减缓冠脉硬化程度，降低心肌梗死等病发病率，有效预防心脑血管疾病。一般人群均可食用。内服煮食，100—250 克。阴虚火盛者忌食，不宜与狗肉、螃蟹、毛蟹同食。

　　坦桑尼亚于 1998 年 1 月 30 日发行的"海洋生物"小全张，含邮票 9 枚，面值均为 250 坦桑尼亚先令。除"9-9"是泥鳅外，其余票图为："9-1"瓦氏尖鼻鲀（又名横带扁背鲀）、"9-2"七带猪齿鱼（又名横带猪齿鱼）、"9-3"皇帝神仙鱼（又名主刺盖鱼）、"9-4"狐面鱼、"9-5"黄高鳍刺尾鱼、"9-6"蓝带虾虎鱼、"9-7"海刺鱼、"9-8"带纹矛吻海龙。

　　鳅科鱼类分布于欧亚大陆和摩洛哥，共 110 种。到目前为止，邮票上的鳅科鱼类已有 10 余种，诸如几内亚比绍发行的"皇冠沙鳅"、瑞典发行的"花鳅"、列支敦士登发行的"纵带泥鳅"、吉尔吉斯斯坦发行的"新疆高原鳅"等邮票，而目前在中医药文献中所能见到的具有食疗作用的鳅科鱼类只有泥鳅（Misgurnus

218 鲶鱼

Whiskered catfish，Amur catfish

    鲶鱼学名鲇鱼，又名胡子鲢、黏鱼、塘虱鱼、生仔鱼，属于脊椎动物门硬骨鱼纲鲶形目（鲇形目）鲶科（鲇科）鱼类。主要分布于欧洲和亚洲，我国各地水域均有分布，多产于江河中、下游。肉质佳，刺少，味鲜，药食俱佳。性温，味甘，归胃经。具有补脾益血、催乳、利尿的功效，适用于脾虚水肿、小便不利、产后气血虚亏、乳汁不足等症。对体弱虚损、营养不良之人有较好的食疗作用，是妇女产后滋补的可选食物。适合一般人食用，每次 150—200 克，以炖煮最宜。根据前人经验，忌与牛羊油、牛肝、鹿肉、中药荆芥一同食用。本品为发物，有痼疾、疮疡者应慎食。

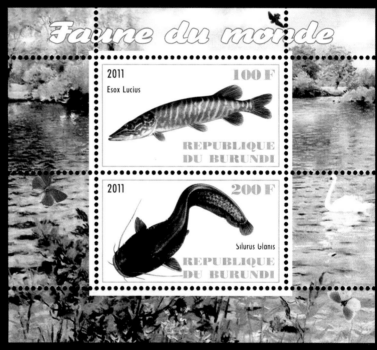

欧鲇（布隆迪，2011，"2-2"）

    欧鲇，学名"Silurus glanis"，产于中欧到西亚的大河、湖泊及其他淡水水体，是最大的鲇鱼之一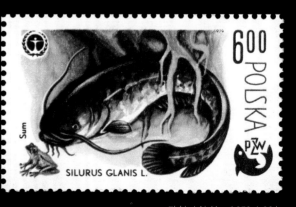

欧鲇（波兰，1979.4.26）

219 香鱼
Ayu sweetfish

香鱼又名香油鱼、瓜鱼，属于脊椎动物门硬骨鱼纲胡瓜鱼目香鱼科鱼类。其脊背上有一条满是香脂的腔道，能散发出香味，故名。为入海口洄游性鱼类，生息在与海相通的溪流之中，以粘附在岩石上的底栖藻类为食。分布范围很广，日本、朝鲜、中国都有分布。其鳔、肉可食用，入药。具有补气活血、催乳的功效，用于治疗乳汁不足。

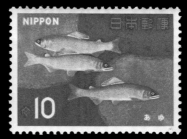

香鱼（日本，世界最早的香鱼科鱼类邮票，1966.1）

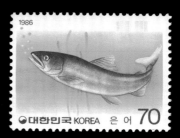

香鱼（韩国，1986.7.25）

220 大麻哈鱼
Big pacific-salmon，Chum salmon

大麻哈鱼又名大马哈鱼、大马哈、大发哈、秋鲑等，属于脊椎动物门硬骨鱼纲鲑形目鲑科麻哈鱼属鱼类，是著名的冷水性溯河产卵洄游鱼类。在我国分布于黑龙江、乌苏里江、松花江及图们江。主要有普通大麻哈鱼、马苏大麻哈鱼和驼背大麻哈鱼三种。肉可食用，入药，肉质鲜美，营养丰富。性微温，味甘，归脾、胃二经。具有补虚、健脾和胃、利水的功效，适用于脾胃不和、脘腹胀满、水肿、消化不良、大便溏泻等症。内服煮食，100—200 克；或焙干研末。痛风、高血压患者不宜食用；糖尿病患者忌食；对海产品过敏者慎食。

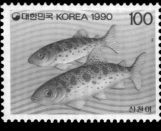

马苏大麻哈鱼（韩国，1990.7.2）

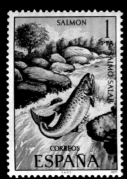

大西洋鲑（西班牙，1977.3.8）

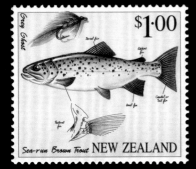

海鲑鱼（新西兰，1997.6.18）

221 三文鱼

Salmon

　　三文鱼又称鲑鱼，属于脊椎动物门硬骨鱼纲鲑形目鲑科鱼类，是鲑鱼中的一大类品种，是一种溯河洄游鱼类，在淡水江河上游的溪河中产卵，产后再回到海洋肥育。主要有太平洋三文鱼（太平洋鲑）、大西洋三文鱼（大西洋鲑）等，分布在太平洋北部及欧洲、亚洲、美洲的北部地区。肉质细嫩鲜美，口感爽滑，可食用，入药。性平，味甘，具有补虚劳、健脾胃、暖胃和中的功能，可治消瘦、水肿、消化不良等症。现代研究发现，三文鱼含有丰富的不饱和脂肪酸，能有效降低血脂和血胆固醇，防治心血管疾病；其欧米伽3脂肪酸含量极高，有助于老年黄斑变性患者保护视力。一般人群皆宜。过敏体质、痛风、高血压患者不宜食用。孕妇忌食。

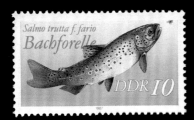

河鳟鱼（德意志民主共和国，1987.5.19）

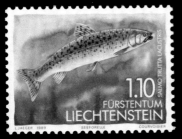

湖鳟鱼（列支敦士登，1989.6.5）

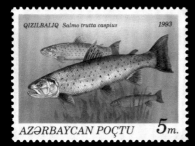

里海鳟鱼（阿塞拜疆，1993.8.27）

222 鳟鱼

Rainbow trout

　　鳟鱼又名虹鳟鱼、硬头鳟，属于脊椎动物门硬骨鱼纲鲑形目鲑科鱼类。原产于北美洲北部和太平洋西岸，主要生活在低温淡水中，也有的在不同季节生活在淡水中或者海水中。现在世界上在海淡水域可以实施人工养殖的鳟鱼类鱼种约有16种，其中第一个被开发成养殖品种的是虹鳟鱼，迄今有120多年的养殖历史。我国除西北、西南外，南北各江河湖泊中均有分布。其肉可食用、入药。性温，味甘，归胃经。具有暖胃和中、止泻的功效，主治反胃吐食、脾胃虚寒泄泻等症。不宜多食，否则会导致风热和疥癣。

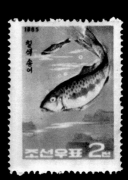

虹鳟鱼（朝鲜，1965.12.10）

223 鳕鱼
Cod fish

鳕鱼又名大头鳕，属于脊椎动物门硬骨鱼纲鳕形目鳕科鱼类。分为大西洋鳕鱼（Gadus morhua）、格陵兰鳕鱼（Gadus ogac）和太平洋鳕鱼（Gadus macrocephalus），这些是传统意义上纯正的鳕鱼，其中，大西洋鳕鱼占主要部分。主产于加拿大、冰岛、挪威及俄罗斯，中国的黄渤海也是太平洋鳕鱼的产地。肉可食用，入药，肉味甘美，营养丰富。含蛋白质比三文鱼高，而含脂肪要比三文鱼低 17 倍，此外还含有人体所必需的维生素 A、维生素 D、维生素 E 和其他多种维生素。性平，味甘。具有活血止痛、通便的功效，适用于跌打骨折、外伤出血、便秘等症。其鳔也可入药，具有补血止血的作用。现代研究发现，鳕鱼肉中含有丰富的镁元素，对心血管系统有很好的保护作用，有利于预防高血压、心肌梗死等心血管疾病。一般人群均可食用。痛风、尿酸过高患者不宜食。

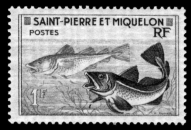

鳕鱼（圣皮埃尔和密克隆，1957.11.4）

1865 年 11 月 15 日，现属加拿大、时为英国殖民地的纽芬兰地区（即英属北美殖民地）发行了世界首枚鱼类邮票。纽芬兰是著名的世界三大渔场之一，捕捞鳕鱼是纽芬兰的传统产业，在当时纽芬兰的经济上占有相当重要的地位。为了突出当地特色，邮票设计家选用了当地特产大西洋鳕鱼作为主图，雕刻版、绿色油墨印刷，面值 2 分，分薄浅黄色纸和白纸两种。1865 年发行的是薄浅黄纸，白纸印刷的邮票到 1870 年才发行。在邮票主图上有一个错误，鳕鱼的尾部没有分叉，在 1882 年再次发行绿色的和 1887 年发行桔黄色油墨印刷的鳕鱼邮票时，这一错误才得以更正。

自 1840 年英国发行世界第一枚邮票——"黑便士"以来，邮票发行已有 170 多年的历史。纵观邮票目录或图谱，我们发现世界早期邮票的图案大多为各国君主、元首的头像，或为徽志、数字等图案，如英国"黑便士"邮票就是维多利亚女王头像，我国第一套邮票采用的是象征皇权的大龙图案，而动物、植物、体育、绘画等专题邮票则屈指可数，其中这枚著名的纽芬兰大西洋鳕鱼邮票被集邮界公认为是开创了专题邮票新时代的先行者之一。

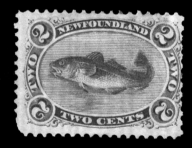

大西洋鳕鱼（纽芬兰地区，1865.11.15）

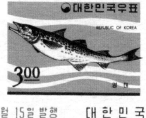

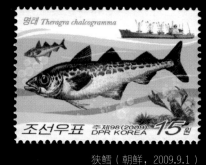

狭鳕（韩国，1966.6.15）

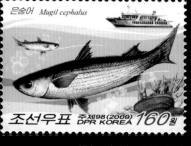

狭鳕（朝鲜，2009.9.1）

224 狭鳕

Pollock，Walleye pollock

　　狭鳕俗称明太鱼或朝鲜明太鱼，西方人称之为阿拉斯加大口鱼，属于脊椎动物门硬骨鱼纲鳕形目鳕科狭鳕属鱼类。分布于朝鲜半岛东海岸、鄂霍次克海、白令海、北太平洋等地区，属冷水性鱼类。是朝鲜族人民喜欢食用的传统食品。性平，味甘。味道清爽，肉质较粗，高蛋白、低脂肪，具有养胃、健脾、通血、养阴补虚之功效。皮肤过敏者慎食。

225 鲻鱼

Common mullet，Gray mullet

　　鲻鱼又名子鱼、乌支、乌头、黑耳鲻等，属于脊椎动物门硬骨鱼纲鲻形目鲻科鱼类。喜栖息在入海口，广泛分布于大西洋、印度洋和太平洋海域的沿岸，我国沿海均产之。其肉可食用，入药，肉质细嫩，味道鲜美。富含蛋白质、脂肪酸、B族维生素、维生素E、钙、镁、硒等营养元素。性平，味甘、咸，无毒，归脾、胃、肺三经。具有补虚弱、健脾胃的作用，对于消化不良、小儿疳积、贫血等病症有一定辅助疗效。一般人

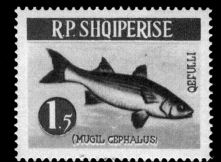

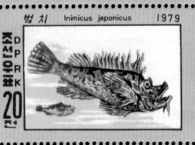
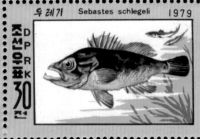
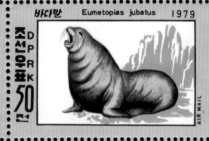

범치 Inimicus japonicus 1979
DPRK 20

두레기 Sebastes schlegeli 1979
DPRK 30

바다말 Eumetopias jubatus 1979
DPRK 50

D.P.R. KOREA 바 다 동 물 SEA ANIMALS

日本鬼鲉（朝鲜，1979.12.4，"3-1"）

朝鲜于 1979 年 12 月 4 日发行的
"海洋动物"小全张，含邮票 3 枚。
除"3-1"是日本鬼鲉外，其余票图为：
"3-2"菖鲐、"3-3"海狮。

226 鬼鲉
Inimicus japonicus

　　鬼鲉又名日本鬼鲉，俗名海蝎子、老虎鱼，属于脊椎动物门硬骨鱼纲鲉形目鲉科鱼类。分布于北太平洋西部，我国产于南海、东海、黄海和渤海。其背鳍、鳍棘基部后面各有发达的毒腺，被刺伤后肿痛甚剧烈，故俗名"海蝎子"。其肉可食用，入药。性平，味甘、咸，归肝、肾二经。具有清热解毒、滋补肝肾、强筋健骨的功效，适用于肾虚腰痛、慢性肝炎、偏头痛、脓疡不敛、小儿疮疖、湿疹、乳汁不足、腰腿痛等症。其鱼头鱼脑含卵磷脂，有健脑补脑作用。内服煮汤适量。痛风患者不宜食用。

227 石斑鱼
Grouper

　　石斑鱼又名石斑、鲙鱼、过鱼，属于脊椎动物门硬骨鱼纲鲈形目鮨科鱼类。石斑鱼属鱼类至少有 60 种，如鲑点石斑鱼、青石斑鱼、棕斑石斑鱼、黄腹石斑鱼、赤点石斑鱼等。为暖水性中下层鱼类，广分布于太平洋、印度洋和大西洋，我国产 31 种，主要分布于南海和东海。其鱼肉可食用，肉质佳美，营养丰富，含有丰富的蛋白质、维生素 A、维生素 D、钙、磷、

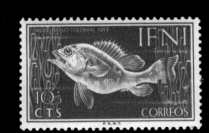

黄腹石斑鱼（摩洛哥伊夫尼，1953.11.23）

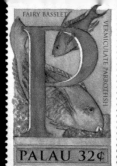
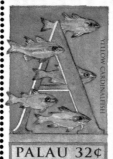
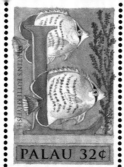
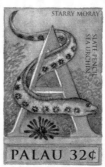
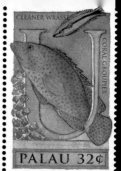

PALAU 32¢　　PALAU 32¢　　PALAU 32¢　　PALAU 32¢　　PALAU 32¢

棕斑石斑鱼

（帕劳，1996.3.29，"5-5"，图下）

帕劳于 1996 年 3 月 29 日发行的"海洋生物"五连票，含邮票 5 枚，面值均为 0.32 美元。除"5-5"是裂唇鱼、棕斑石斑鱼外，其余票图为："5-1"鹦鹉鱼和线鮨、"5-2"达氏天竺鲷、"5-3"马氏蝴蝶鱼、"5-4"斑纹海鳗和海胆。

邮票知识链接

五连票（Strip of 5），指 5 枚连在一起印刷的邮票，是连票的一种形式。连票的表现形式多种多样，有横连、竖连、过桥连、对应连等，如果按数量来分，则有双连、三连、四连、五连、六连、八连、十连等，各枚之间仍用齿孔分开，或不打齿孔，以线条分开；它们的面值，有的相同，有的不相同。这种印刷方式可以把几张邮票的图案有机地连在一起，使整套邮票看起来就像一张大的完整的画面，以更好地表现出邮票的主题。这种邮票一定要连在一起收藏，不然的话，其收藏价值就会大打折扣。

228 海鲈鱼

Japanese sea bass

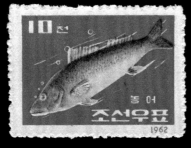

花鲈（朝鲜，1962.6.28）

海鲈鱼学名日本真鲈，又名花鲈、七星鲈、斑鲈等，属于脊椎动物门硬骨鱼纲鲈形目鲈科鱼类。主要分布于中国、朝鲜及日本的近岸浅海，喜栖息于河口咸淡水区，亦可上溯江河淡水区。背部青灰色，两侧及腹方银白色，侧上方有不规则黑斑。其肉可食用、入药。性平、味甘，归肝、脾、肾三经。富含蛋白质、维生素 A、B 族维生素、钙、镁、锌、硒等营养元素，具有益脾胃、补肝肾、化痰止咳的功效，适用于消化不良、疳积、百日咳、水肿、筋骨萎弱、胎动不安、疮疡久治不愈等症。对肝肾不足的人有很好的补益作用。一般人都可以食用。内服煮食，60—240 克。皮肤病疮肿者忌食。不能同奶酪一起食用，因奶酪性寒味酸，而海鲈鱼含有丰富的蛋白质，两者同食，易使人因消化不良而导致腹泻。

河鲈鱼又名河鲈、赤鲈，俗称五道黑，因其体侧有5条较宽的横跨体背的斑带而得名。属于脊椎动物门硬骨鱼纲鲈形目鲈科鱼类。是分布于欧亚大陆温带和寒带地区的淡水鱼类，在我国仅产于新疆额尔齐斯河与乌伦古河流域。按照生物学的定义，只有河鲈鱼才能被直接称为"鲈"或"鲈鱼"。其肉可食用，入药。性平、味甘，归肝、脾、肾三经。富含易消化的蛋白质、脂肪、维生素 B2、糖类、无机盐、烟酸、尼克酸、钙、磷、钾、锌、铜、铁、硒等营养成分。具有益脾胃、补肝肾、化痰止咳的功效，适用于消化不良、疳积、百日咳、水肿、筋骨萎弱、胎动不安、疮疡久治不愈等症。一般人都可以食用。皮肤病疮肿者忌食。

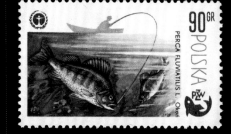

河鲈鱼 （波兰，1979.4.26）

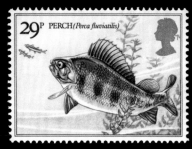

河鲈鱼（英国，1983.1.26）

230 横带髭鲷

Belted beard grunt

横带髭鲷俗名十六枚、海猴、黑鳍髭鲷、金鼓、打铁皮，为脊椎动物门鲈形目石鲈科鱼类。主要生活于水深30—50 米的温带海域，肉食性，以小鱼及甲壳类为主。分布于北太平洋西部，我国沿海均产之，该物种的模式产地在澳门。为美味的食用鱼，红烧、煎食、煮汤皆适宜。其鱼鳔入药，捕捉后取鳔洗净鲜用或晒干备用。性寒，味苦、咸，归胆、肾二经。具有清热解毒的功效，主治痄腮。内服煎汤，100—200 克。

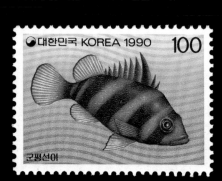

横带髭鲷（韩国，1990.7.2）

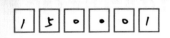

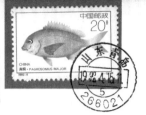

黑龙江 哈尔滨市邮票公司

天津电新制东丁

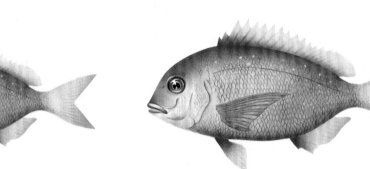

1992-4《近海養殖》特種郵票·首日封　　1992-4"Offshore Fish-farming" Special Stamps

青岛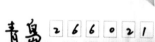

真鲷（中国，山东青岛至黑龙江省哈尔滨市首日实寄封，1992.4.15）

231 真鲷

Red sea bream，Genuine porgy

　　真鲷又名加吉鱼、红加吉，属于脊椎动物门硬骨鱼纲鲈形目鲷科鱼类。分布于印度洋和太平洋西部，中国近海均产之。其肉可食用，入药。肉肥而鲜美，无腥味，特别是鱼头颅腔内含有丰富的脂肪，营养价值很高。性平，味甘。具有清热消炎、补肾益气、活血养血、祛风除湿、止痛的功效，适用于虚劳羸瘦、食少气短、盗汗、遗精、风湿腰

嫩，可供鲜食或制成咸干品，适合各
种烹调方式。性平，味甘。具有益气
和中、气血双补的功效，适用于气血
两虚型冠心病患者食用。痰湿体质不
适宜食用、湿盛中满、泄泻者忌食。

图确认鱼的纲、目、科、属、种，因而，可称之为学术性鱼
类邮票。而在集邮过程中，我们还可见到另一类被称为观赏
性的鱼类邮票，它们往往以鱼的自然形态为主图，有的还配
以海草、珊瑚、礁石，看起来身姿奇异、色彩绚丽、深受人
们喜爱

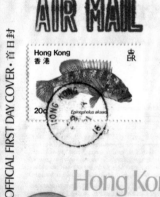

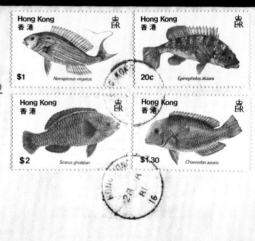

黄花鱼又名黄鱼、石首鱼，属于脊椎动物门硬骨鱼纲鲈形目石首鱼科黄鱼属。分为大黄鱼和小黄鱼两种，前者分布于黄海南部、东海和南海，后者分布于我国黄海、渤海、东海及朝鲜西海岸。肉可食用，入药，肉质鲜嫩。性平，味甘、咸，归肝、肾二经。具有开胃益气、补肾利尿、健脾、安神之功效，对食欲不振、小便不通、贫血、头晕、失眠及妇女产后体虚有良好疗效。现代医学研究证明，黄花鱼含有丰富的蛋白质、微量元素和维生素，对人体有很好的补益作用，对体质虚弱和中老年人来说，会收到很好的食疗效果；含有丰富的微量元素硒，能清除人体代谢产生的自由基，能延缓衰老，并对各种癌症有防治功效。鱼腹中的白色鱼鳔可做鱼胶，有止血之效，能防治出血性紫癜等病。一般人群均可食用。哮喘病人和过敏体质的人应慎食。

小黄鱼 （韩国，1966.6.15）

234 白姑鱼

White croaker

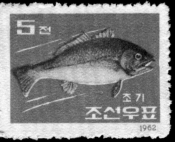

白姑鱼俗名白米鱼、鳇仔鱼、白梅、白姑子、沙卫口，属于脊椎动物门硬骨鱼纲鲈形目石首鱼科白姑鱼属。分布于西北太平洋区域，包括中国南海、东海及黄海南部。其肉厚而细嫩，食用方法以红烧、清炖为主。具有活血止痛、利尿消肿、益气健脾、通脉下乳之功效，适用于浮肿、乳汁不通、胎气不长等症。对胆石症、脂肪肝、肝硬化、胰腺炎、心脑血管系统疾病有辅助治疗作用。痰湿体质、阳虚体质、瘀血体质不适宜食用。痛风病人忌食。

白姑鱼（朝鲜，1962.6.28）

235 鮸鱼
Japanese croaker

鮸鱼又名米鱼、敏鱼，属于脊椎动物门硬骨鱼纲鲈形目石首鱼科。是暖温性底层海鱼，分布于北太平洋西部，包括中国的渤海、黄海及东海，朝鲜和日本南部。其肉可食用，性平，味甘、咸。具有养血、止血、补肾固精、润肺健脾和消炎功效，对再生障碍性贫血、吐血、肾虚遗精、疮疖、痛肿、无名肿毒、乳腺炎等症有辅助治疗。鱼鳔可制鱼胶，俗称"鮸鱼胶"，有较高的药用价值，有养血、补肾、润肺健脾和消炎作用；与等量的酒和水炖食，可治疗男子遗精和女子白带。湿疹、痛风、红斑狼疮、哮喘、咳嗽患者忌食。

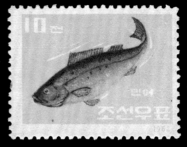

鮸鱼（朝鲜，1962.6.28）

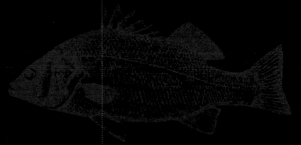

236 带鱼
Hairtail fish

带鱼又名白带鱼、牙带、青宗带等，属于脊椎动物门硬骨鱼纲鲈形目带鱼科带鱼属的咸水鱼。分布比较广，以西太平洋和印度洋最多，我国沿海各省均可见，其中又以东海产量最高。其肉厚刺少，营养丰富。性微温，味甘、咸，归肝、脾、胃三经。具有补脾益气、益血补虚、养肝、解毒、祛风、止血的功效，适用于病毒性肝炎、急慢性肠炎、食欲不振、恶心、病后体虚、产后乳汁不足、疮疖痈肿、外伤出血等症。鱼肉煎汤、炖服或蒸食，150—250克。带鱼鳞中含有多种不饱和脂肪酸，有显著的降低胆固醇作用，适宜久病体虚、血虚头晕、气短乏力、食少赢瘦、营养不良之人食用。患有疮疥的人宜少食。

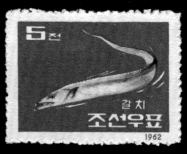

日本带鱼（朝鲜，世界最早的带鱼科鱼类邮票，1962.6.28）

237 鲔鱼

Tuna

鲔鱼又名金枪鱼、吞拿鱼，属于脊椎动物门硬骨鱼纲鲈形目鲭科。分布在印度洋、太平洋中部与大西洋中部，属于热带、亚热带大洋性食用鱼。其肉呈紫红色，血红素含量很高。所含脂肪酸大多为不饱和脂肪酸，氨基酸齐全，人体所需的8种氨基酸均有，还含有维生素、丰富的铁、钾、钙、碘等多种矿物质和微量元素，是不可多得的健康食品。具有补虚壮阳、除风湿、强筋骨、调节血糖的功效，适用于治疗性功能减退、糖尿病、虚劳阳痿、风湿痹痛、筋骨软弱等症。此外，还具有促进儿童大脑发育、改善老年记忆衰退的作用。一般人都可食用。尤适宜心脑血管疾病患者。属于发物，有过敏性皮肤病的人不宜食用。

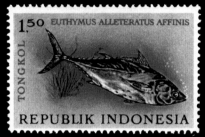

鲔鱼（印度尼西亚，1963.4.6）

238 鲣鱼

Skipjack Tuna

鲣鱼又名正鲣、炸弹鱼、柴鱼、烟仔虎等，属于脊椎动物门硬骨鱼纲鲈形目鲭科。分布范围较广，在印度洋、太平洋和大西洋水温高于15摄氏度以上的水域，都有它们的踪迹，并且储量丰富。其鱼肉可食用并有食疗价值。肉质甜美，可生食、清煮，还可做鱼松、鱼干。性平、味甘。具有健脾胃、健脑、补髓养精、明目增乳等功效，并对心脑血管系统疾病有辅助治疗作用。一般人群均可食用。消化系统疾病、内分泌系统疾病、传染性疾病、神经性疾病患者不适宜食用；对海鲜产品过敏者慎用。

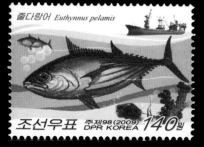

鲣鱼（马尔代夫，1973.8）

鲣鱼（朝鲜，2009.9.1）

分为大西洋鲭鱼、太平洋鲭鱼、西班牙鲭鱼等，出没于西太平洋及大西洋的海岸附近，喜群居。其鱼肉可食用，是一种高蛋白、低脂肪、易被人体吸收的食物，可以红烧、清蒸、腌制，还可做罐头，其肝可提炼鱼肝油。性平，味甘，有微毒，归脾、肺二经。具有滋补强壮之功效，适用于脾胃虚弱、消化不良、肺痨虚损、神经衰弱等症。内服煮食，100—200 克。一般人群均可食用。过敏性体质者慎食。

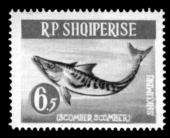
鲭鱼（阿尔巴尼亚，1964.2.26）

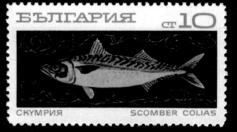
科利鲭（保加利亚，1969.10.30）

240 旗鱼

Sailfish

旗鱼又名芭蕉鱼、扁帆、箭鱼、剑鱼，属于脊椎动物门硬骨鱼纲鲈形目旗鱼科。其第一背鳍长得又长又高，仿佛像是扯着的一面面旗帜，故名旗鱼。在大西洋、印度洋和太平洋分布广泛，我国产于南海诸岛、台湾海域、广东、福建、浙江、江苏、山东等沿海，是洄游性的鱼类。其肉可食用，肉质鲜美，适宜做上等生鱼片、煎食等。含有丰富的蛋白质、维生素 D 等，能促进人体皮肤、骨骼及其他体内各器官机能的发育。具有祛寒除湿、补虚养气、强身健体的功效。此外，其脂肪含量较低，是极佳的减肥食品。

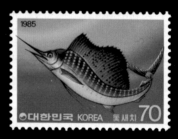
旗鱼（韩国，1985.5.30）

241 鲳鱼

Pomfret

鲳鱼又名平鱼、镜鱼、叉片鱼（在江苏、浙江的名称）等，属于脊椎动物门硬骨鱼纲鲈形目鲳科鱼类。广泛分布于中国、朝鲜、日本、印度等海域。主要品种有银鲳、灰鲳和中国鲳。肉质鲜美，性平，味甘，归脾、胃二经。具有益气养血、补胃益精、滑利关节之功效，适用于消化不良、脾虚泄泻、贫血、筋骨酸痛、四肢麻木等症。含有丰富的不饱和脂肪酸、微量元素硒和镁，能降低胆固醇，对冠状动脉硬化等心血管疾病有预防作用，并能延缓机体衰老，预防癌症的发生。一般人群均可食用，可煮食或炖服，30—60 克。属于发物，有过敏性皮肤病的人不宜食用。鲳鱼籽有毒，不能食用，吃了会使人腹泻。

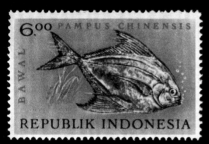

灰鲳（孟加拉国，1983.10.31）

中国鲳（印度尼西亚，世界最早的鲳科鱼类邮票，1963.4.6）

242 黑鱼

Snakeheaded fish

黑鱼学名乌鳢，又名蛇头鱼、黑鲤鱼、生鱼、才鱼、乌棒、文鱼、花鱼（广西、广东地区的民间俗称）等，属于脊椎动物门硬骨鱼纲鲈形目鳢科。分布于非洲及亚洲的热带地区等的淡水流域。我国除西部高原外，分布广泛，喜栖于水草较多及有污泥的湖沼江河中。肉可食，味道鲜美。性寒，味甘，无毒，归肺、脾、肾三经。具有补脾利水、去瘀生新、清热解毒等功效，适用于面目浮肿、脚气、小便不利、气血不足、经闭等症。此外，还有给伤口消炎的作用。一般人群均可食用，有疮者不可食。有些人会对黑鱼过敏，症状通常为腹泻、呕吐、皮肤起疹，伴随腰酸背痛。若出现过敏症状，可以服用抗过敏药来缓解，通常 24 小时内会起效；若症状较为严重，需去医院就诊。

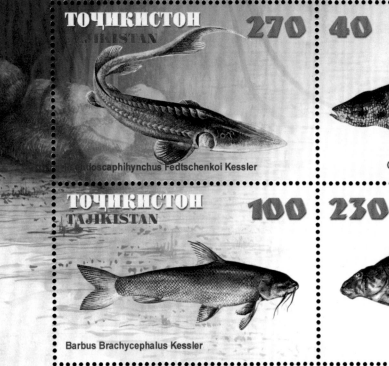

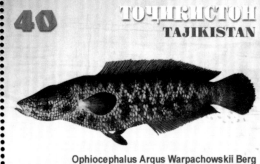

黑鱼（塔吉克斯坦，2000，"40r"）

塔吉克斯坦于 2000 年发行的"鱼类"小全张，含邮票 4 枚。除"40r"是乌鳢外，其余票图为："100r"短头𬶨、"230r"高原裸裂尻鱼、"270r"锡尔河拟铲鲟

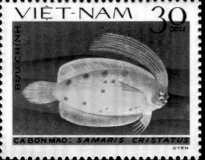

冠鲽（越南，迄今世界唯一的冠鲽
科鱼类邮票，1982.12.15）

比目鱼又名板鱼、鞋底鱼、比目、车扁鱼、双色侧鱼、偏口鱼等，为脊椎动物门硬骨鱼纲鲽形目卵圆形扁平鱼类的统称。是海水鱼中的一大类，有许多品种，主要包括鳒科、鮃科、牙鲆科、鲽科、冠鲽科、鳎科、舌鳎科等。在我国沿海有广泛的分布。这类鱼最显著的特征，一是两眼完全在头的一侧，被认为需两鱼并肩而行，故名比目鱼；二是有眼的一侧（静止时的上面）有体色，但下面无眼的一侧为白色。肉大都细嫩鲜美。性平，味甘、咸，归肺经。具有消炎解毒、益气力、补脾胃的功效，适用于急性肠胃炎等症。一般人群均可食用。病体虚弱者少食。

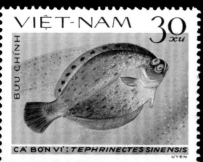

花鲆（越南，世界最早的牙鲆科
鱼类邮票，1982.12.15）

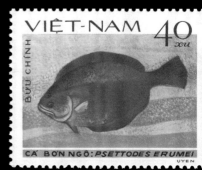

大口鳒（越南，迄今世界唯一的鳒
科鱼类邮票，1982.12.15）

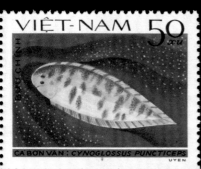

斑头舌鳎（越南，迄今世界唯一的舌鳎
科鱼类邮票，1982.12.15）

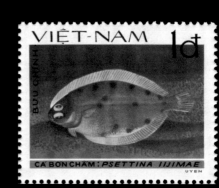

鳒鲆（越南，世界最早的鲆科
鱼类邮票，1982.12.15）

对虾又名东方对虾，属于节肢动物门甲壳纲十足目对虾科对虾属。"中国对虾"是对虾属的主要种类之一，俗称"对虾"。主要分布于中国黄渤海和朝鲜西部沿海，我国的辽宁、河北、山东省及天津沿海是对虾的重要产地。其肉或全体入药，性微温，味甘、咸，归肾、脾二经。具有补肾壮阳、通乳抗毒、养血固精、化瘀解毒、益气滋阳、通络止痛、开胃化痰等功效，适宜于肾虚阳痿、遗精早泄、乳汁不通、筋骨疼痛、手足抽搐、全身搔痒、皮肤溃疡、身体虚弱和神经衰弱等症。一般人群均可食用。本品为动风发物，患有皮肤疥癣者忌食。忌与葡萄、石榴、山楂、柿子等水果同食，否则，水果含有的鞣酸和虾含有的钙离子会结合形成不溶性结合物刺激肠胃，引起人体不适，出现呕吐、头晕、恶心和腹痛腹泻等症状。

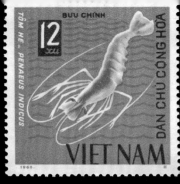

印度对虾（越南，1965.8.19）

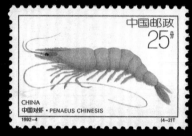

中国对虾（中国，1992.4.15）

245 龙虾
Lobster

龙虾又名大虾、龙头虾、虾魁、海虾等，是节肢动物门甲壳亚门软甲纲十足目龙虾科四个属龙虾的通称。品种繁多，其中很多龙虾可作为美食食用。主要产于除极地外的所有海洋和较深的水域。可食部分为多肌肉的腹部和螯。肉洁白细嫩，味道鲜美，高蛋白、低脂肪，营养丰富，还有药用价值。性温，味甘、咸，归肾经。具有补肾壮阳、健胃补气、抗癌的功效，适用于肾虚阳痿、遗精、脾胃虚弱、食管癌、肠癌等症。一般人群均可食用。过敏性皮肤病、哮喘病者慎食。

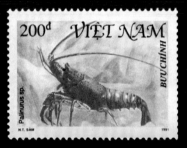

龙虾（越南，1991.4.20）

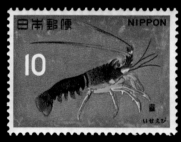

龙虾（日本，1966.1）

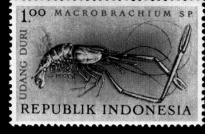
马来沼虾（印度尼西亚，1963.4.6）

河虾学名日本沼虾，又名青虾、沼虾等，属于节肢动物门甲壳亚门软甲纲十足目长臂虾科沼虾属。在我国分布极广，生活于淡水湖、河、池、沼中。肉味鲜美，性微温，味甘，归肝、肾二经。具有补肾壮阳、通乳抗毒、养血固精、化瘀解毒、益气滋阳、通络止痛、开胃化痰等功效，适宜于肾虚阳痿、遗精早泄、乳汁不通、筋骨疼痛、手足抽搐、全身瘙痒、皮肤溃疡、身体虚弱和神经衰弱等症。一般人群均可食用。宿疾者、正值上火之时不宜食；患过敏性鼻炎、支气管炎、反复发作性过敏性皮炎者不宜食；患有皮肤疥癣者忌食。

　　虾体态弯曲，具有艺术之美，常被各大画家作为绘画的对象和主题。其中，最著名的要数齐白石画作《虾图》，白石翁画虾，乃河虾与对虾二者惬意的"合象"，可说是画坛一绝，栩栩如生，情趣盎然。

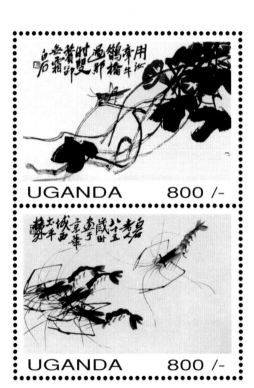

UGANDA　800 /-

UGANDA　800 /-

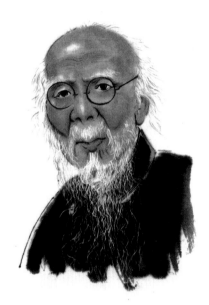

SELECTED PAINTINGS OF
QI BAISHI (1864-1957)

A GREAT MODERN MASTER OF TRADI-
TIONAL CHINESE PAINTING, SEAL
ENGRAVING,CALLIGRAPHY, CLASSICAL
POETRY AND PROSE.

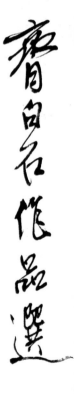

CHINA'96 9th Asian International Philatelic Exhibition
中 國 ' 9 6 — 第 九 届 亞 洲 國 際 郵 展 覽

齐白石画作《虾图》（乌干达，1996.5.8，图下）

247 梭子蟹

Swimming crab

梭子蟹学名三疣梭子蟹，又名枪蟹、海螃蟹、海蟹等，属于节肢动物门甲壳纲十足目梭子蟹科（又名蝤蛑科）。分布于我国南北各海域、日本、朝鲜、马来群岛、红海。肉质细嫩，脂膏肥满，味鲜美，富含蛋白质、脂肪及多种矿物质。性寒，味咸，归肝经。具有清热散结、通脉滋阴、补肝肾、生精髓、壮筋骨、祛痰火、解毒等功效，适用于肝虚血少、腰酸腿软、眩晕健忘、痰火上扰所致面肿、喉风肿痛、疟疾、黄疸、产后血闭、筋骨折伤、冻疮等症。蟹壳中含有 12% 的甲壳质，有抑制人体吸收胆固醇的功能，还能增强抗癌药的药效。一般人群均可食用。伤风、发热、胃痛及腹泻患者忌食；慢性胃炎、十二指肠溃疡病、胆结石症、胆囊炎、肝炎患者忌食；湿疹、皮炎、癣症、疱毒等皮肤病患者忌食；脾胃虚寒者忌食。冠心病、高血脂病患者不宜食蟹黄。

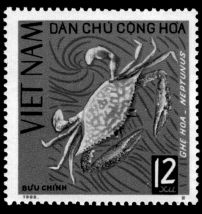

梭子蟹（越南，1965.8.19）

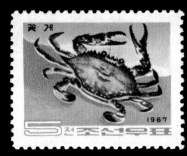

梭子蟹（越南，1967.8.10）

248 青蟹

Blue crab

青蟹又名锯缘青蟹、黄甲蟹、蝤蛑、膏蟹，属于节肢动物门软甲纲十足目梭子蟹科（又名蝤蛑科）。广泛分布于印度洋—西太平洋地区近岸浅海区，我国浙江、福建、台湾、广东、广西等沿海均产。为著名食用蟹，肉质鲜美，营养丰富。特别是维生素 A 高达 5000 以上国际单位，比对虾高出 16 倍多。性寒，味咸。具有化瘀止痛、利水消肿、滋补强壮之功效，适用于产后腹痛、水肿、乳汁不足等症。内服煮食，每次 1 只。一般人群均可食用。平素脾胃虚寒、大便溏薄者忌食；风寒感冒未愈者、顽固性皮肤瘙痒疾患者忌食；月经过多、痛经、怀孕妇女忌食。不可与柿子、红薯、南瓜、蜂蜜、橙子、梨、石榴、西红柿、香瓜、花生、蜗牛、芹菜、兔肉、荆芥同食。

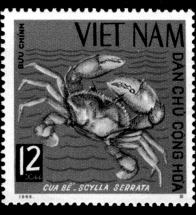

青蟹（越南，1965.8.19）

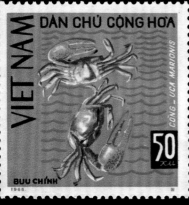

招潮蟹（越南，1965.8.19）

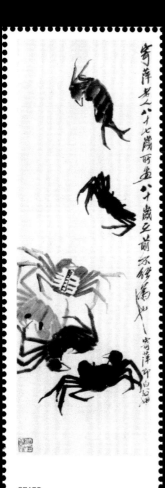

CRABS
QI BAISHI (1864-1957)

250 /-
UGANDA

249 招潮蟹

Fiddler crab，Calling crab

招潮蟹为节肢动物门软甲纲十足目沙蟹科招潮蟹属蟹类动物的统称。这类蟹最大的特征是雄蟹具有一对大小悬殊的螯，摆在前胸的大螯像是武士的盾牌。广泛分布于全球热带、亚热带的潮间带，共有90多种，其中很多可作为美食食用。性寒，味咸，有小毒，归肝、胃二经。具有养筋益气、理胃消食、散诸热、通经络、解结散血等功效，适用于胸中邪气、郁结瘀血、筋骨伤折等症。一般人群均可食用。伤风、发热、胃痛、腹泻、慢性胃炎、十二指溃疡、胆囊炎、胆结石症、肝炎活动期患者不宜食用；冠心病、高血压、动脉硬化、高血脂患者应少吃或不吃蟹黄；体质过敏、脾胃虚寒之人应慎食。

250 中华绒螯蟹

Chinese mitten crab

中华绒螯蟹又名大闸蟹、螃蟹、河蟹、毛蟹、清水蟹等，属于节肢动物门软甲纲十足目方蟹科绒螯蟹属。世界上各大江湖中共有300多种螃蟹，其中可供食用的大约20种，而最负盛名的要数我国的中华绒螯蟹。肉味鲜美，营养丰富。性寒，味咸，有小毒，归肝、胃二经。具有清热散结、续筋接骨、解漆毒、通经络、催产下胎、抗结核、化瘀血等功效，适用于跌打损伤、损筋折骨、血瘀肿痛、妇人产后血瘀腹痛、难产、胞衣不下、湿热黄疸等症。一般人群均可食用。平素脾胃虚寒、大便溏薄者忌食；风寒感冒未愈者、顽固性皮肤瘙痒疾患者忌食；月经过多、痛经、怀孕妇女忌食。不可与柿子、红薯、南瓜、蜂蜜、橙子、梨、石榴、西红柿、香瓜、花生、蜗牛、芹菜、兔肉、荆芥同食。

鲍鱼属于软体动物门腹足纲鲍科。全世界约有 90 种鲍，遍布太平洋、大西洋和印度洋。我国渤海海湾产的叫皱纹盘鲍，东南沿海产的叫杂色鲍，西沙群岛产的叫半纹鲍、羊鲍。我国在 20 世纪 70 年代人工养殖鲍鱼获得成功。其壳内肌肉可食用，是传统的名贵食材。肉质细嫩，味道鲜甜，蒸、煲、炒、煨均适宜，风味皆绝。含蛋白质、脂肪、无机盐等成分。性平、味甘、咸、归肺、肾、胃三经。具有平肝潜阳、解热明目、止渴通淋等功效，适用于肝热上逆、头晕目眩、肺结核潮热、青盲内障、高血压眼底出血、盗汗、咳嗽等症。一般人群均可食用。痛风患者及尿酸高者不宜食用；感冒发烧或阴虚喉痛的人不宜食用；素有顽癣痼疾之人忌食。

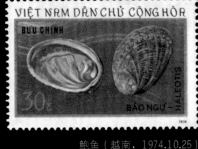

鲍鱼（越南，1974.10.25）

252 魁蚶

Burnt-end Ark

　　魁蚶俗名赤贝、血贝、焦边毛蚶、大毛蛤，属于软体动物门双壳纲（又称瓣鳃纲）蚶科。生活于浅海泥沙底中，广泛分布于我国渤海、黄海、东海、南海，以及日本海和菲律宾海域。其壳内肌肉可食用，味鲜美，富含营养。含有大量的蛋白质和维生素 B12，自古以来就被人们当做滋补佳品。性凉，味甘。具有润肺、养胃、消血块、化痰积之功效。现代研究发现，常食魁蚶能降胆固醇、降血脂。一般人群均可食用。本品为发物，性寒凉，有宿疾者应慎食；脾胃虚寒者不宜多吃。

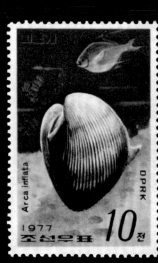

魁蚶（朝鲜，1977.9.5）

253 蛤蜊

Clam

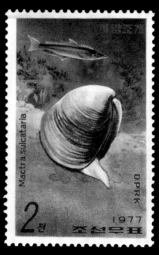

凹线蛤蜊（朝鲜，1977.9.5）

　　蛤蜊属于软体动物门双壳纲（又称瓣鳃纲）蛤蜊科，有四角蛤蜊、中国蛤蜊、凹线蛤蜊等诸多品种。生活于浅海泥沙滩中，我国沿海一带均有分布。其壳内肌肉可食用，鲜美无比，被称为"天下第一鲜"。其营养特点是高蛋白、高微量元素、高铁、高钙、少脂肪。性寒、味咸，无毒，归肝、肾二经。具有滋阴润燥、消肿利尿、软坚散结、润五脏、止消渴的作用，适用于喘咳痰多、胃及十二指肠溃疡、崩漏、带下、烫伤、水肿、痰积、痔疮、淋巴结肿大等症。现代医学认为，蛤蜊肉炖熟食用，一日三次可治糖尿病；蛤蜊肉和韭菜经常食用，可治疗阴虚所致的口渴、干咳、心烦、手足心热等症。常食蛤蜊对黄疸、小便不畅、腹胀等症也有疗效。一般人群均可食用。有宿疾者应慎食，脾胃虚寒者不宜多吃。

254 扇贝

Comb-slit scallop，Fan scallops

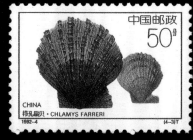

栉孔扇贝（中国，1992.4.15）

　　扇贝属于软体动物门双壳纲异柱目扇贝科扇贝属。生活在3—30米岩礁及砂砾质海底。世界上出产的扇贝共有60多个品种，我国约占一半。常见的养殖种类有栉孔扇贝、海湾扇贝和虾夷扇贝，用扇贝闭壳肌制成的干品"干贝"是海产八珍之一。肉细嫩，味鲜，具有滋阴、养血、补肾、调中的功效，适用于头晕目眩、咽干口渴、虚痨咳血、脾胃虚弱等症。一般人群均可食用，常吃还有助于预防心脏病、中风及老年痴呆症。有宿疾者慎食，脾胃虚寒者不宜多吃。不要与含鞣酸多的食品同食，否则易腹泻。

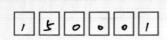

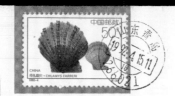

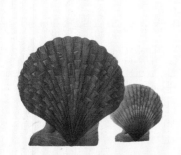

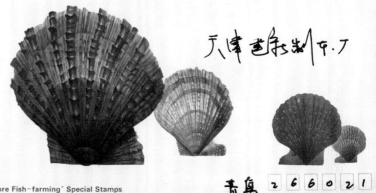

1992-4《近海養殖》特種郵票·首日封 1992-4 "Offshore Fish-farming" Special Stamps

栉孔扇贝（中国，山东青岛至黑龙江省哈尔滨市首日实寄封，1992.4.15）

255 牡蛎
Oyster

　　牡蛎又名生蚝、蛎蛤、海蛎子、蛎黄等，属于软体动物门双壳纲（又称瓣鳃纲）牡蛎科。分布于温带和热带各大洋沿岸水域。牡蛎肉为著名的海珍品，适宜生吃、白灼、炸、焗、煎等。性微寒、味鲜腥，无毒，归肝、肾二经。具有滋阴、养血之功效，适用于贫血、盗汗等症。一般人群均可食用，不宜与糖同食。患有急慢性皮肤病者忌食，脾胃虚寒、滑精、慢性腹泻、便溏者不宜多吃。

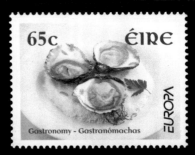

牡蛎（爱尔兰，2005.5.9）

256 红螺
Periwinkle

　　红螺地方名海螺，属于软体动物门腹足纲骨螺科。分布广，产于南、北各地沿海。肉肥美、可供食用，营养价值丰富，含有丰富的蛋白质、无机盐和各种维生素，是餐桌上的美味佳肴。性寒、味甘、咸，无毒。具有清热明目、利膈益胃的功效，适用于心腹热痛、肺热肺燥、双目昏花、急性结膜炎等症。一般人群均可食用。因螺性寒，凡脾胃虚寒、便溏腹泻之人忌食；风寒感冒期间忌食；女子行经期间及妇人产后忌食。螺肉不宜与中药蛤蚧、西药土霉素同服。

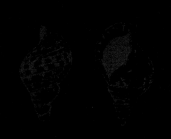

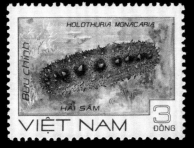

红螺（朝鲜，1977.9.5）

257 海参
Sea cucumber

　　海参又名刺参、海鼠、海黄瓜、海茄子等，为无脊椎动物棘皮动物门海参纲海参属的动物。世界上大约有 900 多种海参，其中可食用的只有 40 多种。我国海域出产的可以食用的海参有 20 多种，主要分布于南海沿岸和辽宁、河北、山东沿海。不仅是珍贵的食品，也是名贵的药材。性平、味甘、咸，归脾、胃、肾三经。具有补肾滋阴、养血补血、润肠燥等功效，适用于精血亏虚、虚衰瘦弱、妇女经闭、肾虚不固遗精、尿频、肾虚阳萎、阴血亏虚、肠燥便结等症。现代研究表明，海参具有提高记忆力、延缓性腺衰老、防止动脉硬化、糖尿病，以及抗肿瘤等作用。一般人群均可食用。泻痢、遗滑患者忌食，感冒、咳嗽、气喘者、脾胃虚弱者不宜食用。

刺海参（越南，1985.7.30）

海参（越南，1985.7.30）

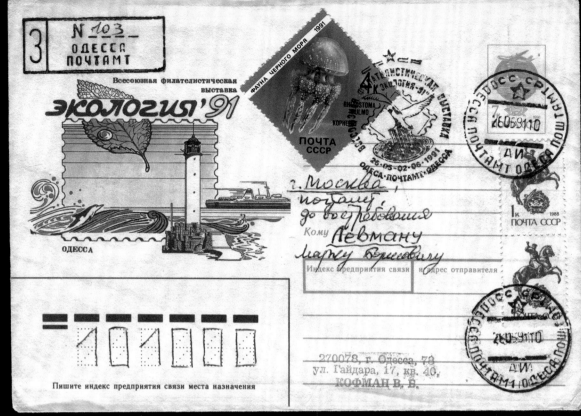

海蜇（贴苏联"黑海动物""海蜇"邮票，1991.1.4，"5-1"。
敖德萨 78，盖达拉街 17 号 40 房实寄莫斯科，1991.6.26）

258 海蜇
Jellyfish

　　海蜇又名水母、白皮子，属于腔肠动物门钵水
母纲根口水母科。在中国分布于辽东半岛至广东沿
海。其伞部和口腕部分别称为海蜇皮和海蜇头，可
食用。性平，味甘、咸。具有软坚散结、清热化痰、
平肝降压、滋阴解毒、降血压等功效，适用于急慢
性支气管炎、咳嗽哮喘、痰多黄稠、高血压病、头
昏脑胀、烦热口渴，以及大便秘结等症。脾胃虚寒
者慎食。

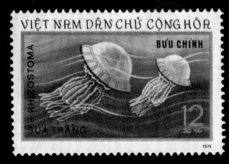

根口水母（越南，1974.10.25）

259 乌贼
Cuttlefish

　　乌贼本名乌鲗，又名乌贼鱼、墨斗鱼、墨鱼、乌子、花枝等，属于软体动物门头足纲乌贼目乌贼科的动物。分布于世界各大洋，我国福建南部、台湾、广东和广西近海盛产。其肉、蛋、脊骨（中药名为海螵蛸）均可入药。肉色白嫩，富营养。性平、味咸，归肝、肾二经。具有养血滋阴、益胃通气、去瘀止痛的功效；墨鱼蛋，性平、味咸，具有清热除火、利尿消肿、健脾之功效，用于肾虚所致的遗精、滑精；海螵蛸，性微温，味咸、涩，具有收敛止血作用，同时对胃酸过多、胃及十二指肠溃疡、小儿软骨症等也有一定疗效。一般人群均可食用。属发物，皮肤瘙痒、红斑狼疮、哮喘等疾病患者忌食。

乌贼（越南，1974.10.25）

260 鱿鱼
Squid

　　鱿鱼又名柔鱼、枪乌贼，属于软体动物门头足纲乌贼目枪乌贼科的动物。主要分布于我国福建南部、台湾、广东和广西近海，以及菲律宾、越南和泰国近海。肉可食，质细嫩。性平、味甘、咸。具有滋阴养胃、补虚润肤、益气、强志、通月经的功效。现代研究发现，除了富含蛋白质及人体所需的氨基酸外，还是含有大量牛磺酸的一种低热量食品物，可抑制血中的胆固醇含量，能预防成人病，缓解疲劳、恢复视力，改善肝脏功能；其含的多肽和硒等微量元素有抗病毒、抗射线作用。一般人均可食用，每次30—50克。本品为发物，患有湿疹、荨麻疹等疾病者忌食。

鱿鱼（越南，1974.10.25）

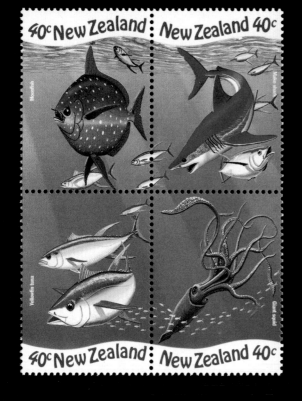

新西兰于 1998 年 10 月 7 日发行的"海洋生物"异图四方连票，面值均为 40 分。除"4-4"是大鱿鱼外，其余票图为："4-1"翻车鱼（又名月鱼）、"4-2"灰鲭鲨、"4-3"黄鳍金枪鱼。

大鱿鱼（新西兰，1998.10.7，"4-4"）

261 章鱼

Octopus

　　章鱼又名真蛸、章举、八爪鱼、八角鱼等，属于软体动物门头足纲八腕目章鱼科动物。全世界章鱼的种类约有 650 种，最熟知的是普通章鱼，体型中等，广泛分布于世界各地热带及温带海域，我国南北沿海均有分布。肉可食，性平，味甘、咸，无毒，归肝、脾、肾三经。具有益气养血、收敛、生肌的功效，适用于气血虚弱、痈疽肿毒、久疮溃烂等症。一般人都可食用。有荨麻疹病史者不宜服。

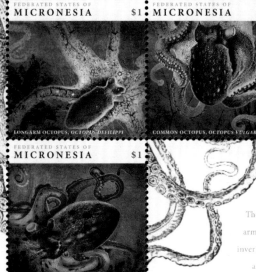

FEDERATED STATES OF
MICRONESIA $1

FEDERATED STATES OF
MICRONESIA $1

FEDERATED STATES OF
MICRONESIA $1

FEDERATED STATES OF
MICRONESIA $1

LONGARM OCTOPUS, *OCTOPUS DEFILIPPI*

COMMON OCTOPUS, *OCTOPUS VULGARIS*

GIANT OCTOPUS, *ENTEROCTOPUS DOFLEINI*

RED OCTOPUS, *OCTOPUS RUBESCENS*

FEDERATED STATES OF
MICRONESIA $1

DAY OCTOPUS, *OCTOPUS CYANEA*

OCTOPUS
{octopoda}

The octopus is a unique sea creature. This cephalopod is distinguished by its eight winding arms and lack of a skeleton. Octopuses are thought to be among the most intelligent of all invertebrates. They also possess many amazing defense capabilities. When pursued by prey, an octopus may choose to either hide on the sea floor with its clever camouflage, or, jet away in a burst of black ink, followed by a gracefully conducted swim for a speedy getaway.

1229

章鱼（密克罗尼西亚联邦，2012.11.28）

　　密克罗尼西亚联邦于2012年11月28日发行的"章鱼"小全张，含邮票5枚，面值均为1美元。票图为："5-1"长臂章鱼、"5-2"普通章鱼、"5-3"巨型章鱼、"5-4"红章鱼、"5-5"水母章鱼。

262 中华鳖
Soft-shelled turtle

　　中华鳖又名甲鱼、团鱼，属于脊椎动物门爬行纲龟鳖目鳖科。野生中华鳖生活于水流平缓、鱼虾繁生的淡水水域，在中国、日本、越南北部、韩国、俄罗斯东部可见。我国各地已广泛开展人工养殖，除新疆、西藏和青海外，其他各省区均产。人工养殖鳖可食用，肉味鲜美，营养丰富，性平、味甘、咸，归肝、脾二经。具有养阴凉血、清热散结、补肾益肾等功效，适用于久病阴虚、骨蒸劳热、消瘦烦渴等症。现代医学证明，中华鳖含有丰富的优质蛋白质、氨基酸、矿物质、微量元素以及维生素A、维生素B1、维生素B2等，可以明显提高血浆蛋白浓度和机体免疫功能，因此，在结核病、肿瘤、心脑血管病、肝病等慢性消耗性疾病的食疗中，具有相当作用。一般人群均可食用，每周

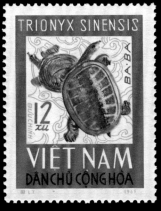

中华鳖（越南，1966.2.25）

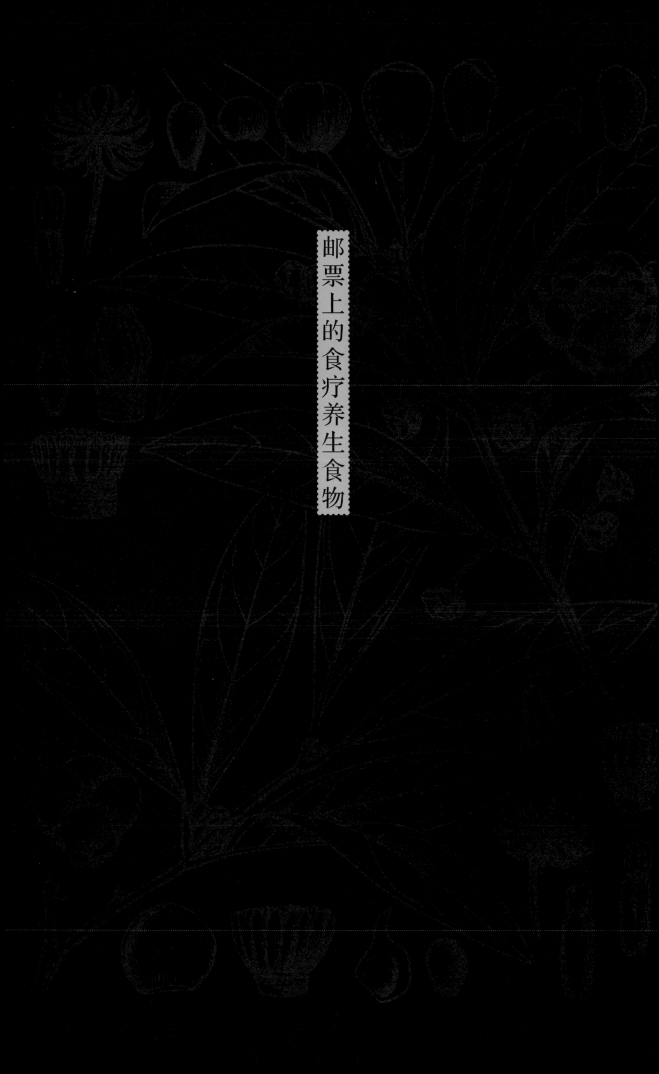

邮票上的食疗养生食物

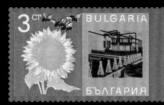

九、调味品类

　　调味品是指能增加菜肴的色、香、味，促进食欲，有益于人体健康的辅助食品。它们不但具有去腥、除膻、解腻、增香、增鲜等作用，而且含有人体需要的特殊成分，又是常用的中药材。

　　以调味品为主题发行成套邮票，是近几年的事。2009 年印度发行了票名为"印度香料"的小全张。同年，瑞典发行了 4 枚一套的"辛辣植物"。2011 年植物香料大国马来西亚发行了"植物香料"邮票，全套 3 枚，小全张 1 枚。新加坡也发行了全套 5 枚的"食物香料"邮票。在此之前，调味品图案极少在邮票上出现。

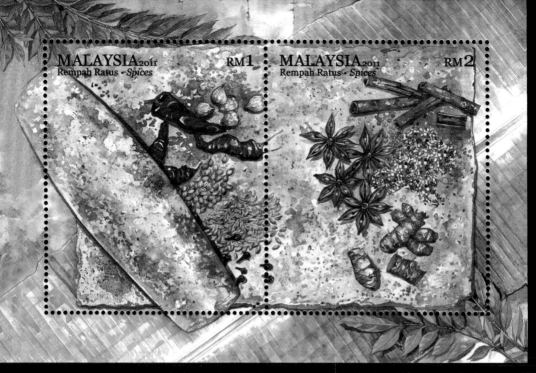

在这枚小全张上，邮票设计者将大蒜、红辣椒、桂皮、八角
茴香、姜黄等植物香料直接铺满画面，彰显了马来西亚作为香料
大国得天独厚的资源优势。

植物香料（马来西亚，2011）

263 食盐
Salt

食盐又名餐桌盐。由海水或盐井（泉、池）中的盐水，
经煎熬或晒制而成。盐的主要化学成分氯化钠在食盐中含
量为99%。食盐分为海盐、井盐、池盐，是人类生存最重
要的物质之一，也是烹饪中最常用的调味料。性寒，味咸，
归胃、肾、肺、肝、大肠、小肠六经。具有通吐痰积、清
火凉血、解毒、软坚、杀虫、止痒的功效，适宜于急性胃
肠炎者、呕吐腹泻者、炎夏中暑多汗烦渴者、咽喉肿痛、
口腔发炎、齿龈出血者，以及胃酸缺乏引起消化不良、大
便干结和习惯性便秘者食用。内服，取0.9—3克，沸汤溶
化；作催吐，取9—18克，宜炒黄。高盐饮食有升高血压、
升高血浆胆固醇、促进动脉粥样硬化、破坏胃黏膜、加快
骨钙丢失的作用，因此，每人每日食盐量应少于6克。对
于有轻度高血压者，应控制在4克。

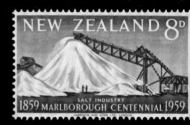

格拉斯米尔盐厂（新西兰，1959.3.2）

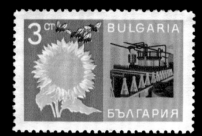

向日葵和榨油厂（保加利亚，1967.7.15）

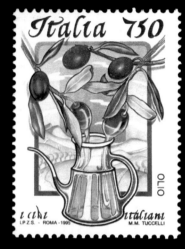

橄榄油（意大利，1995.3.8）

264 食用油
Oils

　　食用油又名"食油"，是指在制作食品过程中使用的动物或者植物油脂。分为植物油脂和动物油脂两类。常见的食用油多为植物油脂，包括油茶籽油、花生油、橄榄油、葵花子油、大豆油、芝麻油、玉米油、核桃油等。不同的食用油有不同的性味归经，如豆油，性温、味辛、甘，归大肠经；又如芝麻油，性凉，味甘，归肝、肾二经。不仅可以提供热量，还具有润肠通便、解毒生肌、补气血、助肝肾的功效。适用于气血亏损、肝肾两虚、肠燥便秘、食积腹痛等症。油不可多吃，我国居民油脂摄入量远远超标，这是导致糖尿病、高血脂、高血压、心血管疾病等"慢性病"发病的主要原因之一。每人每天食用油摄入量不宜超过 25 克或 30 克，而且不宜长期只用一种食用油。

265 酱油
Sauce

　　酱油俗称豉油，主要由黄豆、蚕豆、小麦、麸皮、食盐经过制曲、发酵等程序酿制而成的液体调味品。除食盐的成分外，还含有多种氨基酸、糖类、有机酸、色素及香料等成分。性寒，味咸。具有清热除烦、解毒开胃、防癌等功效。含氨基酸、可溶性蛋白质、糖类、酸类等，是营养丰富的调味品。

郵便はがき

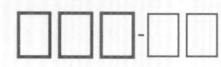

50
日本郵便　NIPPON

再生紙はがき
売価 45円

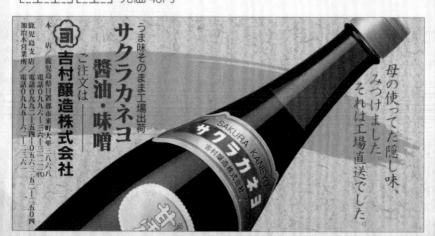

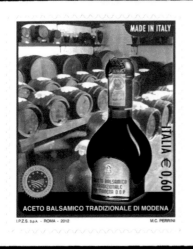

黑醋（意大利，2012，自粘邮票）

266 醋

Vinegar

醋又名香醋、白醋、米醋、食醋等，是一种发酵的酸味液态调味品，多由高粱、米、酒或酒糟发酵制成。有白醋、陈醋、甘醋、黑醋、香醋、熏醋等。性温，味酸、苦，归肝、胃二经。具有消食开胃、收敛止泻、散瘀、解毒、软化血管等功效，适用于油腻食积、消化不良、腹泻、咽喉肿痛等症。

267 黄酒

Yellow rice wine

黄酒又名老酒。是用谷物作原料，用麦曲或小曲作糖化发酵剂制成的酿造酒。黄酒为我国特产，已有 4000 多年的历史。性温，味甘、辛。具有温补强壮、缓急调中、温中祛寒、助阳通络、发汗解表、行气止痛等功效。

268 糖

Sugars

糖有白糖、红糖等品种。白糖，是从甘蔗或者甜菜中提取出的精糖。性平、味甘、归肝、脾二经。具有润肺生津、止咳、和中益肺、舒缓肝气、滋阴等功效。经常喝些白糖水，对便秘和轻度膀胱炎患者均有一定的疗效。红糖，一般是指甘蔗经榨汁，通过简易处理，经浓缩形成的带蜜糖。性温、味甘，归肝、脾二经。具有益气补血、健脾暖胃、缓中止痛、活血化瘀之功效。产妇吃红糖，妇女月经期喝些红糖水对身体有益。研究证实，红糖中的黑色物质能阻止血清内的中性脂肪及胰岛素含量的上升，降低肠道对葡萄糖的过量吸收，因此有防治血管硬化的作用。但多食令人胀闷、生痰、损齿。糖尿病者忌食。

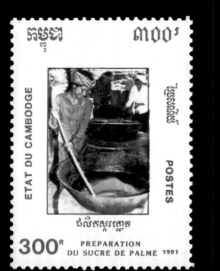

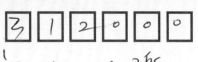

中国邮政
贺年(有奖)明信片
Post of China

60

领奖人填写内容
姓名 地址或单位名称
证件名称 证件号码

新年快樂!

愿您把健康幸
福与成功带入
21世纪!

2000·元旦

绍兴市妇联

市七运院

邮政编码
312000

自行剪下兑奖无效

2000

国家邮政局发行
Issued by the State Postal Bureau

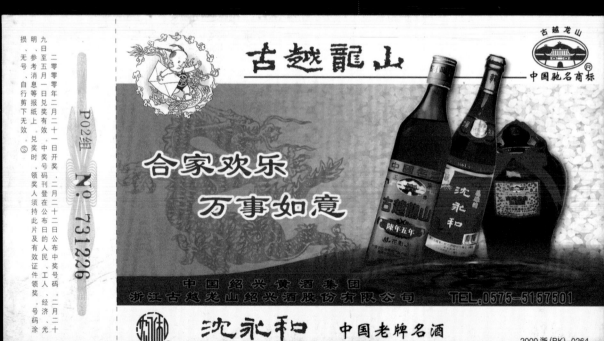

黄酒(2000年中国邮政贺年有奖邮资明信片,企业金卡。绍兴市内实寄,1999.12.14)

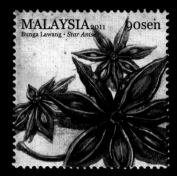

八角茴香（马来西亚，2011）

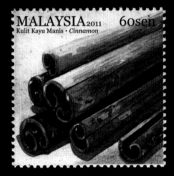

桂皮（马来西亚，2011）

269 八角茴香

Star anise

　　八角茴香又名大茴香、舶茴香、八角香、大料等，为木兰科八角属植物八角茴香的干燥成熟果实。生于气候温暖、潮湿、土壤疏松的山地，野生或栽培。分布于我福建、台湾、广西、广东、贵州、云南，以及越南等地。性温、味辛，归肝、肾、脾、胃四经。具有温阳散寒、理气止痛的功效，适用于寒疝腹痛、肾虚腰痛、胃寒呕吐、脘腹冷痛等症。内服煎汤，3—6克；或入丸、散。阴虚火旺者慎服。

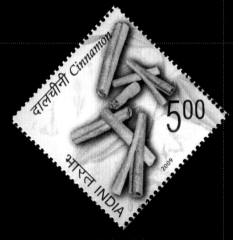

桂皮（印度，2009）

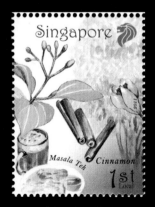

肉桂（新加坡，2011）

270 桂皮

Cinnamon

　　桂皮又名肉桂、官桂或香桂，为樟科植物天竺桂、阴香、细叶香桂、肉桂或川桂等树皮的通称。分布于广东、浙江、湖南、湖北、四川、福建、贵州、云南等地。本品为常用中药，又为食品香料或烹饪调料。性温，味辛、甘，归肾、脾、心、肝四经。具有温中止通、活血通脉的功效，适用于脘腹冷痛、呕吐泄泻、腰膝酸冷、寒疝腹痛、寒湿痹痛、瘀滞痛经、血痢、肠风、跌打肿痛等症。内服煎汤，6—12克。本品辛温，偏于上行而散寒解表，走四肢而温通经脉，阴虚火旺、里有实热者忌用。孕妇不宜食用。

胡椒又名古月、黑川、白川，为胡椒科多年生藤本植物胡椒的近成熟或成熟的果实。生长在年降水量 2500 毫米的热带、亚热带地区的树林中。我国华南及西南地区有引种，国外产于马来西亚、印度尼西亚、印度南部、泰国、越南等地。当果穗基部的果实开始变红时，剪下果穗，晒干或烘干后，即呈黑褐色，取下果实，通称黑胡椒。如全部果实均已变红时采收，用水浸渍数天，擦去外果皮，晒干，则表面呈灰白色，通称白胡椒。含有挥发油、胡椒碱、粗脂肪、粗蛋白等，是人们喜爱的调味品。性热，味辛，归胃、大肠二经。具有温中散寒、下气止痛、消痰的功效，适用于胃寒呕吐、腹痛泄泻、食欲不振、癫痫痰多等症。燥热及阴虚火旺者忌服。

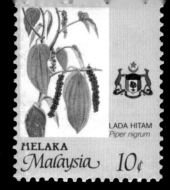

黑胡椒（马来西亚马六甲，1986.10.25）

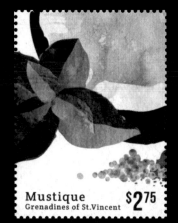

白胡椒（圣文森特的格林纳丁斯所属的姆斯提克岛，2013）

272 青柠

Lime

青柠又名莱姆、来檬，为芸香科柑橘属植物青柠的果实。主产于东南亚、印度、阿根廷、巴西与西班牙，我国云南潞西、广东、广西也有少量出产。其味道比柠檬更酸，主要用于食物与饮品的调味。性平，味甘、酸，归肝、胃二经。具有止咳、化痰、生津健脾等功效，且对于人体的血液循环及钙质吸收均能起到促进作用。含有丰富的维生素 C，不但能预防癌症、食物中毒，还能降低胆固醇、消除疲劳、增加免疫力，并且能辅助治疗糖尿病、高血压、贫血、感冒、骨质疏松等症。多食伤胃，易影响消化功能。

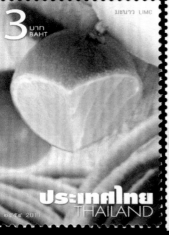

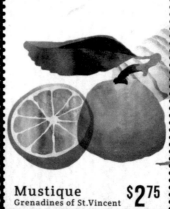

青柠（圣文森特的格林纳丁斯所属的姆斯提克岛，2013）

青柠（泰国，2011.1.15）

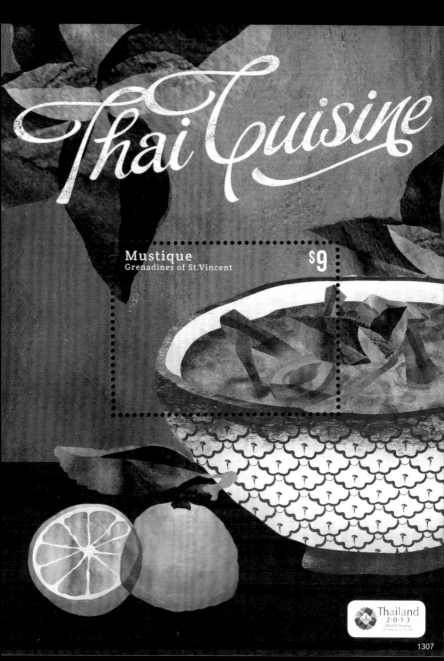

1307

青柠（圣文森特的格林纳丁斯的姆斯提克岛，2013，图边纸

273 丁香
Clove，flower buds

属于木犀科的丁香，为著名的庭园花木；而用于食品调味和药用的丁香，为桃金娘科植物丁香的干燥花蕾。主产于坦桑尼亚以及马来西亚、印尼等地，我国海南省有少量出产。干燥的花蕾略呈短棒状，长 1.5—2 厘米，呈红棕色至暗棕色。性温，味辛，归胃、肾二经。具有温中、暖肾、降逆的功效，适用于呃逆、呕吐、反胃、痢疾、心腹冷痛、疝气等症。内服煎汤，1.5—5 克；或入丸、散。胃热引起的呃逆或兼有口渴、口苦、口干者不宜食用，热性病及阴虚内热者忌食。

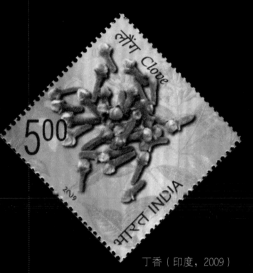

丁香（印度，2009）

274 孜然
Cumin

孜然又名安息茴香、野茴香，为伞形花科草本植物孜然芹的果实。原产地在北非和地中海沿岸地区，我国新疆、台湾有栽培。为重要调味品，气味芳香而浓烈，适宜肉类烹调。性温，味辛。具有醒脑通脉、降火平肝等功效，能祛寒除湿、理气开胃、祛风止痛。对消化不良、胃寒疼痛、肾虚便频、月经不调均有疗效。老少皆宜，内服煎汤，3—9 克；或研末。便秘、痔疮患者应少食或不食。

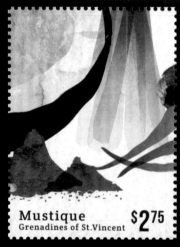

孜然粉（圣文森特的格林纳丁斯所属的姆斯提克岛，2013）

芫荽子又名胡荽子、原荽、香荽、胡荽或香荽，为伞形科植物芫荽的果实。主产于江苏、安徽、湖北等地。性平、味辛、酸，归肺、脾、胃、大肠四经。具有解表透疹、健脾和胃、辛散止痛、行气止泻的功效，适用于食积不消、饮食乏味、痘疹不透等症。内服煎汤，5—10克。

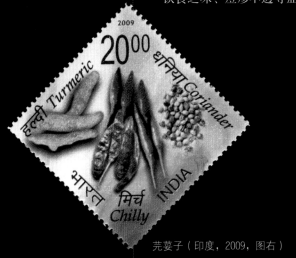

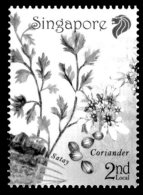

芫荽子（印度，2009，图右）　　　芫荽子（新加坡，2011）

276 红辣椒

Chili pepper

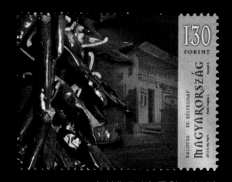

红辣椒干（匈牙利，2012）

红辣椒为茄科一年生草本植物辣椒的果实。成熟（色红）者，称红辣椒。原产南美洲热带，明代传入中国。中国各地均有生产，以四川、湖南、湖北产量最多。其在我国许多地区是非常重要的调味品。性热，味辛、辣，归脾、胃二经。具有温中健胃、散寒燥湿、发汗的功效。适用于脾胃虚寒、食欲不振、腹部有冷感、泻下稀水、寒湿郁滞、少食苔腻、身体困倦、肢体酸痛、感冒风寒、恶寒无汗等症。一般人群均可食用。本品辛热，刺激性强，故阴虚有热者勿食。眼疾患者、食管炎、胃肠炎、胃溃疡、痔疮患者应少吃或忌食，高血压病、肺结核病患者也应慎食。

大蒜又名蒜头、大蒜头、葫蒜、独蒜等，为百合科植物大蒜的鳞茎。西汉时从西域传入我国，主产于山东、河南、江西、广西、安徽等地。为烹任常用的调味品。性温、味辛、甘、归脾、胃二经。具有益气温中、消食健胃、杀菌驱虫的功效，适用于胃肠疾病、肺病、百日咳等症，并有一定的防癌抗癌作用。在 2006 年 9 月出版的美国《时代》杂志推荐的"十大健康食品"中名列第七。现代医学研究发现，大蒜有极佳的防治心脏疾病的功能，不但可以降低胆固醇，并有清血的效用。本品有刺激性，长期过量吃大蒜的人，会逐渐感到眼睛视物模糊不清、视力明显下降、耳鸣、口干舌燥、头重脚轻、记忆力明显下降等症状，故民间有"大蒜百益而独害目"之说。

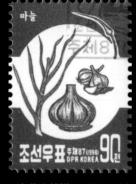

大蒜（朝鲜，1998.5.20）

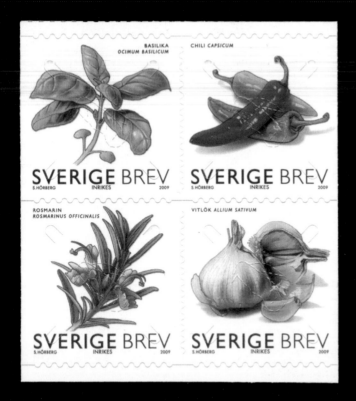

大蒜（瑞典，2009.9.24，"4-4"）

瑞典于 2009 年 9 月 24 日发行的"辛辣植物"四方连自粘邮票，除"4-4"是大蒜外，其余票图为："4-1"罗勒（双子叶植物纲唇形科植物，分布于亚洲、欧洲、太平洋群岛、北非。是著名的药食两用芳香植物，味似茴香。有疏风行气、化湿消食、活血、解毒之功能。用于外感头痛、食胀气滞、脘痛、泄泻、月经不调、跌打损伤、蛇虫咬伤、皮肤湿疮、瘾疹痛痒等症的治疗）、"4-2"辣椒、"4-3"迷迭香（双子叶植物纲唇形科植物，原产于欧洲及北非地中海沿岸，为观赏及芳香油植物）

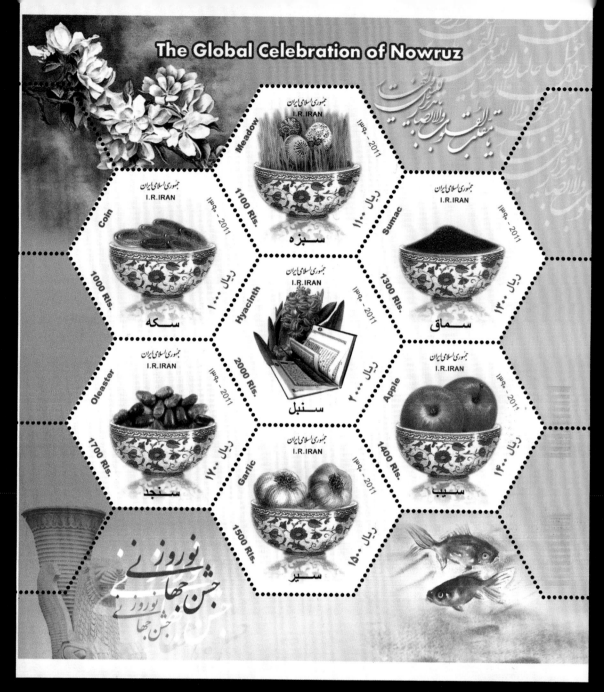

The Global Celebration of Nowruz

大蒜（伊朗，2011，"1500里亚尔"）

伊朗于2011年发行的"全球庆祝诺鲁孜节"六边形邮票小全张，含邮票7枚，面值均不相同。除"1500里亚尔"是大蒜外，其余票图为："1000里亚尔"钱币、"1100里亚尔"草甸、"1300里亚尔"酸果漆（Sumac，又名西西里酸浆果，中东地区居民常用的一种烹饪调料）、"1400里亚尔"苹果、"1700里亚尔"野生橄榄、"2000里亚尔"风信子（风信子科风信子属中的多年生草本植物）。

"诺鲁孜"一词来自古伊朗语，意为"春雨日"，

相当于伊朗古太阳历的每年三月二十二日，即公历3月22日。这一天相当于汉族的春分，故"诺鲁孜节"也叫迎春节。诺鲁孜节是伊朗和中亚（还有我国维吾尔、哈萨克、撒拉、乌孜别克、柯尔克孜、塔塔尔民族）的节日，是为进入春耕生产、绿化、美化、净化环境做准备的节日，意义和汉族的春节一样。联合国教科文组织于2009年将"诺鲁孜节"列入《人类非物质文化遗产代表名录》，2010年联合国大会第"A/RES/64/253"号决议后，正式成为国际性节日。

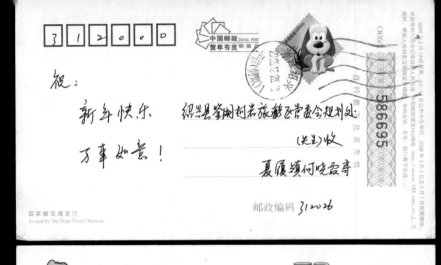

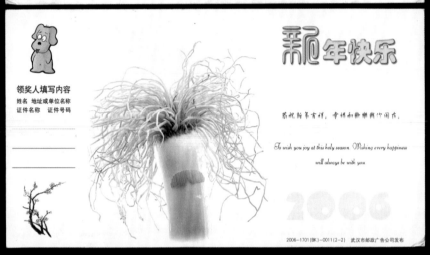

大葱根（中国，2006年邮政贺年有奖明信片，加印，企业金卡。浙江绍兴县内实寄）

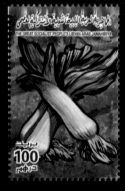

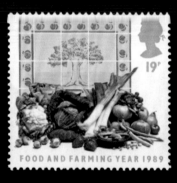

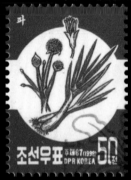

278 葱
Scallion

葱（利比亚，1986.6.1）　　葱（英国，1989.3.7，图中）　　葱（朝鲜，1998.5.20）

　　葱为百合科多年生草本植物葱的鳞茎和叶。有大葱、小葱、青葱、四季葱四种，我国的主要栽培种为大葱。葱是一种很普遍的调味品。性温，味辛，归肺、胃二经。具有发汗解表、散寒通阳、驱虫解毒的功效，适宜于风寒感冒轻症、痈肿疮毒、痢疾脉微、寒凝腹痛、小便不利等病症，特别对风寒感冒、风寒头痛有较好的治疗作用。一般人群均可食用。患有胃肠道疾病，特别是溃疡病的人不宜多食；表虚、多汗者应忌食。过多食用会损伤视力。

279 姜

Ginger

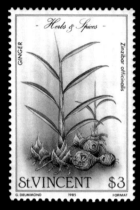

姜（圣文森特，1985.4.22）

姜又名生姜，为姜科多年生草本植物姜的根茎。原产于中国，在我国中部、东南部至西南部各省区广为栽培。早秋收嫩姜，深秋收老姜。姜是一种极为重要的调味品，也是一味中药材。性温，味辛，归肺、脾二经。具有发汗解表、开胃止呕、温肺止咳等功效，适用于外感风寒、发热恶寒、痰饮喘咳、胀满腹泻、胃痛胃寒、食物中毒等症。内服，5克，煎汤饮。本品为辛温发散之物，故有表虚自汗及阴虚内热或热盛之症者均应忌用。

280 小豆蔻

Cardamom，India cardamom

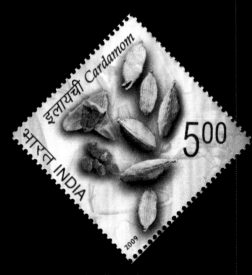

小豆蔻（印度，2009）

小豆蔻又名三角豆蔻、印度豆蔻，为姜科多年生草本植物小豆蔻的干燥成熟果实。该植物原产于印度南部潮湿的森林，可收采野生的果实，现印度、斯里兰卡和越南大量栽培。我国的福建、广东、广西和云南也有种植。小豆蔻是一种烹调香料，种子可做中药。性热，味微辛，气芳香。具有祛寒补肝、温中消食、降逆止吐的功效，适用于寒性肝虚、胃寒食积、恶心呕吐等症。

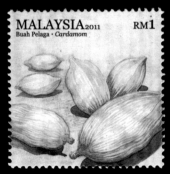

小豆蔻（马来西亚，2011）

邮票上的食疗养生食物

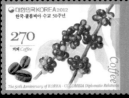

十、饮料类

饮料一般可分为无酒精饮料和含酒精饮料。茶叶、咖啡是著名的无酒精植物饮料。这些饮料中均含有咖啡碱，对人体能起到消除疲劳、振奋精神、促进血液循环、利于尿液排出、提高劳动效率和思维活力等多种功效。按照制造工艺，含酒精饮料大都可纳入三类：酿造酒、蒸馏酒和配置酒。酒一般具有和血通脉、祛寒壮神、宣导药势等功效，但饮酒千万不可过度，因为酒的主要成分是乙醇。过量的乙醇进入人体，会产生多方面的损害作用，可导致多发性神经炎、心肌病变、脑病变、造血功能障碍、胰腺炎、胃炎和溃疡病等，还可使高血压病的发病率升高。还有人注意到，长期大量饮酒，能危害生殖细胞，导致后代的智力低下。常饮酒的人喉癌及消化道癌发病率明显增加。

关于茶的主题，最早出现在新中国邮资票品上的是1953年10月发行的中国人民志愿军军邮明信片，全套10枚，其中第七枚的图案描绘了杭州采茶妇女正在采摘春茶的场景。咖啡登上方寸的时间很早，1909—1912年利比里亚发行了一套普票，其中1分票以咖啡种植园作为主图。在集邮世界中，酒专题的内容十分丰富，各国发行的酒专题邮票已超过600种。1896年4月6日希腊发行的第一届现代国际奥林匹克运动会邮票中，面值20雷普塔和40雷普塔的画有女神雅典娜的酒罐邮票，被公认为是世界最早的酒专题邮票。

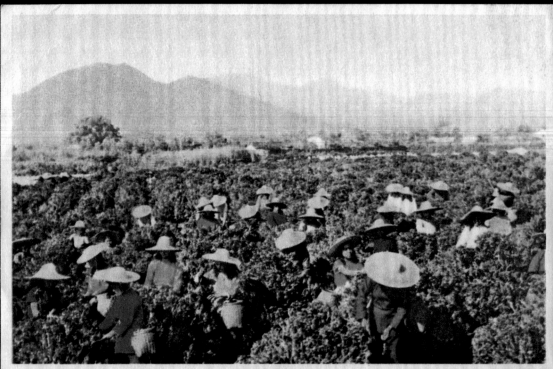

7　　　　　　　　　　　　　　　　　　　杭州採茶婦女正在採摘春茶

杭州采茶妇女正在采摘春茶（中国，中国人民志愿军军邮明信片，1953.10）

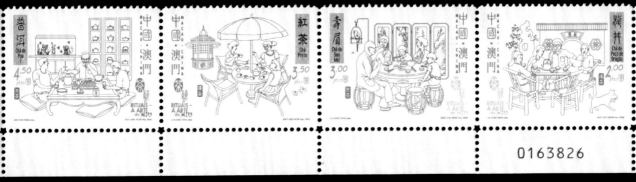

0163826

龙井、寿眉、红茶、普洱（中国澳门，2000.7.7）

281 茶叶
Tea

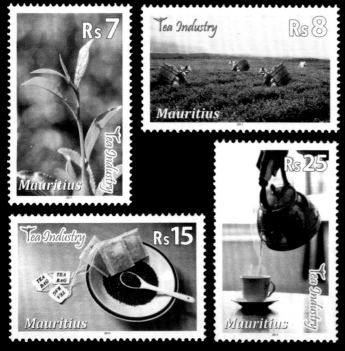

茶叶、采摘茶叶、袋茶、冲泡茶（毛里求斯，2011）

　　茶叶为山茶科植物茶树的幼芽嫩叶，是天然的保健饮品。我国是茶树的原产地，种茶、制茶、饮茶已有几千年历史，主要品种有绿茶、红茶、乌龙茶等。远在上古时代，传说中的炎帝，亲口尝过百草，以便从中发现有利于人类生存的植物，竟然一天之内多次中毒，但由于服用茶叶而得救。这虽然是传说，带有明显的夸张成分，但也可从中得知，人类利用茶叶，可能是从药用开始的。茶叶既是日常饮料，又是治病良药。性微寒，味甘、苦、涩，无毒，归心、脾、肾、大肠四经。具有止渴生津、消食利水、兴奋提神、除湿清热、善祛油腻的功效。主治口干热渴、小便不利、食积不消、过食油腻、热毒赤白痢、多睡不醒、饮酒过量。在2006年9月出版的美国《时代》杂志推荐的"十大健康食品"中，绿茶名列第九。研究发现，经常饮用绿茶可以预防癌症，还可以减少患心脏病的风险。服人参等滋补药品期间应戒饮。

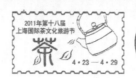

R　RR 52 672 258 2 CN

2011年第十八届
上海国际茶文化旅游节
茶
4·23—4·29

上 海
2011.04.23
仙霞路5

10
697
060
915
217
593

中 国 邮 政
¥≈00.40
沪 K68

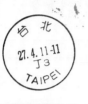

台 北
27.4.11-11
丁3
TAIPEI

冬山河
宜蘭

上 海
2011.04.23.14
程家桥3

台湾宜兰中山路邮局存局候领

收

上海市斜土路468号白云公寓

200023

盲人读物
cecogramme

航 空
PAR AVION

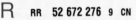

R　RR 52 672 276 9 CN

2011年第十八届
上海国际茶文化旅游节
茶
4·23—4·29

上 海
2011.04.23
仙霞路5

10
627
000
915
717
513

中 国 邮 政
¥≈00.40
沪 K68

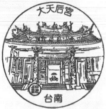

台 北
27.4.11-11
丁3
TAIPEI

大天后宫
台南

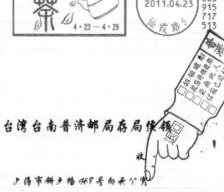

上 海
2011.04.23.14
程家桥3

台湾台南普济邮局存局候领

收

上海市斜土路468号白云公寓

200023

盲人读物
cecogramme

航 空
PAR AVION

R　RR 52 672 260 5 CN

茶
4·23—4·29
2011年第十八届
上海国际茶文化旅游节

上 海
2011.04.23
仙霞路5

10
697
080
815
517
503

中 国 邮 政
¥≈00.40
沪 K68

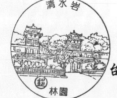

台 北
27.4.11-11
丁3
TAIPEI

清水岩
林園

上 海
2011.04.23.14
程家桥3

台湾宜兰中山路邮局存局候领

收

上海市斜土路468号白云公寓

200023

盲人读物
cecogramme

航 空
PAR AVION

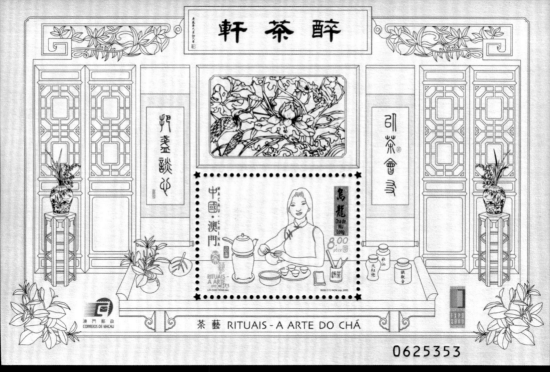

282 咖啡

Coffee

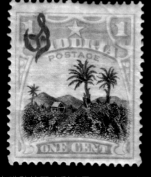

咖啡种植园（利比里亚，1909）

　　咖啡是由咖啡豆磨制成粉、用热水冲泡而成的饮料。咖啡豆则是茜草科常绿小乔木咖啡树果实内之果仁。其味苦，却有一种特殊的香气，是西方人的主要饮料之一。原产于非洲热带地区，如今在我国云南、广东等省亦有栽培。有关营养学专家认为，从中医的角度看咖啡，咖啡豆色红赤属火，入心，气焦苦，味甘、辛、苦、涩，入大肠经。具有抗氧化及护心、强筋骨、利腰膝、开胃促食、消脂消积、利窍除湿、活血化瘀、息风止疼等功效。咖啡含有咖啡因，因此易引起耳鸣。患有高血压、冠心病、动脉硬化、胃部疾患者不宜多饮咖啡。儿童不宜喝咖啡。

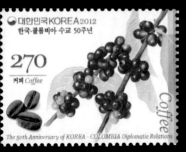

咖啡（韩国和哥伦比亚联合发行，2012.3.9）

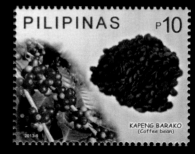

咖啡豆（菲律宾，2013）

283 白酒
Liquor

白酒又名烧酒、老白干、烧刀子等，是以粮谷为主要原料，以大曲、小曲或麸曲及酒母等为糖化发酵剂，经蒸煮、糖化、发酵、蒸馏而制成的蒸馏酒。酒质无色（或微黄）透明，气味芳香纯正，入口绵甜爽净，酒精含量较高。中国各地区均有生产，以四川、贵州、江苏、陕西、安徽、山西等地产品最为著名。性大热，味甘、辛，归心、肝、肺、胃四经。具有温脾胃、破症结、助药力、厚肠胃、驻颜色、通行血脉、荣养肌肤的功效。少量饮之，能治风湿痹痛、心腹冷痛、跌打疼痛、筋脉抽搐等症。酒浸药饮之，能助发药力。阴虚火旺、失血者不宜饮用。喝酒对一些人来说是一种嗜好，但过饮则刺激肝、肺、脾、胃，伤神损寿，故不宜过饮。

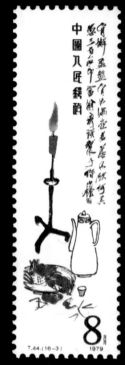

酒蟹图（中国，1980.1.15）

284 葡萄酒
Grape wine

葡萄酒是用新鲜的葡萄或葡萄汁，经发酵酿成的酒精饮料。通常分红葡萄酒和白葡萄酒两种，前者是红葡萄带皮浸渍发酵而成；后者是葡萄汁发酵而成的。性温，味甘、辛，归肝、脾、心三经。具有增进食欲、兴奋强壮、消除疲劳、利尿等功效。适量饮之，能治食欲不振、手足无力、精神困倦、失眠、小便不畅等症。尤其是红葡萄酒，早晚各饮10—15克，可补气血、健腰肾。在2006年9月出版的美国《时代》杂志推荐的"十大健康食品"中，红酒名列第十。现代研究发现，酿酒用的葡萄皮有丰富的抗氧化剂，能够增加好的胆固醇，减少血管硬化。一般人可适量饮用，不可过饮。糖尿病、严重溃疡病患者不宜饮用。

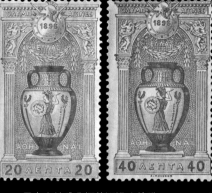

画有女神雅典娜的酒罐（希腊，1896.4.6）

1896 年 4 月 6 日希腊发行的第一届现代国际奥林匹克运动会邮票中，面值 20 雷普塔和 40 雷普塔的画有女神雅典娜的酒罐邮票，被公认为是世界最早的酒专题邮票。希腊在公元前 7 世纪，已经开始种植葡萄和酿制葡萄酒，这个文化一直延伸至古罗马时期。该国葡萄酒文化对欧洲多地影响深远。古希腊人将葡萄酒视为人类智慧的源泉。在有关陶器的绘画、壁画中随处可见葡萄、葡萄园和盛满葡萄酒的酒具。

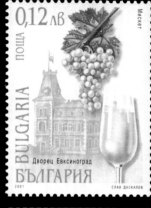

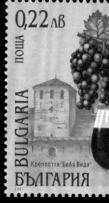

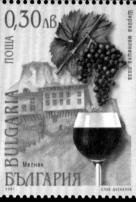

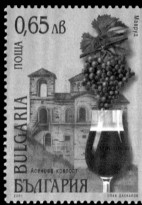

葡萄酒（保加利亚，2001.2.7）

285 蜂蜜
Honey

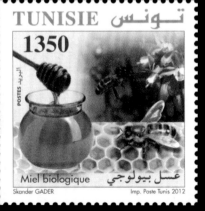

蜂蜜（突尼斯，2012）

蜂蜜又名石蜜、石饴、食蜜，为昆虫蜜蜂从开花植物的花中采得的花蜜在蜂巢中酿制的蜜。其成分除了葡萄糖、果糖之外，还含有各种维生素、矿物质和氨基酸。主要作为营养滋补品、药用和加工蜜饯食品及酿造蜜酒之用，也可以替食糖作调味品。我国大部分地区均有生产。性平，味甘，归脾、胃、肺、大肠四经。具有调补脾胃、缓急止痛、润肺止咳、润肠通便、润肤生肌、解毒的功效，适用于脘腹虚痛、肺燥咳嗽、肠燥便秘、目赤、口疮、溃疡不敛、风疹瘙痒、水火烫伤等症。适宜老人、小孩、便秘患者、高血压患者、支气管哮喘患者食用。糖尿病患者也可以少量食用。痰湿内蕴、中满痞胀及大便不实者禁服。未满 1 岁的婴儿不宜食用。

邮票上的食疗养生食物

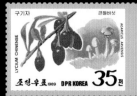

十一、家庭调补中药类

在中医药中，药物和食物是不分的，是相对而言的。中药的治疗药效强，也就是人们常说的"药劲大"，用药正确时，效果突出，而用药不当时，容易出现较明显的副作用。而食物的治疗效果不及中药那样突出和迅速，配食不当，也不至于立刻产生不良反应。家庭调补中药虽属药物范畴，但它们是其中副作用相对较小，补益作用较为明显，操作较为简便，适宜家庭应用的一类。

对身体虚弱者和老年人来说，适当地服用补养药物，可补充人体需要的营养物质，调节机体的各种生理功能，增强机体的免疫力，起到减轻或消除虚弱病症，有效防止病邪入侵的效果。我国杰出的医药学家孙思邈强调，年过五十，肾气大衰，脏腑机能减退，诸病蜂起，因而四时勿缺补药。同时强调辩证用药思想，反对滥用贵重药品。

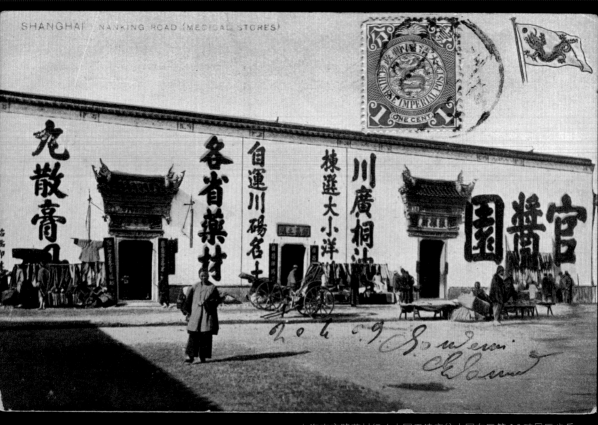

POST-CARD. POSTKARTE. CARTE POSTALE

天津
TIENTSIN

Monsieur Seni
16 Colonial
4 Compagnie
Arsenal de l'Est
China

TH. E. L. EDIT. KINGSHILL NO. 1008/3

SHANGHAI NANKING ROAD (MEDICAL STORES)

CHINA IMPERIAL POST
1 ONE CENT

20.6.09. Souvenir
China

上海南京路药材行（中国天津寄往中国东区第16殖民区步兵
团四连 Seni 先生的明信片，贴清朝蟠龙1分邮票，约1909年）

1962 年 12 月 1 日中国邮政发行纪 92 "中国古代科学家（第二组）"邮票，全套 8 枚，其中 "8-3" 为 "孙思邈像"、"8-4" 为 "医药"。孙思邈（581—682），京兆华原（今陕西省耀县）人，是我国唐代伟大的医学家和药物学家，被后人誉为"药王"。他学识渊博，医德高尚，埋头医药研究，不但精于内科，而且擅长外科、妇产科、儿科、五官科以及按摩、针灸等。约于 652 年，他著成《备急千金要方》，简称《千金要方》（30 卷）；681 年又完成了《千金翼方》（30 卷）。这两部医学名著全面总结了我国唐朝以前的医学和药物学知识，极大丰富了我国医药学宝库。"8-4" 的 "医药" 票图描绘了勤奋好学的孙思邈坐在一张青石桌旁一边翻阅书稿，一边观察近处炼药炉的情景。

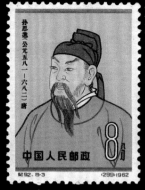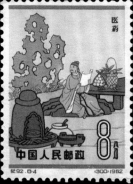

孙思邈像、医药（中国，1962.12.1）

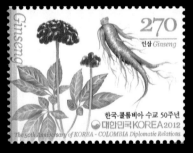

高丽参（韩国和哥伦比亚联合发行，2012.3.9）

286 人参
Ginseng

人参为五加科植物人参的干燥根。其根部全貌颇似人形而得名。多生长于昼夜温差小的海拔 500—1100 米山地缓坡或斜坡地的针阔混交林或杂木林中。野生者称为"山参"，产量稀少，主要在长白山区以及小兴安岭地区偶尔发现，朝鲜和俄罗斯远东地区少有发现；播种在野生状态下自然生长的称为"林下参"；栽培者称为"园参"。"林下参"和"园参"主产于我国吉林，辽宁、黑龙江等地也产。朝鲜半岛出产的称为"高丽参"。人参被人们称为"百草之王"，属名贵补气中药材。性平，味甘、微苦，归脾、肺、心三经。具有大补元气、复脉固脱、补脾益肺、生津止渴、安神益智的功效，用于治疗体虚欲脱、肢冷脉微、脾虚食少、肺虚喘、津伤口渴、内热消渴、久病虚羸、惊悸失眠、阳痿宫冷、心力衰竭、心原性休克等症。煎服，每日 5—10 克；研末吞服，每次 1—2 克，每日服 2—3 次；或泡酒。实证、热证而正气不虚者忌服。

人参属于世界及我国重点保护的珍稀植物，被列入《中国稀有濒危保护植物名录》，应注意野生资源保护，严禁滥挖乱采。必须经过人工大量栽培，方可供食疗应用。

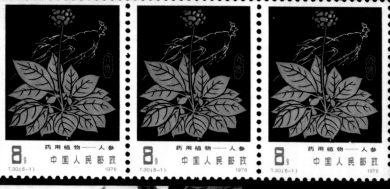

人参（中国，1978.9.15）

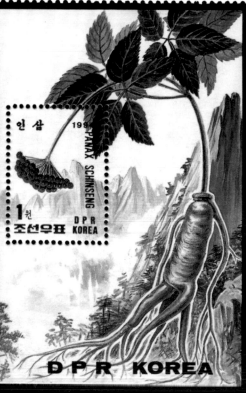

人参（朝鲜，1994.8.25）

287 党参

Root of Pilose Asiabell，Pilose Asiabell Root

党参又名上党人参、防风党参、黄参、防党参等，为桔梗科多
年生草本植物党参、素花党参、川党参及其同属多种植物的根。生
于山地灌木丛中及林缘。野生者习称"野台参"，栽培者习称"潞
党参"。在我国主产于山西、陕西、甘肃及东北地区。秋季采挖，
晒干，切段，生用。属补气中药材，所含皂苷、菊糖、微量生物碱、
淀粉等对人体多脏器有不同程度的强壮作用，能提高人体的适应性。
性平、味甘，归脾、肺二经。具有补中益气、健脾益肺的功效，用
于治疗脾肺虚弱、气短心悸、食少便溏、虚喘咳嗽、内热消渴等症。
取 10—30 克，水煎服或入丸散剂。热证及阴虚阳亢证不宜用。

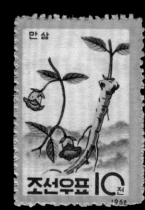

党参（朝鲜，1962.11.30）

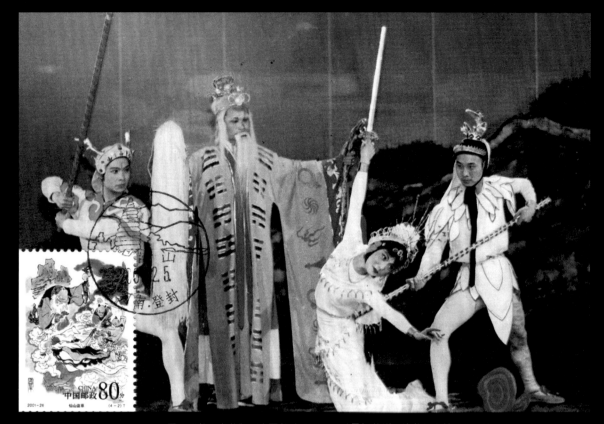

票：“仙山盗草”，中国邮政 2001-26《民间传说：许仙与白娘子》，2001.12.5（4-2）。
片：“昆仑盗草”，20 世纪 80 年代，浙江省邮票公司、吉林省邮票公司摄影明信片。
戳：河南登封嵩山邮票发行首日戳，2001.12.5。

　　自古以来，灵芝就被誉为“仙草”，是吉祥、长寿的象征。著名的中国
民间传奇故事《白蛇传》中就有关于灵芝的故事。白娘子和小青是修炼成仙
的蛇精，和尚法海认为二人是蛇妖，百般破坏白娘子和许仙的婚姻，唆使许
仙于端午节日劝白娘子饮雄黄酒，使白娘子现原形，许仙惊死。白娘子为救
夫君，只身前往南极仙翁那里盗仙草，仙长怜其救夫心切，赠予仙草，救活
了许仙。白娘子所盗仙草，即为灵芝。

288 灵芝

Glossy ganoderma，Ganoderma lucidum

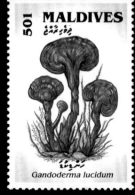

灵芝（马尔代夫，1992.5.14）

　　灵芝又名灵芝草、神芝、芝草、仙草、瑞草，为多孔菌科真菌
赤灵芝或紫灵芝的子实体。以紫灵芝药效为最好，属名贵补气中药材。
主产于亚洲东部，我国分布最广的在江西。性平、味甘、归心、肝、脾、
肺、肾五经。具有养心安神、健脾胃、强筋骨的功效，用于治疗虚劳、
咳嗽、气喘、失眠、消化不良、恶性肿瘤等症。现代药理学研究证实，
灵芝对于增强人体免疫力、调节血糖、控制血压、辅助肿瘤放化疗、
保肝护肝、促进睡眠等方面具有显著疗效。可用 10 克，切片加水煎服；
30 克，泡酒；15 克左右，炖肉。

白芍又名白芍药、金芍药等，为毛茛科植物芍药的根。生于山坡、山谷的灌木丛或草丛中。全国各地均有栽培，主产于安徽、浙江、四川和东北、华北、西北地区。夏、秋采挖已栽植 3—4 年的芍药根，除去根茎及须根，洗净，刮去粗皮，入沸水中略煮，使芍根发软，捞出晒干。是著名的传统常用补血药，应用历史悠久，始载于东汉《神农本草经》。性凉，味苦、酸，归肝、脾二经。具有养血调经、敛阴止汗、柔肝止痛、平抑肝阳的功效，适用于阴虚发热、月经不调、胸腹胁肋疼痛、四肢挛急、泻痢腹痛、自汗盗汗、崩漏、带下等症。5—10 克，水煎服。阳衰虚寒之证不宜单独应用。

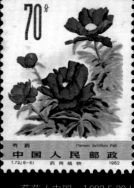

芍药（中国，1982.5.20）

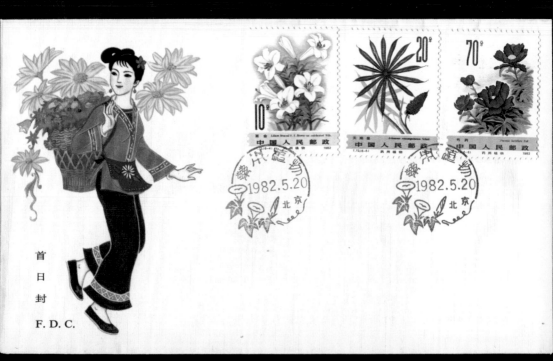

百合、天南星、芍药（中国，《药用植物》[第二组] 首日封，1982.5.20）

290 阿胶

Donkey-hide gelatin

阿胶又名傅致胶、驴皮胶、生阿胶等，为马科动物驴的皮去毛后经煎煮、浓缩制成的固体胶，是著名的传统常用补血药。山东东阿县是阿胶的发祥地，生产阿胶已有2000多年的历史。性平、味甘、归肺、肝、肾三经。具有补血、止血、滋阴、润肺的功效，用于治疗血虚萎黄、眩晕心悸、心烦不眠、肺燥咳嗽等症。内服，每日 5—10 克，用水或黄酒化服；入汤剂宜烊化兑服。本品性黏质腻，有碍消化，如脾胃虚弱、不思饮食或纳食不消、呕吐、泄泻者均忌服。

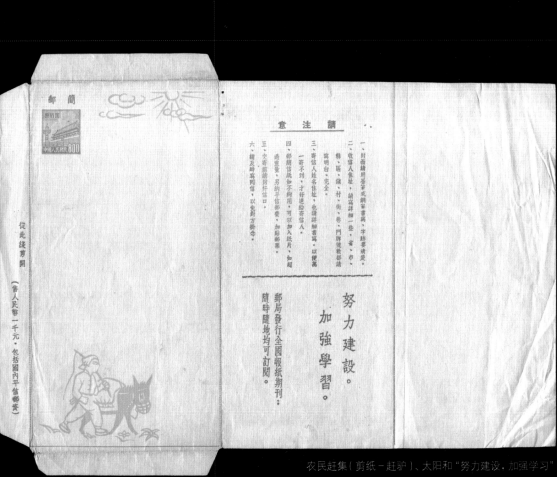

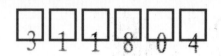
中国邮政 CHINA POST
贺年有奖 明信片

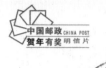

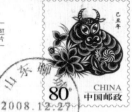
己丑年
CHINA
80分
中国邮政

3 1 1 8 0 4

山东聊城
2008.12.27
爷……9

浙江省诸暨市……阴镇

国家邮政局发行
Issued by the State Postal Bureau

邮政编码

2009年2月9日开奖。2009年3月1日至5月1日兑奖有效。中奖号码于2009年2月9日公布在中国邮政网站(http://www.chinapost.com.cn)上。2月10日或11日刊登在《人民日报》、《中国邮政报》上。兑奖时，领奖人须持中奖卡及有效证件领奖。号码涂损、无号、自行剪下无效。①

I04组 2009 503476 2009

自行剪下兑奖无效

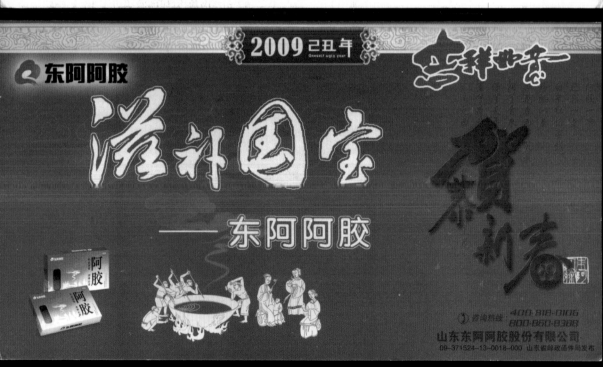

291 当归
Chinese angelica root

当归（中国澳门，2003.5.28，图下）

当归又名全当归、当归身、土当归等，为双子叶植物纲伞形科植物当归的干燥根，为传统常用补血药。主产于甘肃、四川、云南、陕西、贵州、湖北等地。性温、味甘、辛，归肝、心、脾三经。具有补血调经、活血止痛、润肠通便等功效，用于治疗血虚所致的面色萎黄、眩晕、心悸、月经不调、经闭、痛经、跌打损伤、风湿痹痛、血虚肠燥便秘等症。煎服，每日 5—15 克。湿盛中满、大便泄泻者忌服。

292 地黄
Chinese fox-glove root

地黄（越南，1993.2.27）

地黄又名酒壶花、山烟、山白菜等，为双子叶植物纲玄参科植物地黄的地下块根，为传统中药之一。主产于辽宁、河北、河南、山东、山西、陕西、甘肃、内蒙古、江苏、湖北等省区。国内各地及国外均有栽培。将地黄作为食品，在民间已有悠久历史。早在 1000 多年前，中原地黄产区的群众就将地黄"腌制成咸菜、泡酒、泡茶而食之"。至今，人们仍把地黄切丝凉拌，煮粥而食。依照炮制方法，在药材上分为：鲜地黄、干地黄与熟地黄。鲜地黄具有清热生津、凉血、止血等功效，适用于热风伤阴、舌绛烦渴、发斑发疹、吐血、衄血、咽喉肿痛等症。生地黄具有清热凉血、养阴、生津等功效，适用于热病烦渴、发斑发疹、阴虚内热、吐血、衄血、糖尿病等症。熟地黄性微温，微甘，具有滋阴补血、益精添髓等功效，适用于治疗肝肾阴虚、腰膝酸软、骨蒸潮热、盗汗遗精、内热消渴、血虚萎黄、月经不调、崩漏下血、眩晕、耳鸣、须发早白等病症。用量：鲜生地黄 12—30 克，熟地黄 9—15 克。脾虚腹泻、胃虚食少者忌食。

冬虫夏草又名冬虫草、虫草，为麦角菌科真菌冬虫夏草寄生在蝙蝠蛾科昆虫幼虫上的子座及幼虫尸体的复合体，属名贵补益中药材。在我国主产于四川、云南、西藏、青海等地的高山地带。西藏虫草的产量大约占全国虫草产量的40%。为原药材经净制干燥而成。性平，味甘，归肺、肾二经。具有补肺益肾、止血化痰、调补虚损的功效，适用于肺虚劳咳血痰、咳喘气短、肾虚腰膝酸痛、阳痿遗精、劳损所致的虚弱等症。或用于病后体虚调养。宜持续服用。煎服，每日3—10克；研末服用，每次1.5—3克。表证及风寒咳嗽等症，不宜应用。伪品较多，常见伪品有唇形科植物地蚕及草石蚕的块茎。

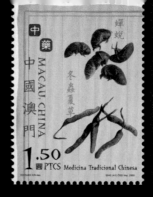

冬虫夏草（中国澳门，
2003.5.28，图下）

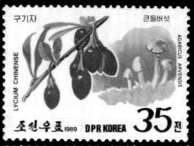

枸杞（朝鲜，
1989.2.27）

294 枸杞子

Wolfberry fruit

枸杞子又名杞子、甘杞子、枸杞果、地骨子等，为茄科植物宁夏枸杞的干燥成熟果实。在我国主产于宁夏、甘肃、青海、西藏等地，属名贵补阴中药材。性平，味甘，归肝、肾二经。具有提高机体免疫力、降低血压、血脂和血糖的作用，可以补气强精、滋补肝肾、止消渴、防止动脉粥样硬化、保护肝脏、抵制脂肪肝、促进肝细胞再生。其最突出的功效就是抗疲劳和降低血压。水煎服，每日5—10克。冬季宜煮粥，夏季宜泡茶。本品适合所有人使用，但其为味甘质润之品，脾虚有湿者忌服。

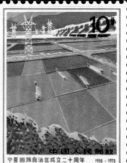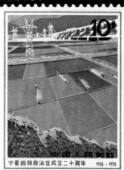
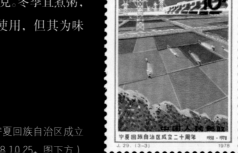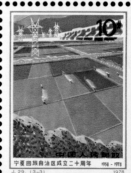

枸杞（中国，"宁夏回族自治区成立
二十周年"，1978.10.25，图下方）

甘，归肺、胃、肾三经。具有养阴、润燥、益气、补中、养颜等功效，
适用于阴虚肺燥、咳嗽痰喘、肺痨咯血、久痢、久疟、噎膈反胃等
症。以水清刷、热水泡软、除去绒毛杂质后、隔水炖、做冰糖燕窝、
木瓜炖燕窝或蒸熟食。不论体性寒凉或燥热都可服用。

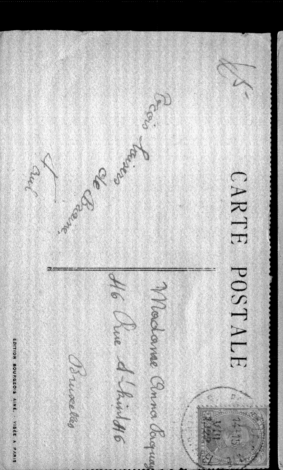

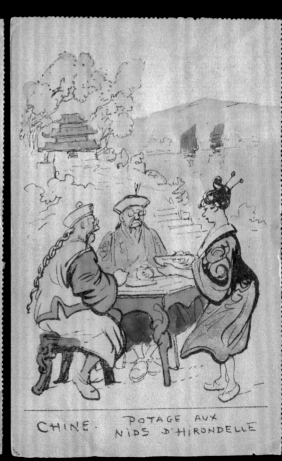

银杏叶又名白果叶，为银杏科植物银杏的叶。银杏出身在几亿年前，是现存种子植物中最古老的孑遗植物。现在存世稀少而分散。主要产地在山东、安徽、江苏邳州、河南等地，具有很高的药用价值。其防病、治病的价值在明代李时珍的《本草纲目》中早有记载。性平、味甘、苦、涩，归心、肺二经。具有益心、活血止痛、敛肺平喘、化湿止泻的功效。叶中含有天然活性黄酮及苦内酯等对人体健康有益的多种成分，对改善脑功能障碍、动脉硬化、高血压、眩晕、耳鸣、头痛、老年痴呆、记忆力减退等有明显效果。未经加工的新鲜银杏叶是不宜直接食用的，因其具有高单位的单宁质及其他具刺激性的成分，服用过量很容易中毒。宜到中药店购买银杏叶，取三五片，沸水冲泡服用，但不宜长期连续服用，否则可能抑制血小板的凝聚功能，还可能增加脑出血的危险。

银杏属于世界及我国重点保护的珍稀植物，应注意野生资源保护，严禁滥采。必须经过人工大量栽培，方可供食疗应用。

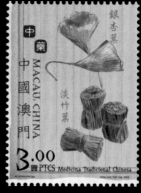

银杏叶，图上；淡竹叶，图下
（中国澳门，2003.5.28）

297 荷叶

Lotus Leaf

荷叶又名莲叶、鲜荷叶、干荷叶、荷叶炭等，为睡莲科植物莲的干燥叶片。全国大部地区均产。6月到9月夏秋二季采收。鲜用或晒干用。含有莲碱、原荷叶碱和荷叶碱等多种生物碱及维生素C、多糖。性凉、味苦、辛、微涩，归心、肝、脾三经。具有消暑利湿、健脾升阳、散瘀止血的功效，适用于暑热烦渴、头痛眩晕、水肿、食少腹胀、泻痢、白带、脱肛、吐血、衄血、咯血、便血、崩漏、产后恶露不净、损伤瘀血等症。煎汤、泡茶、煮粥饭均可。清热解暑宜生用，散瘀止血宜炒炭用。体瘦气血虚弱者慎服。

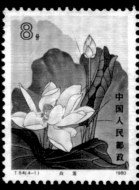

白莲（中国，1980.8.4）

298 淡竹叶

Common lopatherum herb

淡竹叶又名竹麦冬、长竹叶、山鸡米，为禾本科植物淡竹叶的茎叶。生于林下或沟边阴湿处，主产于浙江、安徽、湖南、四川、湖北、广东、江西。夏季未抽花穗前采收，晒干而成。性寒、味甘、淡，归心、胃、小肠三经。具有清热除烦、利尿的功效，适用于热病烦渴、淋涩疼痛、口舌生疮等症。取6—12克，煎服。见"296银杏叶"所配之"银杏叶、淡竹叶"邮票图。

299 金银花
Honeysuckle flower

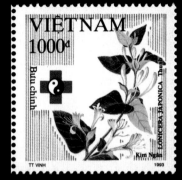

金银花（越南，1993.2.27）

　　金银花又名忍冬，为忍冬科植物忍冬、红腺忍冬或毛花柱忍冬的干燥花蕾或带初开的花。其名出自《本草纲目》，由于忍冬花初开为白色，后转为黄色，因此得名金银花。在我国主产于安徽、广西、河南、山东、河北、湖南等地。夏初采集花蕾，晒干或阴干，生用，自古被誉为清热解毒的良药。性寒，味甘、微苦。具有清热解毒、凉血止痢的功效，用于治疗痈肿疔疮、喉痹、丹毒、热血毒痢、风热感冒、温病发热等症。对于头昏头晕、口干作渴、多汗烦闷、肠炎、菌痢、麻疹、肺炎、乙脑、流脑、急性乳腺炎、败血症、阑尾炎、皮肤感染、痈疽疔疮、丹毒、腮腺炎、化脓性扁桃体炎等病症，均有一定疗效。金银花茶能抑制与杀灭咽喉部的病原菌，有抗感染功效。取 10—15 克，水煎服。

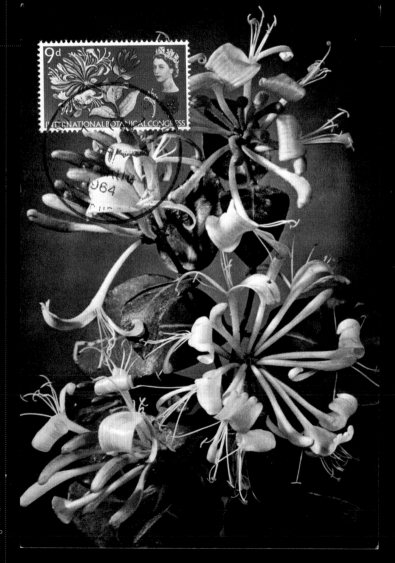

票："金银花"，英国"爱丁堡第10届国际植物学代表大会"（4-3），1964.8.5。

片："金银花"，1964 年英国怀特岛纽波特 J. 亚瑟·狄克森公司印制。

戳：邮票发行首日戳，1964.8.5。

菊花又名甘菊花，为菊科植物菊的头状花序。分为白菊花、黄菊花。按产地和加工方法不同，又分为"亳菊"（主产于安徽亳县）、"滁菊"（主产于安徽滁县）、"贡菊"（主产于安徽歙县）、"杭菊"（主产于浙江）。我国大部分地区有栽培。花盛开时采收，阴干入药。性微寒，味辛、甘、苦，归肝、肺二经。具有疏风清热、平肝明目的功效，适用于感冒风热及温病初起之症、肝经风热或肝火上攻所致的目赤肿痛、肝阳上亢所致头痛、头晕、头胀等症。取 10—15 克，煎服或入丸散。平肝明目多用白菊花，疏风清热多用黄菊花。气虚胃寒、食少泄泻者宜少用。

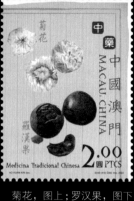

菊花，图上；罗汉果，图下
（中国澳门，2003.5.28）

301 桔梗

Platycodon root

桔梗为桔梗科植物桔梗的根，分布于中国、朝鲜半岛、日本和西伯利亚东部。我国主产于安徽、江苏及山东等地。是药食两用大宗家种药材，春秋采挖，晒干，生用。朝鲜族人用作野菜食用，叫做"道拉基"。性平，味苦、辛，归肺经。具有宣肺、散寒、祛痰、排脓的功效，用于治疗外感咳嗽、咳痰不爽、咽喉痛、胸闷、腹胀、肺痈等症。取 3—10 克，水煎服。

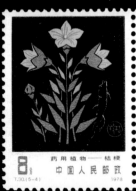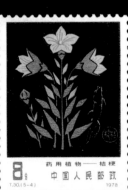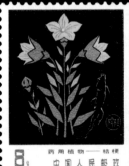

桔梗（中国，1978.9.15）

302 甘草
Liquorice

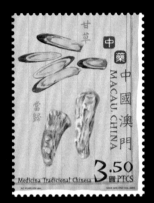

甘草（中国澳门，
2003.5.28，图上）

甘草又名美草、甜草、密草、国老等，为双子叶植物豆科甘草、胀果甘草或光果甘草的根及根茎。是常见的药材和药食兼用品种。主要分布于新疆、内蒙古、宁夏、甘肃；家种甘草主产于新疆、内蒙古、甘肃的河西走廊、陇西的周边，以及宁夏部分地区。性平，味甘，归脾、胃、心、肺四经。具有补脾益气、润肺止咳、缓急止痛、缓和药性的功效，适用于脾胃虚弱、中气不足、气短乏力、食少便溏、咳嗽气喘、腹中作痛等症。作主药可用 10—30 克，水煎服。湿盛中满者忌服。

甘草，《本草纲目》将其列为"百药之首"，国内外需求巨大。有关科学家多次提出了"甘草濒危"的警示，国家和地方政府为制止滥挖甘草而颁布了有关规定。应注意野生资源保护，严禁滥挖乱采。

303 罗汉果
Fruit of Grosvenor Momordica

罗汉果又名拉汗果、罗晃子、茶山子、红毛果等，为双子叶植物葫芦科藤本植物罗汉果的果实。素有良药佳果之称，药食兼用品种。广西、广东、海南岛、湖南、江西等地均有分布，广西有大量栽培。秋季果实成熟时采收。果实营养价值很高，含有丰富的葡萄糖、果糖及多种维生素。性凉，味甘，归肺、大肠二经。具有清肺利咽、化痰止咳、润肠通便的功效，适用于痰火咳嗽、咽喉肿痛、伤暑口渴、肠燥便秘、百日咳等症。用罗汉果少许，冲入沸水浸泡，15 分钟后代茶饮用，也可做果茶、粥、汤。脾胃虚寒者忌服。

见"300 菊花"所配之"菊花、罗汉果"邮票图。

邮票上的食疗养生食物

附录 1

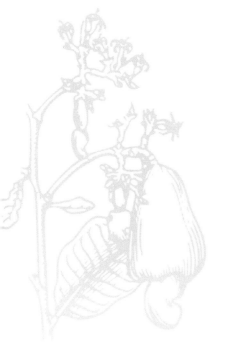

食疗养生食物名称中拉文对照表 ▶▶

种类	编号	中文名称	又名	拉丁文名称
谷类和薯类	001	小麦		*Triticum aestivum*
	002	粳米		*Oryza japonica*
	003	籼米		*Oryza indica*
	004	黑米	乌米	*Oryza nigra*
	005	糯米		*Oryza lenta*
	006	玉米	玉蜀黍、包谷、苞米、棒子、玉谷	*Zea mays*
	007	大麦		*Hordeum vulgare*
	008	小米	粟、谷子	*Setaria italica*
	009	高粱	蜀秫、蜀黍、芦粟	*Sorghum vulgare*
	010	燕麦	雀麦、乌麦	*Avena sativa*
	011	荞麦	甜荞麦	*Fagopyrum esculentum*
	012	马铃薯	土豆、洋芋、山药蛋	*Solanum tuberosum*
	013	红薯	番薯、地瓜、甘薯、白薯	*Ipomoea batatas*
	014	木薯	树薯、木番薯	*Maninot esculenta crantz.*
	015	山药	薯蓣、麻山药	*Dioscorea opposite Thunb*
豆类	016	大豆	黄豆	*Glycine max*
	017	绿豆	青小豆	*Phaseolus radiatus*
	018	赤豆	赤小豆、红小豆、红豆	*Phaseolus angularis*
	019	芸豆	菜豆	*Phaseolus vulgaris*
	020	蚕豆	南豆、胡豆、竖豆、佛豆、马齿豆	*Vicia faba Linn*
	021	扁豆	茶豆、树豆、藤豆	*Dolichos lablab*
	022	豌豆	青豆、寒豆	*Pisum sativum Linn*
蔬菜类	023	黄瓜	胡瓜	*Cucumis sativus*
	024	南瓜	番瓜、金瓜	*Cucurbita moschata*
	025	冬瓜	白瓜、白冬瓜	*Benincasa hispida*
	026	苦瓜	凉瓜、癞瓜	*Momordica charantia*
	027	丝瓜	天罗、天丝瓜	*Luffa cylindrica*
	028	葫芦	壶芦、瓠瓜、葫芦瓜	*Lagenaria siceraria*
	029	菜瓜	越瓜	*Cucumis melo var. Conomon*
	030	西葫芦	茭瓜、白瓜、番瓜	*Cucurbita pepo L.*
	031	菠菜	赤根菜、菠薐、波斯菜	*Spinacia oleracea L.*
	032	甜菜根		*Beta vulgaris L. var. rapacea L.*

	033	藕	莲藕、荷梗	*Nelumbo nucifera*
蔬菜类	034	白萝卜	莱菔	*Raphanus sativus L.*
	035	青萝卜		*Raphanus sativus var. longipinnatus*
	036	小红萝卜		*Raphanus sativus L. var.radculus pers*
	037	大白菜	黄芽菜、黄矮菜	*Brassica campestris L.ssp.Pekinensis*
	038	小白菜	青菜、不结球白菜	*Brassica chinensis var chinensis*
	039	乌菜	乌塌菜、塌棵菜	*Brassica narinosa*
	040	油菜	菜苔	*Brassica campestris*
	041	卷心菜	结球甘蓝、包心菜、圆白菜	*Brassica oleracea var. capitata*
	042	菜花	花椰菜	*Brassica oleracea var. botrytis*
	043	西蓝花	绿菜花	*Brassica oleracea var. italica Plench.*
	044	芜菁	蔓菁、诸葛菜、大头菜、圆菜头、圆根、盘菜	*Brassica rapa Linn. var. rapa*
	045	菱角	水菱、风菱、乌菱	*Trapa*
	046	胡萝卜	黄萝卜、丁香萝卜、胡芦菔	*Daucus carota var.sativa*
	047	芹菜		*Apium graveolens*
	048	夏枯草		*Prunella vulgaris*
	049	茄子	茄、茄瓜、落苏（江浙人称）、矮瓜（广东人称）	*Solanum melongena L.*
	050	番茄	西红柿、洋柿子	*Lycopersicon esculentum*
	051	辣椒	番椒、海椒、辣子、辣角、秦椒	*Capsicum frutescens*
	052	柿子椒	青椒、甜椒、菜椒、灯笼椒、甜柿椒	*Capsicum frutesscens var.grossu*
	053	小米辣		*Capsicum frutescens L.*
	054	生菜	叶用莴苣	*Lactuca sativa L.*
	055	洋蓟	菜蓟、食托菜蓟、朝鲜蓟、洋百合	*Cynara scolymus*
	056	牛蒡	牛菜、牛鞭菜	*Arctium lappa*
	057	蒲公英	蒲公草、食用蒲公英、尿床草、西洋蒲公英	*Taraxacum mongolicum Hand. -Mazz.*
	058	百合		*Lilium brownii var.viridulum*
	059	韭葱	扁葱、扁叶葱、洋蒜苗	*Allium porrum Linn.*

蔬菜类	060	芦笋	石刁柏、龙须菜、青芦笋	*Asparagus officinalis*
	061	洋葱	洋葱头、玉葱	*Allium cepa*
	062	竹笋		*Surculus bambusae*
	063	芋头	毛芋、芋艿	*Colocasia esculenta (L.) Schoot*
菌藻类	064	蛹虫草	北冬虫夏草、北蛹虫草、北虫草	*Cordyceps Militaris (L.) Link*
	065	羊肚菌	羊肚菜、美味羊肚菌、羊蘑	*Morehella esculenta (L.) Pers.*
	066	高羊肚菌	较高羊肚菌	*Morchella elata Fr.*
	067	尖顶羊肚菌	锥形羊肚菌	*Morchella conica Fr.*
	068	粗柄羊肚菌	粗腿羊肚菌、皱柄羊肚菌	*Morchella crassipes (Vent.) Pers*
	069	侧耳	北风菌、蚝菌、杂蘑	*Pleurotus sp.*
	070	糙皮侧耳	平菇、北风菌、青蘑、蚝菇	*Pleurotus ostreatus (Jacq.) Quél.*
	071	榆黄蘑	金顶侧耳、金顶蘑、玉皇蘑	*Pleurotus citrinipileatus Sing.*
	072	杏鲍菇	刺芹侧耳	*Pleurotus eryngii (DC.) Quél.*
	073	鲍鱼菇	泡囊侧耳、鲍鱼侧耳、台湾平菇、高温平菇、盖囊菇	*Pleurotus cystidiosus O. K. Mill.*
	074	白黄侧耳	美味侧耳、紫孢侧耳	*Pleurotus cornucopiae (Paulet) Rolland*
	075	白参菌	裂褶菌、无花菌、白蕈、鸡冠菌、鸡毛菌、树苍	*Schizophyllum commune Fr.*
	076	草菇	兰花菇、包脚菇、秆菇、麻菇	*Volvariella volvacea (Bull.) Singer*
	077	蒙古口蘑	白蘑、白蘑菇、口蘑	*Tricholoma mongolicum S. Lmai*
	078	香菇	香蕈、香信、香菌、香菰	*Lentinula edodes (Berk.) Pegler*
	079	粉紫香菇	裸口蘑、紫晶蘑	*Lepista personata (Fr.) Cooke*
	080	紫丁香蘑		*Lepista nuda (Bull.) Cooke*
	081	杯伞	漏斗形杯伞、杯蕈	*Clitocybe infundibuliformis (Schaeff.) Quél*
	082	冬菇	毛柄金钱菌、金针菇、毛柄小火菇、构菌、朴菇	*Flammulina velutipes (Curtis) Singer*
	083	榛蘑	蜜环菌、蜜色环蕈、蜜蘑、栎蘑、根索蕈、根腐蕈	*Armillaria mellea (Vahl) P.Kumm.*
	084	鸡㙡	白蚁伞、鸡㙡菌、鸡脚蘑菇、伞把菇、鸡肉丝菇、白蚁菇、雷公菇	*Termitomyces albuminosus (Berk.) Heim.*

	085	老人头菌	梭柄乳头蘑、梭柄松苞菇、松苞菇	*Catathelasma ventricosum (Perk) Singer*
	086	松茸	松口蘑	*Tricholoma matsutake (S. Ito & S. Imai) Singer*
	087	硬柄小皮伞	硬柄皮伞、仙环上皮伞	*Marasmius oreades (Bolton) Fr.*
	088	鸡腿菇	毛头鬼伞、鸡腿蘑、刺蘑菇、柳树蘑	*Coprinus comatus (O.F. Müll.) Pers.*
	089	双孢蘑菇	白蘑菇、洋蘑菇	*Agaricus bisporus (J.E. Lange) Imbach*
	090	四孢蘑菇	蘑菇、原野蘑菇、雷窝子	*Agaricus campestris L.ex Fr.*
	091	桃红牛肝菌		*Boletus regius Krombh.*
	092	美味牛肝菌	大脚菇、白牛肝菌	*Boletus edulis Bull.*
	093	厚环乳牛肝菌	厚环粘柄牛肝菌	*Suillus grevillei (Klotzsch) Singer*
	094	稀褶乳菇		*Lactarius hygrophoroides Berk.& M.A.Curtis*
	095	大红菇	革质红菇	*Russula alutacea (Fr.) Fr.*
	096	全缘红菇	变色红菇	*Russula integra (L.) Fr.*
菌藻类	097	蓝黄红菇	花盖菇	*Russula cyanoxantha (Schaeff.) Fr.*
	098	变绿红菇	绿菇、青头菌	*Russula virescens (Schaeff.) Fr.*
	099	松乳菇	松乳菌、美味松乳菇、松树蘑、松菌	*Lactarius deliciosus (L.) Gray*
	100	鸡油菌	杏菌、杏黄菌	*Cantharellus cibarius Fr.*
	101	灰黑喇叭菌	灰喇叭菌、灰号角、唢呐菌	*Craterellus cornucopioides (L.) Pers.*
	102	葡萄状枝珊瑚菌	扫帚菌、扫把菌、红扫把	*Ramaria botrytis (Pers.) Ricken*
	103	猴头菌	猴头菇、猴菇菌、猴头蘑	*Hericium erinaceus (Bull.) Pers.*
	104	银耳	白木耳、雪耳、银耳子	*Tremella fuciformis Berk.*
	105	黑木耳	木耳	*Auricularia auricula-judae (Bull.) Quél*
	106	毛木耳	粗木耳、黄背木耳、白背木耳	*Auricularia polytricha (Mont.) Sacc.*
	107	绣球菌	绣球蕈	*Sparassis crispa (Wulfen) Fr.*
	108	长裙竹荪	竹荪、竹笙、竹参	*Dictyophora indusiata (Vent.) Desv.*
	109	短裙竹荪	竹笙、竹菌、竹参	*Dictyophora duplicate (Bosc) E. Fisch.*
	110	网纹马勃	网纹灰包	*Lycoperdon perlatum Pers.*
	111	海带	江白菜、昆布（中医入药时称谓）	*Laminaria japonica Aresch.*
	112	石花菜	海冻菜、红丝、凤尾	*Gelidium amansii (Lamx.)*
	113	石莼	菜石莼、海白菜、海青菜、海莴苣、绿菜、青苔菜、纶布	*Ulva lactuca L.*
	114	海藻		*Algae*

115	菠萝蜜	苞萝、木菠萝、树菠萝、大树菠萝、蜜冬瓜	*Artocarpus heterophyllus Lam*
116	桑葚		*Morum*
117	无花果	天生子、文仙果	*Ficus carica*
118	面包果		*Arum Lily*
119	火龙果	青龙果、红龙果	*Hylocereus undatus (HAW.) Britt.& Rose*
120	鳄梨	酪梨、牛油果、油梨	*Persea americana*
121	杨梅	圣生梅、白蒂梅、树梅	*Myrica rubra*
122	番荔枝	林檎、唛螺陀、洋波罗、番苞萝、释迦、佛头果	*Annona squamosa L.*
123	猕猴桃	奇异果	*Actinidia Lindl*
124	山竹	莽吉柿、山竺、山竹子、倒捻子、凤果	*Garcinia mangostana*
125	番木瓜		*Carica papaya Linn.*
126	苹果	柰、频婆、天然子	*Malus pumila*
127	梨	果宗、快果	*Pyrus spp.*
128	西洋梨	秋洋梨、洋梨、阳梨、巴梨、红巴梨、法兰西梨	*Pyrus communis L.*
129	桃	桃子、桃实	*Prunus persica*
130	山楂	山里红、红果	*Crataegus pinnatifida*
131	李	嘉应子、布霖、李子	*Prunus salicina*
132	杏	杏子、杏实	*Prunus armeniaca*
133	枇杷	金丸、芦枝	*Eriobotrya japonica*
134	樱桃	楔荆桃、含桃、朱樱、车厘子	*Cerasus*
135	榅桲	蛮檀、楔楂、比也、木梨	*Cydonia oblonga Mill.*
136	草莓	红莓、洋莓、地莓	*Fragaria ananassa Duchesne*
137	覆盆子	悬钩子、覆盆、覆盆莓	*Rubus idaeus*
138	杨桃	阳桃、五敛子、星星果	*Averrhoa carambola*
139	酸角	罗望子	*Tamarindus indica Linn*
140	橘	橘子、黄橘、福橘、朱橘、蜜橘	*Citrus reticulata*
141	橙	橙子、甜橙、香橙、柳橙、黄果	*Citrus sinensis (L.) Osbeck*
142	柑	新会柑、金实、柑子、蜜柑	*Citrus chachiensis Hort.*
143	金桔	金柑、夏橘、金枣、寿星柑、给客橙、金蛋、罗浮	*Fortunella margarita，Fortunella japonica*
144	柚	柚子、文旦、文旦果、香抛	*Citrus grandis*

水果类

276

	145	葡萄柚	西柚	*Citrus paradisii Macf.*
	146	柠檬	檬子、柠果、洋柠檬	*Citrus limonia*
	147	佛手	五指橘、佛手柑	*Citrus medica L.var.sarcodactylis (Noot.) Swingle*
	148	橄榄	青果、青子	*Canarium album*
	149	芒果	杧果、蟒果、庵罗果、蜜望	*Mangifera indica*
	150	韶子	红毛丹	*Nephelium lappaceum L.*
	151	荔枝	离支、丹荔、勒荔	*Litchi chinensis*
	152	龙眼	桂圆	*Dimocarpus longan*
	153	葡萄	提子、草龙珠	*Vitis vinifera L.*
	154	榴莲	流连、果皇	*Durio zibethinus Murr.*
	155	沙棘	醋柳、黄酸刺、酸刺柳、黑刺、酸刺	*Hippophae rhamnoides Linn.*
水果类	156	枣	红枣、枣子	*Ziziphus jujuba*
	157	百香果	鸡蛋果、西番果、时针果	*Passiflora edulis Sims*
	158	西瓜	寒瓜、夏瓜、水瓜	*Citrullus lanatus*
	159	甜瓜	甘瓜、香瓜	*Cucumis melon*
	160	番石榴	秋果、鸡屎果、鸡矢果、拔仔、秋果	*Psidium guajava L.*
	161	蒲桃	香果、响鼓、风鼓	*Syzygium jambos (L.) Alston*
	162	石榴	安石榴	*Punica granatum*
	163	蓝莓		*Semen Trigonellae*
	164	人心果	仁心果、赤铁果、牛心梨、吴凤柿、人参果	*Manilkara zapota (L.) P. Royen*
	165	柿	柿子、甜柿、鲜柿、绿柿	*Diospyros kaki L.f.*
	166	菠萝	凤梨	*Ananas comosus*
	167	甘蔗	竹蔗、糖梗、竿蔗	*Saccharum sinense*
	168	椰子	可可椰子、胥椰、越王头	*Cocos nucifera*
	169	椰枣	波斯枣、番枣、伊拉克枣	*Phoenix dactylifera*
	170	香蕉	甘蕉、蕉子、蕉果	*Musa nana*
坚果种仁类	171	白果	银杏、公孙树子	*Ginkgo biloba L.*
	172	榧子	香榧、赤果、玉山果、玉榧、野极子	*Torreya grandis*
	173	核桃	胡桃	*Juglans regia*
	174	板栗	毛栗、栗子	*Castanea mollissima*
	175	松仁		*Nux pineus*
	176	杏仁		*Amygdalum*
	177	腰果		*Anacardium occidentale*
	178	榛子		*Nux coryli*

	179	花生	落花生	Arachis hypogaea
坚果种仁类	180	葵花子		Semen helianthis
	181	莲子		Semen nelumbinis
	182	南瓜子		Semen cucurbitae
	183	西瓜子		Semen melopeponis
	184	芡实		Euryale ferox
肉禽蛋乳类	185	猪肉		Porcina
	186	黄牛肉		Bubula
	187	水牛肉		Caro uri
	188	牦牛肉		Caro bovis grunnientis
	189	山羊肉		Caro caprae
	190	绵羊肉		Caro ovilla
	191	驴肉		Caro asini
	192	马肉		Caro equi
	193	狗肉		Caro canis
	194	兔肉		Caro cuniculi
	195	鸡肉		Galinacea
	196	鸭肉		Caro anatis
	197	鹅肉		Caro anseris
	198	火鸡肉		Caro gallopavonis
	199	鸽肉		Caro columbae
	200	鹌鹑肉		Caro coturnicis
	201	珠鸡肉		Caro numidae meleagris
	202	鸡蛋		Ovum
	203	鹅蛋		Ovum anseris
	204	牛奶		Lac
鱼虾蟹贝类	205	鳗鲡	鳗鱼、白鳝、风鳗、鳗鱼、白鳗	Anguilla japonica Temminck et Schlegel
	206	鲱鱼	青条鱼、太平洋鲱鱼	Clupea pallasi Cuvier et Valenciennes
	207	斑鰶	刺儿鱼、古眼鱼、磁鱼、油鱼	Konosirus punctatus
	208	沙丁鱼	沙甸鱼、萨丁鱼	Sardinops melanosticte
	209	青鱼	黑鲩、乌鲩、青鲩、溜子	Mylopharyngodon piceus
	210	草鱼	鲩鱼、鲩、油鲩、草鲩、混鱼、混子	Ctenopharyngodon idellus (Cuvier et Valenciennes)
	211	鲢鱼	白脚鲢、白鲢、水鲢、跳鲢、鲢子	Hypopthalmichthys motitrix

	212	鳙鱼	花鲢、胖头鱼、包头鱼、大头鱼	*Aristichthy nobilis*
	213	鲤鱼	鲤拐子、鲤子、拐子	*Cyprinus carpio*
	214	鲫鱼		*Carassius auratus*
	215	鲃鱼	青竹、竹鲃、青竹鲤、青鲋鲤	*Bardodes denticulatus denticulatus (Oshima)*
	216	鳑鲏	葫芦片子、鱼婢、姜鱼、青衣鱼、旁皮鲫、鳑魮鲫、文鳎、糠片鱼	*Rhodeus sinensis (Gunther)*
	217	泥鳅	鳅鱼、土鳅、胡溜、鱼溜、雨溜	*Misgurnus anguillicaudatus*
鱼虾蟹贝类	218	鲶鱼	鲇鱼、胡子鲢、黏鱼、塘虱鱼、生仔鱼	*Silurus asotus linnaeus*
	219	香鱼	香油鱼、瓜鱼	*Plecoglossus altivelis Temminck et Schlegel*
	220	大麻哈鱼	大马哈鱼、大马哈、大发哈、秋鲑	*Oncorhynchus Keta (Walbaum)*
	221	三文鱼	鲑鱼	*Salmo salar Linnaeus*
	222	鳟鱼	虹鳟鱼、硬头鳟	*Salmo irideus*
	223	鳕鱼	大头鳕	*Gadus*
	224	狭鳕	明太鱼、朝鲜明太鱼、阿拉斯加大口鱼	*Theragra chalcogramma*
	225	鲻鱼	子鱼、乌支、乌头、黑耳鲻	*Mugil cephalus*
	226	鬼鲉	日本鬼鲉、海蝎子、老虎鱼	*Inimicus japonicus Cuvier et Valenciennes*
	227	石斑鱼	石斑、鲙鱼、过鱼	*Epinephelus*
	228	海鲈鱼	日本真鲈、花鲈、七星鲈、斑鲈	*Lateolabrax japonicus (Cuvier et Valenciennes)*
	229	河鲈鱼	河鲈、赤鲈、五道黑	*Perca fluviatilis Linnacus*
	230	横带髭鲷	十六枚、海猴、黑鳍髭鲷、金鼓、打铁皮	*Hapalogenys mucronatus*
	231	真鲷	加吉鱼、红加吉	*Pagrosomus major*
	232	金线鱼	金马鲅鱼、红衫鱼	*Nemipterus virgatus*
	233	黄花鱼	黄鱼、石首鱼	*Larimichthys crocea (Richardson)*
	234	白姑鱼	白米鱼、鳇仔鱼、白梅、白姑子、沙卫口	*Argyrosomus argentatus Houttuyn*
	235	鮸鱼	米鱼、敏鱼	*Miichthys miiuy*
	236	带鱼	白带鱼、牙带、青宗带	*Trichiurus haumela (Forskal)*

	237	鲔鱼	金枪鱼、吞拿鱼	*Euthynnus affinis*
	238	鲣鱼	正鲣、炸弹鱼、柴鱼、烟仔虎	*Katsuwonus pelamis*
	239	鲭鱼	鲐鱼	*Grammatorcynus spp*
	240	旗鱼	芭蕉鱼、扁帆、箭鱼、剑鱼	*Histiophorus orientalis*
	241	鲳鱼	平鱼、镜鱼、叉片鱼	*Stromateoides argenteus*
	242	黑鱼	乌鳢、蛇头鱼、黑鲤鱼、生鱼、才鱼、乌棒、文鱼、花鱼	*Ophiocephalus argus*，*Channa argus*
	243	比目鱼	板鱼、鞋底鱼、比目、车扁鱼、偏口鱼	*Piscis planus*
	244	对虾	东方对虾	*Penacus orientalis*
鱼虾蟹贝类	245	龙虾	大虾、龙头虾、虾魁、海虾	*Palinuridae*
	246	河虾	日本沼虾、青虾、沼虾	*Macrobranchium nipponense*
	247	梭子蟹	三疣梭子蟹、枪蟹、海螃蟹、海蟹	*Portunus trituberculatus*
	248	青蟹	锯缘青蟹、黄甲蟹、蝤蛑、膏蟹	*Scylla serrata*
	249	招潮蟹		*Uca*
	250	中华绒螯蟹	大闸蟹、螃蟹、河蟹、毛蟹、清水蟹	*Eriocheir sinensis Milne-Edwar*
	251	鲍鱼		*Haliotis diversicolor*
	252	魁蚶	赤贝、血贝、焦边毛蚶、大毛蛤	*Arca inflata*
	253	蛤蜊		*Mactra*
	254	扇贝		*Pectinidae family*
	255	牡蛎	生蚝、蛎蛤、海蛎子、蛎黄	*Ostrea rivularis*
	256	红螺	海螺	*Rapana thomasiana*
	257	海参	刺参、海鼠、海黄瓜、海茄子	*Stichopus japonicus Selenka*
	258	海蜇	水母、白皮子	*Rhopilema esculenta*
	259	乌贼	乌鲗、乌贼鱼、墨斗鱼、墨鱼、乌子、花枝	*Sepia esculenta*
	260	鱿鱼	柔鱼、枪乌贼	*Loligo*
	261	章鱼	真蛸、章举、八爪鱼、八角鱼	*Octopus Vulgaris*
	262	中华鳖	甲鱼、团鱼	*Trionyx sinensis Wiegmann*

	263	食盐	餐桌盐	*Natrii Chloridum*
调味品类	264	食用油		*Salatrim*
	265	酱油		*Glycine max Condimentum*
	266	醋		*Acetum*
	267	黄酒		*Vinum oryza*
	268	糖		*Saccharum*
	269	八角茴香	大茴香、舶茴香、八角香、大料	*Illicium verum*
	270	桂皮	肉桂、官桂、香桂	*Cinnamomum cassia*
	271	胡椒	古月、黑川、白川	*Piper nigrum*
	272	青柠	莱姆、来檬	*Citrus aurantiifolia*
	273	丁香		*Eugenia caryophyllata*
	274	孜然	安息茴香、野茴香	*Cuminum cyminum*
	275	芫荽子	胡荽子	*Fructus Coriandri*
	276	红辣椒		*Capsicum frutescens L.*
	277	大蒜	蒜头、大蒜头、葫蒜、独蒜	*Allium sativum L.*
	278	葱		*Allium fistulosum*
	279	姜	生姜	*Zingiber officinale Rosc.*
	280	小豆蔻	三角豆蔻、印度豆蔻	*Eletteria cardamomum Maton*
饮料类	281	茶叶		*Camellia sinensis (L.) O.Kuntze*
	282	咖啡		*Coffea*
	283	白酒	烧酒、老白干、烧刀子	*Liquor*
	284	葡萄酒		*Vinum*
	285	蜂蜜	石蜜、石饴、食蜜	*Apis cerana Fabr*
家庭调补中药类	286	人参		*Panax ginseng C. A. Mey*
	287	党参	上党人参、防风党参、黄参、防党参	*Radix codonopsis pilosulae*
	288	灵芝	灵芝草、神芝、芝草、仙草、瑞草	*Ganoderma lucidum (Leyss.ex Fr.) Karst.*
	289	白芍	白芍药、金芍药	*Radix paeoniae Alba*
	290	阿胶	傅致胶、驴皮胶、生阿胶	*Colla corii asini*
	291	当归	全当归、当归身、土当归	*Radix angelicae sinensis*
	292	地黄	酒壶花、山烟、山白菜	*Rehmannia glutinosa*
	293	冬虫夏草	冬虫草、虫草	*Cordyceps*
	294	枸杞子	杞子、甘杞子、枸杞果、地骨子	*Lycium Chinense Mill.*
	295	燕窝	燕窝菜、燕蔬菜、燕菜、燕根	*Collocalia esculenta Linnaeus*

	296	银杏叶	白果叶	*Folium ginkgo*
家庭调补中药类	297	荷叶	莲叶、鲜荷叶、干荷叶、荷叶炭	*Folium Nelumbinis*
	298	淡竹叶	竹麦冬、长竹叶、山鸡米	*Lophatherum gracile Bongn.*
	299	金银花	忍冬	*Flos lonicerae*
	300	菊花	甘菊花	*Dendranthema morifolium (Ramat.) Tzvel.*
	301	桔梗		*Platycodon grandiflorus (Jacq.) A.DC.*
	302	甘草	美草、甜草、密草、国老	*Radix glycyrrhizae*
	303	罗汉果	拉汗果、罗晃子、茶山子、红毛果	*Monordica grosuenorii Swingle*

附录 2

参考文献

崔以泰、杨光午、刘学良等：《世界医学邮票大观》，北京：中国医药科技出版社，1999。

沈保安：《邮票上的中草药》，北京：中国中医药出版社，1997。

曾辉、王泽生：《世界蘑菇与地衣邮票集锦》，北京：中国农业出版社，2012。

顾惠庭等：《世界鱼类邮票影集》，上海：学林出版社，2013。

俞鲁三、唐无忌、卓宗南：《世界邮票之最》，上海文化出版社，1986。

张振声、林轩：《趣味邮票》，北京：科学普及出版社，2007。

中华全国集邮联合会：《中国集邮大辞典》（2009年版），北京：中国大百科全书出版社，2009。

《集邮》杂志社：《中华人民共和国邮票目录》，北京：人民邮电出版社，2011。

狄超英：《新中国邮资封片简目录》，北京：人民邮电出版社，2010。

《集邮》杂志社：《中华民国邮票目录》，北京：人民邮电出版社，2012。

《中华世界邮票目录》编辑委员会：《中华世界邮票目录》（亚洲卷），北京：人民邮电出版社，1993。

《中华世界邮票目录》编辑委员会：《中华世界邮票目录》（欧洲卷），北京：人民邮电出版社，1995。

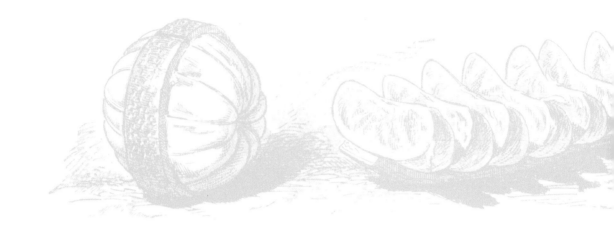

13.《中华世界邮票目录》编辑委员会：《中华世界邮票目录》（美洲卷），北京：人民邮电出版社，1999。

14. 阮全三、童虎英等：《最新外国邮票总目录》，北京：人民邮电出版社，2003。

15. 斯科特出版公司：2011 版《斯科特标准邮票目录》（英文），美国俄亥俄州：阿莫斯出版社斯科特出版公司，2010。

16. 生活彩书堂编委会：《食物养生一本全》，北京：中国纺织出版社，2010。

17. 雷子：《黄帝内经之食疗养生》，北京：中医古籍出版社，2009。

18. 百姓生活文库编委会：《图解食物是最好的医药精华全本》，北京：中国纺织出版社，2010。

19. 胡欣：《食补食养食疗大全集》，北京：科学技术文献出版社，2012。

20. 沈长青：《漫话中药》，北京：军事医学科学出版社，2011。

21. 孙启时等：《药用植物学》，北京：人民卫生出版社，2007。

22. [英] 安德鲁·薛瓦利埃：《药用植物百科全书》，南宁：广西科学技术出版社，2003。

23. 冯祖良：《药膳与长寿》，北京：中国工人出版社，1993。

24. 龚仆：《居家必备食补食疗速查全书》，北京：中国人口出版社，2013。

25. 东潇博：《食材养生速查手册》，北京：化学工业出版社，2013。

26. 佘自强：《疗效植物手册》，汕头：汕头大学出版社，2008。

27. 杨月欣等：《中国食物成分表》（2004 第 2 册），北京大学医学出版社，2005。

28. 杨力：《五谷杂粮养生粥》，南京：江苏科学技术出版社，2013。

29. 戴玉成、周丽伟、杨祝良等：《中国食用菌名录》，北京：《菌物学报》，2010。

30. 三采文化：《水果养生事典 / 第一养生馆》，汕头大学出版社，2005。

31. 姚海扬、彭波：《鱼类药用美食制作》，北京：金盾出版社，2013。

32. 张国玺：《图解家庭食补中药》，北京：中国轻工业出版社，2008。

图书在版编目(CIP)数据

邮票上的食疗养生食物/冯威主编.—北京:北京大学出版社,2015.8
ISBN 978-7-301-25637-4

Ⅰ.①邮… Ⅱ.①冯… Ⅲ.①邮票－中国－图集②食物养生 Ⅳ.
①G894.1-64②R247.1

中国版本图书馆CIP数据核字(2015)第065221号

书　　　名	邮票上的食疗养生食物
著作责任者	冯威　主编　李芳芳　冯立毅　副主编
责 任 编 辑	张丽娉
标 准 书 号	ISBN 978-7-301-25637-4
出 版 发 行	北京大学出版社
地　　　址	北京市海淀区成府路205 号　100871
网　　　址	http://www.pup.cn　新浪微博:@北京大学出版社　@培文图书
电 子 信 箱	pkupw@qq.com
电　　　话	邮购部62752015　发行部62750672　编辑部62750883
印 刷 者	北京方嘉彩色印刷有限责任公司
经 销 者	新华书店
	660毫米×960毫米　16开本　18.75印张　250千字
	2015年8月第1版　2015年8月第1次印刷
定　　　价	180.00元